AF345101

AMUSEMENS

DES EAUX
D'AIX-LA-CHAPELLE.

OUVRAGE UTILE

A ceux qui vont y prendre les Bains, ou qui sont dans l'usage de ses Eaux.

ENRICHI DE TAILLES-DOUCES,

Qui représentent les Vues & Perspectives de cette Ville, de ses Bains & Fontaines, Eglises & Edifices publics.

Par l'Auteur des

AMUSEMENS DES EAUX DE SPA.

TOME TROISIEME.

A AMSTERDAM,

Chez PIERRE MORTIER.

M. DCC. XXXVI.

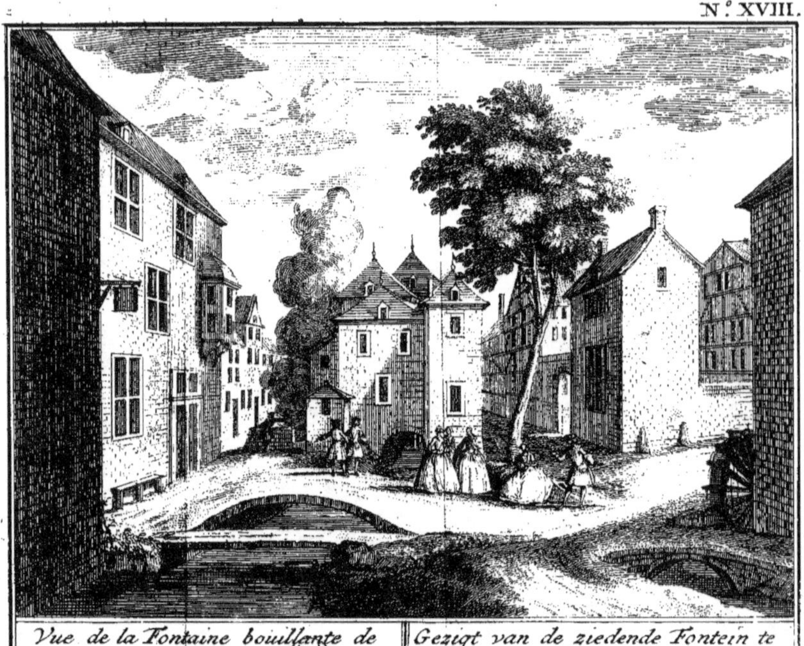

Vue de la Fontaine bouillante de Borset.

Gezigt van de ziedende Fontein te Burscheid.

AMUSEMENS

DES EAUX

D'AIX-LA-CHAPELLE.

L'Enchainement des plaisirs aux-quels nous nous étions livrés, nous avoit presque fait oublier que les Bains de *Borset* méri-toient notre attention & notre curiofité. Comme les dehors d'Aix ne font pas fort abondans en promenades, on s'y accoutume infenfiblement à refter dans la Ville. L'oifiveté qu'infpirent les Eaux, entretient une certaine noncha-lance, dont on fe fait une habitude. L'at-trait de la Société que nous nous y étions faite, contribuoit à nous retenir dans notre indolence : pour en fortir quel-quefois, il faloit trouver des occafions capables de nous réveiller ; & nos par-ties tenoient toujours un peu du caprice. Après avoir effayé tous les moyens de prévenir l'ennui & les dégoûts infépa-rables de l'uniformité, nous en étions toujours revenus aux plaisirs peu médités & presque fortuits: par ce petit artifice nos amusemens étoient naturellement variés & nous paroissoient d'autant plus piquans, qu'ils sembloient tenir du hazard. La conformité d'humeurs & de goût qui se trouvoit sans contrainte entre nous tous, assaisonnoit encore ces plaisirs. Il suffisoit que quelqu'un indiquât quelque partie, elle étoit sûrement acceptée.

La promenade que nous fîmes à Borset fut de ce genre. Personne de nous ne pensoit à y aller; & dès qu'elle fut proposée, chacun fut prêt à marcher. Nous en eumes l'obligation à Mad. la Générale : sans elle peut-être nous serions partis d'Aix sans voir ce Fauxbourg, & c'eût été une omission que nous nous ferions reprochée. Nous la réparames par notre empressement à y aller. Notre rendez-vous étoit sur la Place; nous nous y trouvames tous à deux heures précises. Nous traversames la Ville en carosse; mais nous les laissames à l'entrée de Borset. Nous aurions pu abréger le chemin, en allant par la Prairie qui est derrière le Couvent des Capucins; mais comme nous y avions déja été un soir, & qu'il faisoit fort chaud, nos Dames se servirent de leurs voitures en y allant, afin de varier la promenade en revenant à travers la Prairie.

Bor-

Borſet eſt environ à trois portées de fuſil hors la porte de la Ville. Il pourroit improprement en être appellé le Fauxbourg : il en eſt en effet trop près & trop bien bâti, pour être regardé comme un Village. C'eſt une eſpèce de Bourg, dont la ſituation eſt ſingulière. La principale rue qui eſt fort large, s'étend depuis le haut de la Montagne juſqu'au bas, & la deſcente en eſt extrèmement rude : on croiroit preſque que l'on deſcend dans un précipice, & que l'on va tomber ſur le toit des maiſons qui ſont au bas. Quand on le regarde d'en-haut, il ſemble que l'on ſoit ſur une Montagne pavée. Les perrons des maiſons qui ſont des deux côtés de la rue, forment de loin comme deux grands eſcaliers, & facilitent beaucoup la deſcente à ceux qui n'y ſont pas accoutumés. Cette longue rue aboutit à une Vallée qui s'étend de l'Orient à l'Occident entre deux Montagnes ; & c'eſt là que ſont les Bains. On prétend qu'avant qu'on y eût bâti des maiſons, ce Vallon étoit couvert de Bois épais qui ſervoient de retraite à une quantité prodigieuſe de Sangliers. On dit même que c'eſt ce qui lui a fait donner le nom de *Borſet*,* par corruption du mot *Porcetum* qui dans la baſſe Latinité pouvoit

voit

* *Blondel*, *Therm. Aquisgran. & Porcet. deſcript.*

voit fignifier une *retraite de Porcs*. Je n'ai pu favoir jufqu'où l'on faifoit remonter l'antiquité de ce Lieu. Il y a de l'apparence qu'il eft presque contemporain de la Ville. Perfonne n'a pu me dire fi l'on a des preuves que Charlemagne l'ait fait défricher, lorsqu'il fit travailler à la Ville d'Aix. Mais il eft certain (fi l'on peut compter fur l'époque de la fondation de l'Abbaye qui y eft) que ce Lieu n'étoit déja plus une retraite de Sangliers dans le dixième Siècle.

Il y auroit pourtant quelque fujet de s'étonner que Charlemagne qui aimoit tant les Bains chauds , eût préféré le féjour d'Aix à celui de Borfet, où ils font en bien plus grand nombre que dans la Ville: à moins que l'on ne dife avec beaucoup de vraifemblance, que la fituation de l'une étoit plus propre que l'autre à la fondation d'une Ville. Au refte, comme nous n'avions pas avec nous notre Echevin qui nous fervoit d'Antiquaire, nous négligeames de nous en inftruire. Le fpectacle des Ruiffeaux d'eaux chaudes qui coulent de tous côtés au bas de la Montagne, nous occupa plus agréablement. Nous fumes frappés de voir couler à nos pieds une fi grande quantité de ces eaux précieufes, qui pourroient opérer la guérifon d'un million de miférables qui n'ont pas la commodité de s'y tranfporter. Ce Ruif-

Ruisseau se forme de l'egoût des Bains
dont ce Vallon est rempli. Chaque maison a les siens, & ses Puits particuliers,
qui ont tous un égal degré de chaleur &
de vertu. Il y a au moins une trentaine
de Bains différens dans le fond de cette
Vallée. Les principaux sont le *Grand
Bain*, le *Bain des Dames*, l'*Epée*, *le Ser-
pent*, l'*Ecrevisse*, le *More*, le *Moulin d'or*
&c. qui tous ont des Bains aussi nets &
aussi commodes que ceux de la Ville.
Nous nous arrêtames près du Bain de
l'*Ecrevisse*, pour y considèrer la Fontaine
bouillante qui est à découvert au milieu
de la rue. L'épaisse fumée qu'elle jette
continuellement, excita notre curiosité.
Si son odeur étoit aussi souphrée que
celle des Bains de la Ville, (tant du
Puits de l'*Empereur* , que de celui de
S. Corneille,) on pourroit prendre ce
Vallon pour une des bouches de l'*Aver-
ne*, que les Poëtes regardoient comme
une des issues de l'Enfer. Nous appro-
chames avec étonnement de cette Source. Elle est entourée d'une petite mu-
raille à hauteur d'appui; l'eau y bouil-
lonne avec autant de force que dans une
cuve de Brasseur. Ce bouillonnement
ne la trouble cependant point: elle est
extrèmement claire ; & sa vapeur n'a
presque rien de plus desagréable à sentir, que si c'étoit de l'eau commune.
Don Nugnez se baissa pour se convaincre de sa chaleur; il y trempa le doigt,

A 3

qu'il

qu'il retira auſſi-tôt ; il y mit la main enſuite, & quoiqu'il le fît avec une précipitation extrème, il ne put la plonger que jusqu'au pouce : il l'en retira auſſitôt toute rouge, & nous avoua qu'il n'auroit pu la plonger plus avant ſans ſe bruler. Le Chevalier voulut l'imiter par une fauſſe bravoure, & eſſayer d'y plonger le bras ; mais toutes nos Dames l'en empêchèrent. Le Comte ſe chargea de faire faire des Expériences moins périlleuſes : il fit apporter une Poule & des Pigeons, & les fit plonger tout vifs dans cette Fontaine. Lorsqu'on en retira ces pauvres animaux, leurs plumes s'enlevoient, comme s'ils euſſent été à demi cuits. On nous aſſura que les Cochons de lait y quittent leur ſoie, & que les Habitans de Borſet ne ſe ſervent pas d'autre eau pour les peler. Le Comte fit encore chercher des œufs, que l'on y plongea dans un filet : après les y avoir laiſſés autant de tems qu'il faut pour les cuire ordinairement, on les ouvrit, & nous trouvames que le jaune s'étoit épaiſſi & presque durci dans tous les œufs, mais que le blanc étoit demeuré liquide & ſans ſe figer, enforte que l'on pouvoit enlever le jaune avec la pointe d'une aiguille. Quoique cette Expérience ſingulière, que mille autres avoient faite avant nous, n'ait pas encore été bien expliquée, elle a ſervi à prouver le puiſſant effet des Eaux minérales chau-

des

des appliquées extérieurement fur le corps, foit en forme de Bains, foit en forme de fomentation ou de *Douche*. On en a conclu, que cette eau devoit agir avec bien de l'efficace fur les humeurs du corps, puisque fa chaleur & fa vertu pénètrent à travers la coque d'un œuf, qui eft infiniment plus dure & plus compacte que la peau ; & que fi elle peut s'infinuer à travers l'écaille & le blanc d'un œuf pour en altèrer le jaune, elle doit opérer avec bien plus de facilité fur les humeurs qui font cachées fous la peau du corps humain.

L'immenfe chaleur de cette eau, qui bout en tout tems avec la même ardeur, nous fit faire réflexion fur les divers Syftèmes que l'on avoit propofés pour en expliquer la caufe. Nous nous raillames les uns les autres fur nos différentes imaginations. A la vue de cette eau bouillante, la Vicomteffe nous reprocha d'un air triomphant, la *Fermentation*, le *Combat des Sels*, les *Vapeurs fouterraines*, les *Carrières de Chaux*, & foutint qu'une chaleur fi conftante ne pouvoit venir que des feux fouterrains réellement placés au deffous de cette Vallée. L'argument n'étoit pas plus décifif affurément à Borfet, qu'à Aix. Auffi nous demeurames chacun dans nos fentimens, fans vouloir pouffer la difpute. Il étoit tems d'ailleurs d'aller faire notre vifite, & nous eumes la confufion de nous voir prévenus.

A 4

Mad.

Mad. la Générale qui nous attendoit, nous aiant vu paſſer ſous ſes fenêtres, craignoit que les Comteſſes n'euſſent oublié ſon logis, & avoit envoyé un de ſes gens après nous. Mais ſon Laquais nous aiant vus autour de la Fontaine, n'avoit oſé aborder le Prince ni les Dames, & étoit retourné vers ſa Maitreſſe, pour lui dire que nous étions arrêtés à conſidèrer la Source. La Générale eut la malice de nous y venir joindre, dans le tems que nous en partions pour aller chez elle. Le Prince, un peu honteux de la voir venir, courut pour la ſaluer ; nous le ſuivimes. Son Alteſſe lui préſenta D. Nugnez, le Chevalier, & Mylord *M*....; la Comteſſe lui préſenta les Dames, & nous lui fimes tous excuſe de nous être laiſſés emporter à notre curioſité. Elle nous reçut avec beaucoup de civilités, & nous mena chez elle après nous avoir un peu raillés. La maiſon où elle logeoit, quoique très commode, n'avoit rien de plus riant que les autres Auberges de Borſet, dont toutes les vues ſont extrèmement bornées par les deux Montagnes qui les reſſerrent. Les Bains d'ailleurs étant peu fréquentés, (parce qu'à moins d'avoir comme elle des raiſons particulières, tout le monde ſe loge dans la Ville,) nous donnèrent une idée aſſez triſte de ſon ſéjour. Le Prince & les Comteſſes en prirent occaſion de l'en-

ga-

gager à venir fe loger à Aix, pour y avoir un peu plus de fociété. Elle s'en excufa fur la néceffité de continuer à prendre les Eaux dont elle s'étoit fi bien trouvée. Quant au défaut de compagnie, elle nous répondit, que comme elle n'étoit ni dans un âge ni dans une fituation à rechercher les plaifirs bruyans, elle trouvoit dans l'Abbaye des Dames de Borfet une fociété très aimable, qu'elle y mangeoit quelquefois, & qu'elle y paffoit prefque toutes les après-dinées. L'Abbaye étoit vis-à-vis de chez elle, elle nous la montra de fes fenêtres; elle n'avoit que la rue à traverfer, & quelques degrés à monter, pour s'y rendre.

Ce Couvent, qui eft le bâtiment le plus confidèrable de ce Lieu, paroit fort antique. La Maifon prend le titre d'*Abbaye Libre & Impériale*. L'Eglife eft célèbre par une fameufe dévotion aux Reliques d'un S. *Grégoire*, fur le Tombeau duquel on porte tous les Enfans malades, pour obtenir leur guérifon. On y montre encore une Image miraculeufe de S. *Nicolas*, qui a auffi des vertus particulières, que j'ai oubliées. Cette Abbaye qui eft un Collège de *Demoifelles*, jouit, dit-on, de foixante mille livres de rente. Les Religieufes, avant d'y être admifes, doivent faire preuve de Nobleffe, & toutes font des meilleures familles du pays. Mad. l'Abbeffe eft une

Comteſſe de la Maiſon de *Reneſſe*. Le nombre des Religieuſes n'eſt pas grand : il n'y en avoit alors que ſept ou huit. On nous dit que la diſcorde, qui ne reſpecte point les ſacrés murs des Cloîtres, avoit obligé quelques-unes d'entre elles de ſe retirer en d'autres Couvents, où elles vivent des penſions que l'Abbeſſe leur fait. Ce Couvent eſt une vraie reſſource pour les perſonnes qui ſont obligées de paſſer quelque tems à Borſet : les Dames étant filles de qualité, & toutes perſonnes de mérite, perfectionnées d'ailleurs par une éducation très cultivée, ont des manières délicates, qui ne reſſentent point l'affectation ordinaire aux perſonnes cloîtrées. L'honnête liberté que Mad. l'Abbeſſe leur accorde de recevoir du monde, rend leur converſation très aimable à ceux qui ont l'honneur de les voir ; parce qu'elle n'a rien de gêné, & que leur habit n'eſt pas auſſi lugubre que celui de la plupart des autres Religieuſes. Enfin Mad. la Générale nous en dit tant de bien, que nous eumes envie de les aller voir. Cependant, comme nous étions invités à paſſer l'après-midi chez elle, nous ne fumes point à l'Abbaye.

Pendant que la Générale nous entretenoit de ces choſes, elle nous fit ſervir divers rafraichiſſemens, qui auroient pu former une magnifique collation, s'ils euſſent été rangés ſur une table. Après

que

que chacun eut pris ce qui lui plaifoit
le plus, elle propofa une partie; on fe
mit au Jeu. La féance ne fut pas longue, parce que nos Dames s'étoient
propofé de revenir à pied par la Prairie.
Cependant, avant de fortir de Borfet,
Mad. la Générale voulut en faire les
honneurs; & comme elle avoit remarqué que nous étions dans le goût de
tout voir, elle prit la peine de nous
mener dans quelques Maifons de Bains.
Ils nous parurent auffi propres, & même plus commodes, que quelques-uns
de la Ville. Quoique les Baffins en foient
fort grands, on peut les remplir en deux
heures, & ils fe vuident en bien moins
de tems par des égoûts fouterrains qui
emportent toutes les faletés. L'eau y eft
beaucoup plus chaude que dans les Bains
de la Ville; fes qualités, quoiqu'à peu
près les mêmes quant aux bons effets,
diffèrent néanmoins, en ce que les Eaux
de Borfet n'ont qu'une petite odeur de
Souphre, & ne paroiffent point le conte-
nir en fubftance. On prétend auffi qu'elles abondent en *Alun*, en *Sel*, en *Vitriol
de Mars* &c. Elles font encore beaucoup
plus claires que celle des Puits de *l'Empereur* & de *Saint Corneille*: on pourroit remarquer une aiguille au fond des
Baffins, quoiqu'ils contiennent cinq pieds
d'eau.

L'ufage de les boire n'eft pas fort
commun. On prétend cependant que

ces

ces Eaux prifes intérieurement, humec-
tent, amolliffent & rafraichiffent. On
les vante beaucoup pour procurer la
fécondité aux Dames, & pour ranimer
la vigueur des Maris languiffans. On les
dit excellentes dans les cours de ventre
& les flux d'urine.

Les Bains de Borfet paffent pour auffi
utiles à la fanté que ceux de la Ville,
& on les prend pour les mêmes infirmités. Il eft vrai que comme ils font plus
doux, leurs qualités tempérées font moins
actives, & leurs effets plus lents. Mais
la bénignité de ces Eaux compenfe en
quelque forte la lenteur de leurs opérations. On peut refter fans péril dans les
Bains de Borfet, beaucoup plus longtems
que dans ceux de la Ville. Auffi on y
renvoye les Malades foibles & délicats,
qui ne peuvent fouffrir l'ardeur des Bains
de *l'Empereur* ou de *Saint Corneille*. Enfin ces Eaux paffent pour être très efficaces, & fur-tout pour guérir les Para-
lyfies, les Ulcères opiniâtres, la Galle,
& les autres maladies de la peau. C'eft
pour ces raifons apparemment qu'on y
trouve, comme à Aix, des Etuves de
toutes façons, pour y prendre des Bains
de vapeurs.

Il y en a même d'une efpèce toute
particulière. Ce font de grands tuyaux
de fer-blanc dreffés fur un trou percé au
pavé de la chambre, directement au
deffus de l'un des canaux qui portent
l'eau.

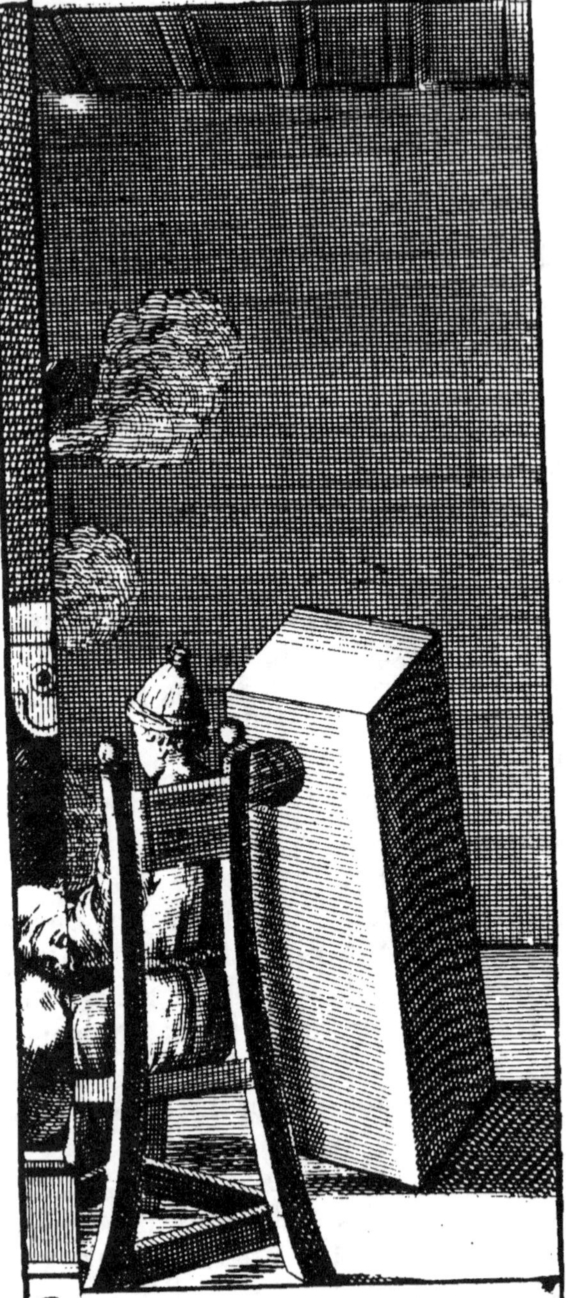

Byk middel men de dampen van
de sieke deelen toebrengt.

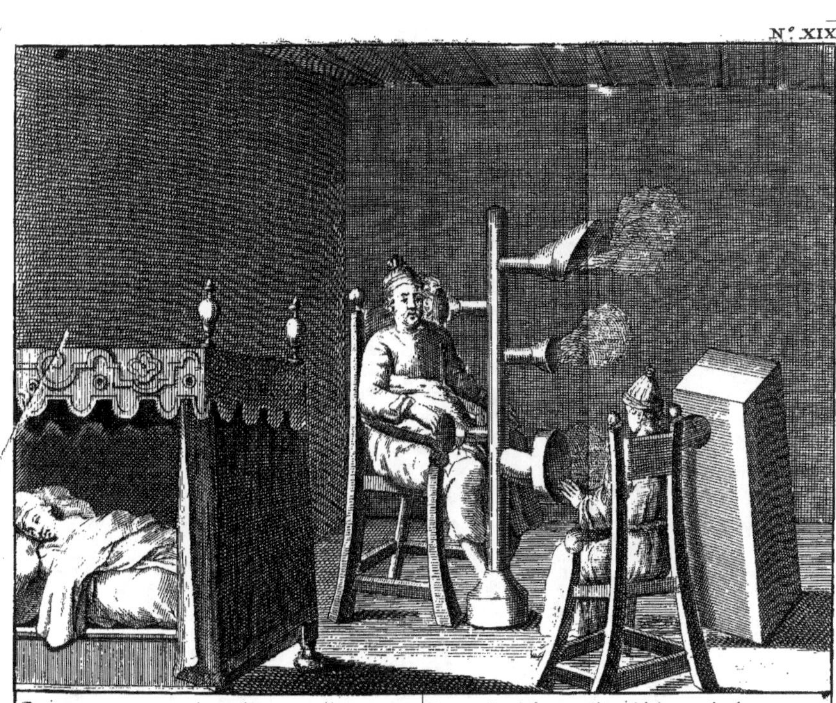

Bain sec au moyen duquel on s'applique les Va- | Droog Bad door welk middel men de dampen van
peurs de l'eau sur les parties malades. | het Water op de sieke deelen toebrengt.

l'eau de la Source dans les Baſſins. La vapeur de cette eau bouillante ne trouvant point d'iſſue, monte abondamment dans ce tuyau, & s'échappe par des eſpèces de cornets ou d'entonnoirs qui y ſont attachés de diſtance en diſtance. Les Malades qui ne ſauroient ſupporter le Bain ou le Demi-bain d'eau, ou à qui le Bain entier de vapeurs ſeroit nuiſible, ſe rangent ſur des ſièges autour de ce tuyau, comme autour d'un poîle; dans cette ſituation ils reçoivent commodément les vapeurs chaudes ſur la partie malade, qu'ils préſentent à l'ouverture de l'entonnoir qui eſt à leur portée, les uns à la tête, les autres à l'épaule, à la main, aux jambes &c. Quoique ce tuyau ait diverſes iſſues, pour la commodité de pluſieurs Infirmes qui voudroient s'y placer à la fois, la vapeur ne s'échappe cependant qu'autant qu'on le veut, parce que chaque entonnoir eſt fermé par une eſpèce de clé; en ſorte que le Malade peut s'appliquer la vapeur au degré de chaleur qui lui convient, en ouvrant ou fermant un plus grand nombre d'iſſues. Il eſt aiſé de comprendre que ces vapeurs doivent être plus chaudes & plus violentes, à proportion qu'elles ſont plus reſſerrées: c'eſt auſſi ce qui rend cette machine autant utile qu'elle eſt commode. Les Malades au moyen de ces tuyaux conduiſent ſans peine ces ſalutaires vapeurs

ſur

ſur les parties affectées d'humeurs froides, d'engourdiſſement ou d'autres accidens. Nous en fimes l'eſſai pour nous
amuſer, & nous admirames tous cette
invention, qui doit être d'autant plus
efficace, que les vapeurs ainſi dirigées
doivent s'inſinuer plus aiſément dans
les endroits hypothèqués de quelque
humeur tenace, & pénètrent mieux les
dépôts qui ſe forment ſous la peau.
Rien ne prouve mieux leur activité,
que la douce ſueur qu'elles excitent
preſque en un inſtant ſur la partie qu'on
leur expoſe : auſſi ceux qui veulent
rendre cette ſueur plus abondante ou
plus longue, trouvent dans la même
chambre, ou dans l'apartement conti-
gu, des lits tout prêts pour s'y repoſer
& y ſuer à leur aiſe.

Mad. la Générale voyant que nous
prenions plaiſir à conſidèrer ces petites
curioſités, pria l'Hôte de nous inſtruire
de tout ce qui regardoit ces Bains. Il
n'en falut pas davantage à ce bon-homme pour nous étaler tout ſon ſavoir : il
nous fit un éloge complet des Eaux de
Borſet, il en mit les vertus beaucoup
au-deſſus de celles d'Aix : il nous fit un
long catalogue des infirmités dont elles
ſont, ſelon lui, le Spécifique infaillible,
& nous cita une longue *Kirielle* de Malades radicalement guéris de la Lèpre,
de la Galle ſur tout, & autres maladies
de la peau. . . . Vous n'aurez donc point
notre

notre pratique, lui-dit alors le Chevalier, car perſonne de la compagnie n'eſt
dans le cas. Le bon-homme ſentant
bien qu'il en avoit trop dit, changea
alors de batterie, & pour nous engager
à en eſſayer, il nous dit que ces Bains
étoient délicieux, & que les perſonnes
qui ne venoient à Aix que par plaiſir,
faiſoient des parties pour venir exprès
ſe baigner à Borſet, dont les eaux ſont
plus douces & moins fatiguantes que
celles de la Ville. Cela ſe peut, lui dit
le Comte; mais le détail des maladies
pour leſquelles on y vient, n'a rien de
fort attirant, quand on n'en a pas be-
ſoin. Je croi même, dit-il, que les miracles qui s'y opèrent en ce genre, con-
tribuent à rendre ces Bains moins fréquentés; parce que les perſonnes ſaines
peuvent craindre de s'y revêtir des dé-
pouilles des Malades qui les ont précé-
dés. La Générale avoua que cette raiſon lui avoit d'abord inſpiré quelque dégoût de ces Eaux; mais qu'elle avoit
vaincu ſa répugnance, en retenant une
maiſon pour elle ſeule. Elle nous dit
même qu'elle avoit la clé du Bain dont
elle ſe ſervoit, & qu'elle le faiſoit toujours emplir & vuider en préſence de
ſes gens. Elle ajouta, que ce qui lui
avoit inſpiré cette précaution, c'eſt que
la prémière fois qu'elle étoit venue à
Borſet, elle y avoit trouvé un fameux
Juif qui avoit une Lèpre des plus com-
plet-

plettes, & qui y fut guéri au bout de quelques mois. . . . Un Juif lépreux, s'écria la Comtesse! Oh! Madame, en voilà assez pour que jamais je ne me baignasse ici! Il aura donné la Lèpre aux murailles du Bain! Fuyons d'ici. . . La Comtesse a raison, dit le Prince en riant, car toutes les voûtes de ces Bains sont couvertes d'une espèce de croute qui ne ressemble pas mal à la Lèpre des maisons dont parle *Moyse*. La raillerie du Prince nous fit faire attention aux murs & aux bords des Bains, qui étoient tout couverts d'un enduit pierreux qui ressemble à du sable congelé. L'Hôte du Bain prenant la badinerie du Prince à la lettre, se crut obligé de venger l'honneur de ses Bains : il protesta d'abord, que jamais il n'avoit eu de Juif chez lui : il nous assura ensuite, que ces marques que nous voyions aux murailles, étoient les mêmes dans tous les Bains de Borset. Il philosopha beaucoup sur la cause de cet effet, & nous découvrimes à travers son verbiage, qu'il vouloit nous dire que cette croute se formoit de la vapeur des Eaux qui charrient continuellement une quantité prodigieuse de sels. Pour le prouver, il nous assura (& c'est une chose certaine) que les sels que cette eau traine avec elle s'y trouvent en si grande abondance, qu'ils se pétrifient quelquefois dans les canaux & les bouchent; ensorte que l'on est souvent

obligé

obligé de les couper pour les nettoyer,
& donner cours à l'Eau Thermale. Elles font en cela différentes des Eaux qui
font dans la Ville; car on affûre que les
fels qui s'amaffent aux bords ou fur les
voûtes des Bains d'Aix, ont une qualité corrofive & qu'ils rongent les pierres.

Je vous avoue, dit Mad. de la Br.....
que ce n'eft pas faire l'éloge des Eaux
de Borfet; car ces fels reffemblent fort
à du fable; & pour peu qu'elles en laiffaffent dans le corps de ceux qui les
boivent, elles me paroitroient fort propres à y former la pierre ou la gravelle.
La réflexion étoit auffi naturelle, que
mortifiante; & l'Hôte ne put paifiblement endurer ce reproche. Il nous congédia brufquement, nous ferma la porte
du Bain, en nous difant que ce n'étoit
pas la peine de venir chez lui pour décrier fes Eaux: il nous quitta enfin en
nous fouhaitant à chacun la Galle ou
la Lèpre, pour nous obliger à venir faire réparation aux bonnes qualités des
Bains de Borfet. Sa brufquerie ne réjouit perfonne tant que le Prince & la
Frelle, qui fe plaifoient à ces fortes de
complimens. Mad. la Générale fut la
feule qui s'en offenfa, parce qu'elle faifoit les honneurs du Lieu; mais nous la
confolames tous de cette infulte, en
l'affurant, qu'outre que nous l'avions un
peu méritée, nous n'y étions aucunement

ment ſenſibles. Nous nous en divertimes un moment, & nous continuames
notre promenade.

Nous entrames dans quelques autres
Bains, dont nous trouvames les Hôtes
& les Hôteſſes beaucoup plus honnêtes.
Nous y fimes les mêmes obſervations
ſur les murailles que nous avions faites
dans le prémier, par rapport aux croutes de ſels dont elles ſont couvertes.
L'idée de Lèpre nous revint, & ce fut
un nouveau badinage. Cependant, comme la Comteſſe, avec tout l'eſprit du
monde, avoit un petit foible pour ſa
ſanté, le Chevalier affecta d'aſſurer à
tout hazard, que ces taches ou croutes
pierreuſes étoient véritablement des parties ſalines qui s'échappoient des Bains,
dont les plus ſubtiles s'attachoient à la
voûte & aux murailles, & les plus groſ-
ſières par forme d'excrément ſe colloient
aux bords, aux degrés, & ſur les bancs
des Bains. Sa conjecture fut ſolennellement confirmée par l'Hôte, qui étoit
infiniment plus civil & plus raiſonnable
que le prémier. Il nous dit modeſtement, qu'il avoit entendu pluſieurs fois
les Médecins raiſonner ſur cette matière pierreuſe, & qu'ils étoient tous convenus que cette ſubſtance étoit com-
poſée des *Fleurs de ſel* dont ces eaux
abondent, comme celles de la Ville
produiſent des *Fleurs de ſouphre*. Suivant le raiſonnement de ces Meſſieurs,

il

il nous expliqua la coagulation de cette
fubftance, en difant que ces Fleurs de
fel s'incorporant à la pouffière, ou au
fable qu'elles rencontrent dans les murailles, ou fur les bords du Bain, en forment cette matière pierreufe que nous
voyions, & que le Médecin *Blondel*
appelloit un *Cahos de fels.* Quant à l'objection que Mad. de la B. . . . . avoit
faite fur les qualités pétrifiantes de cette eau dans le corps humain, il ajouta,
fur la foi des habiles gens qu'il avoit
entendus, que l'action des parties falines fur les murailles ne concluoit rien
par rapport à leurs opérations dans le
corps humain. Outre que, lorsqu'on
les boit, elles ont beaucoup perdu de
ce degré de chaleur qui caufe la féparation des fels dans leur effervefcence,
c'eft que ces fels mêmes qui paroiffent
pétrifiés, ou cryftalliés fur les murailles, fe réduifent en pouffière déliée,
lorsqu'on les approche du feu. C'eft
une Expérience, dit-il, que j'ai vu faire ici vingt fois par ces Meffieurs, &
qu'il s'offrit de faire en notre préfence
fur une pêle à feu. Nous l'en crumes
fur fa parole, & nous le remerciames
très affectueufement de fa complaifance. Il nous parut que cet honnête-
homme, à force d'avoir vu des Malades & des Médecins, s'étoit familiarifé
avec les fecrets de la Faculté. En effet,

fet , chacun eft à demi Médecin à Aix.

Il eft vrai que la Phyfique & la Médecine ont certains charmes fi puiffans, que l'on a honte de s'en défendre. Le plus humble des hommes veut paffer pour n'ignorer pas abfolument les fecrets de la Nature. Il n'eft point de phénomène que l'homme le plus fimple, l'Artifan le plus groffier, un Payfan même ne veuille expliquer. Cette démangeaifon augmente à proportion des lumières que chacun a reçues , & j'ai remarqué qu'en fait de remèdes ou de curiofités naturelles , chacun veut dire fon mot , parce que perfonne ne veut paffer pour moins pénétrant qu'un autre. On n'a pas la même ambition par rapport à d'autres Sciences ; & cette prédilection pour la connoiffance des chofes naturelles, vient peut-être d'un principe de vanité, qui fait que l'homme s'approprie tout ce qui l'environne , & fe croit en droit d'approfondir ce qu'il ne croit fait que pour lui.

De-là vint peut-être auffi le plaifir que nous primes à ces fortes de converfations, auxquelles nos Dames mêmes donnoient toujours lieu par leurs queftions. Sans elles cet entretien , par exemple, feroit tombé d'abord ; mais la Vicomteffe le releva en difant, que malgré ce qu'en avoit dit l'Hôte, elle auroit peine à fe perfuader que des Eaux

qui

qui charrient affez de gravier pour pouvoir à la longue boucher les canaux, puffent fans danger être prifes en boiffon. L'eau la plus pure que nous ayons à Paris, dit-elle, eft celle qui nous vient de la Fontaine d'*Arcueil* : toute claire qu'elle eft, on l'accufe de donner la gravelle, & les perfonnes qui s'en fervent ordinairement, ne la boivent qu'après l'avoir fait bouillir, ou du moins après l'avoir fait filtrer dans le fable, ou à travers des pierres fpongieufes. Une preuve qu'elle entraîne beaucoup de parties groffières, c'eft que lorfque les coquemars dans lefquels on la fait bouillir ont fervi quelque tems, on les trouve en dedans incruftés d'une forte de vernis graveleux, dont l'eau fe décharge apparemment par l'action du feu. Il en eft de même du fable que l'on met au fond des Fontaines de cuivre, que l'on a inventées pour la filtrer; dès qu'il y eft refté quelques mois, il faut avoir foin de le changer, fans quoi il s'en fait une efpèce de pâte dure, & l'eau ne peut plus paffer. Certainement, ajouta-t-elle, je croi que les Médecins n'ont pas tort de la foupçonner de faire le même effet dans le corps. Par la même raifon, je me défierois beaucoup de celles de Borfet. . . Si j'ofois, dit Mad. de la Br . ., j'ajouterois quelque chofe de plus, qui prouve clairement, que l'eau d'*Arcueil* eft réellement pétrifiante.

fiante. La Maifon de l'*Inftitution* des **PP.**
de l'Oratoire de Paris, qui eft vis-à-vis
de l'Obfervatoire, tire, à ce que je croi,
fes eaux de la Fontaine dont nous par-
lons. Il y a dans l'Orangerie de ces Pè-
res un Baffin, dont le jet-d'eau diminua
peu à peu il y a environ vingt ans, &
ceffa enfin de jouer. On en chercha la
caufe, on ouvrit les canaux, & l'on
trouva qu'ils étoient doublés par-tout en
dedans d'une croute fi épaiffe, qu'en
quelques endroits il n'y pouvoit paffer
qu'un filet d'eau très mince. On fut
même obligé de renouveller les canaux
d'un bout à l'autre. C'eft une particularité que j'ai fue de Mr. le Chancelier
de *Pont-chartrain*, qui s'étoit retiré
dans cette Maifon. Un jour que nous
l'étions allé voir avec toute la famille,
il nous en fit l'hiftoire; & comme la
chofe étoit fingulière, il envoya chercher un de ces canaux pétrifiés qu'il
montra à toute la compagnie, en nous
affurant que cette croute pierreufe qui
pouvoit avoir trois doigts d'épaiffeur,
s'étoit formée dans l'efpace d'environ
foixante & dix ans. Si, comme on
vient de nous le dire, la même chofe
arrive ici, je n'en boirois pas volontiers.

Il eft certain, dit alors D. Nugnez, que
les eaux froides qui charrient du fable,
ont quelque chofe de fufpect par rapport au corps humain; mais je croi qu'il
n'en

n'en eſt pas de même des eaux qui ſont actuellement chaudes. Outre qu'elles ſont ordinairement mêlées de ſubſtances minérales & ſalines qui facilitent le paſſage de ces ſubſtances ſablonneuſes, leur chaleur actuelle jointe à celle du corps humain, peut encore prévenir cet inconvénient. On ordonne ſi communément les eaux des Sources chaudes contre la Pierre & la Gravelle, qu'il eſt incroyable qu'on ſe fût opiniâtré dans ce remède, s'il étoit ſi contraire. Je ne croi point, par exemple, qu'on ait jamais accuſé les Bains de *Tivoli* près de Rome, de donner la Pierre; cependant il n'y en a point qu'on dût en ſoupçonner davantage. On ramaſſe ou bord de ces eaux quantité de petites pierres dures, blanches, & polies comme du marbre, variées en mille figures différentes, & ſi ſemblables aux dragées de ſucre, que la plupart des Etrangers y ſont pris. Les gens du lieu les ramaſſent, & les vendent aux Voyageurs, & l'on s'en ſert à faire de petites ſupercheries en les mêlant avec de véritables dragées. Pour moi, ajouta D. Nugnez, j'avoue que j'y ai été pris, & qu'il m'en a coûté la moitié d'une dent, parce que je crus que c'étoit une compoſition de ſucre. Auſſi on les appelle en Italie *Confetti di Tivoli*, Dragées de Tivoli.

C'eſt la même choſe aux Bains de *Carlsbadt* en Bohème, dit le Prince; on
eſt

eſt ſouvent obligé de rompre les canaux
pour ôter les matières pierreuſes qui s'y
attachent , & qui arrêtent le cours de
l'eau. Mais ce qu'il y a de plus joli, c'eſt
que l'eau qui s'échappe à travers les canaux , ou qui ſe diſtille ſur les pièces de
bois qui les ſoutiennent , ſe pétrifie
goutte à goutte , & forme en ſe con-
denſant les plus jolies figures du monde. * La plupart de ces congélations
ſont rondes comme des pois ; mais on
en trouve qui reſſemblent parfaitement
à des grappes de raiſin , & on les appelle auſſi en Allemand *Pois* ou *Grappes
de Carlsbadt*. Ils ne ſont pas tous de même
couleur ; il y en a de rouges, de bruns,
de gris &c. On ſe ſert auſſi des plus petits pour les mêler dans les dragées, à l'imitation de celles de Tivoli. Cependant, malgré la vertu pétrifiante de ces Eaux, ajouta
le Prince, nos Médecins les ordonnent
avec ſuccès dans la Gravelle. Je ſuis
charmée, Monſeigneur, dit la Générale,
que vous défendiez un peu mes Eaux de
Borſet contre les ſoupçons de ces Dames : comme je dois les boire , je ſuis
bien aiſe que l'on me raſſure par l'exemple de celles de *Carlsbadt* & de *Tivoli*.
L'Hôte crut auſſi devoir remercier D.
Nugnez de l'apologie qu'il en avoit faite ; & loin de nous bruſquer comme ſon
voiſin , il ſe ſentit très honoré de notre
viſite.

En

* Voy. *Berger. de Thermis Carolinis*, pag. 15. 16.

En fortant de fa maifon, nous primes le chemin de la Prairie ; & le Prince qui avoit fes vues , engagea infenfiblement la Générale à nous y accompagner pour profiter du frais.   Elle y confentit , & marqua quelque regret de n'avoir pu divertir la compagnie chez elle , & de nous avoir réduits à courir de maifons en maifons pour nous amufer. Ce compliment fentoit un peu le reproche. Auffi les Dames à leur tour lui firent excufe de leur curiofité , & l'affurèrent qu'elles avoit paffé la meilleure partie de la Saifon à prendre de femblables divertiffemens.   Pour moi, dit la Frelle , je m'en trouve à merveilles.   Je m'y divertis, je me guéris , & à mefure que nous recouvrons la fanté , nous apprenons la Médecine.   Ces Meffieurs nous en donnent des leçons tour à tour , & c'étoit aujourd'hui , comme vous l'avez vu, celui du Chevalier.... La Frelle nous fait bien de l'honneur, dit le Comte ; mais je crois que fi l'on alloit aux voix, Mr. le Chevalier avoueroit comme moi, que nous fommes plutôt les Malades des Dames, que leurs Médecins.   Affurément, reprit le Chevalier , & je commence à croire, comme Madame de la Br... que les Eaux d'Aix auffi-bien que celles de Borfet, ont quelque vertu pétrifiante. Il eft vrai, dit le Prince, que la Frelle entre autres a le cœur dur comme roche ; je ne puis accufer que les Eaux , de son infenfibilité : car depuis que j'ai l'honneur de la voir ici , je n'ai pu lui faire entendre encore la moindre petite douceur.   J'en fuis la plus à plaindre , reprit joliment la Frelle ; c'eft une vieille maladie chez moi , & je commence à craindre de n'en guérir jamais, puisque les Eaux ni les Bains n'y font rien. Mais de bonne foi, mon Prince, ajouta-t-elle en riant, eft-il bien galant de me reprocher fi publiquement mes infirmités & mes défauts ? Les Dames prirent le parti de la Frelle, & firent la guerre au Prince : chacun s'égaya fur ce chapitre : la converfation devint générale. Le Prince fit le paffionné ;   nous nous mimes fur notre *beau-dire* ; les Dames fe prêtèrent aux fleurettes, & ce badinage nous prépara à une galanterie que Son Alteffe avoit imaginée à notre infu pour prendre congé des Dames.

Cette converfation fi gaie nous mena infenfiblement jufqu'à la Prairie : dès que nous y eumes mis le pied, nous fumes falués par les fanfares des Trompettes, des Hauts-bois , & des Cors de chaffe qui nous y attendoient. Nous nous regardames avec étonnement, pour chercher l'auteur de ce divertiffement. Madame la Générale, qui n'avoit point été de nos parties , fut la feule qui ne favoit à qui attribuer la galanterie. Nous l'en foupçonnames un moment elle-même : mais nos Dames qui connoiffoient

le

le Prince , & qui voyoient notre furprife, en firent d'abord honneur à son Alteffe.   Affurément, dit la Frelle , voilà
encore un des tours de Mr. de Rheysberg.... Le Prince faififlant tout auffi-
tôt cette occafion de l'agacer, lui reprocha encore fa dureté pour lui. Eh bien!
dit-il, Mesdames, ne vous l'avois je pas
dit, que la Frelle a pour moi le cœur plus
dur que les rochers qui nous environ-
nent ? N'eft-il pas étrange qu'elle aime
mieux devoir ces attentions à Rheysberg qu'à moi, & que tandis que vous
avez la bonté de croire que j'y ai quelque part , elle s'opiniâtre à me refufer
ce petit avantage ? Pour le coup, les
Dames la condamnèrent. Mais le bruit
des Inftrumens termina la converfation.
Nous avançames dans la Prairie : les
Hauts-bois marchoient devant nous, les
Trompettes & les Cors de chafle fe ré-
pondoient, & l'Echo des montagnes
rendoit leur fon admirable.

A trente pas de la nous apperçumes
une efpèce de Tente groffièrement dref-
fée , mais dont nous ne foupçonnames
point d'abord tout l'ufage & le deffein.
Nous crumes qu'on ne l'avoit mife là
que pour fervir de retraite & d'abri aux
Hauts-bois qui avoient été poftés pour
nous attendre. En effet, nous en vimes
fortir presque auffi-tôt une troupe de
Muficiens, qui vinrent avec des Inftrumens fe ranger fur le gazon , & jouè-

rent des Airs champêtres. Cette fymphonie ranimée par les Trompettes & les Hauts-bois, infpiroit la joie & la gaieté. La folitude de ce lieu contribuoit à la rendre plus naturelle & plus vive. La place où nous étions, étoit fort unie; l'herbe en étoit courte; la Frelle propofa d'y danfer à la payfanne, & d'y faire une danfe ronde. La Générale s'excufa fur fon deuil, & voulut s'en retourner. Les autres Dames firent ce qu'elles purent pour l'engager à refter, & tandis qu'elles batailloient avec elle, le Prince & la Frelle commencèrent un Menuet. Dès qu'il fut fini, il alla prendre la Générale, & la Frelle prit D. Nugnez pour danfer à quatre. Infenfiblement la danfe s'engagea, & nous nous réunimes tous pour faire une danfe ronde. Dans le moment que nous allions là commencer, nous apperçumes une compagnie de Dames à l'autre bout de la Prairie, qui paroiffoient avoir auffi bonne envie que nous de fe divertir. Nous crumes même reconnoitre notre gros Abbé, parmi les Cavaliers qui les accompagnoient. Mylord M.... & Monfieur de Rheysberg fe détachèrent pour les reconnoitre, avec ordre de les inviter à venir danfer avec nous, en cas que la compagnie leur parût fortable. Les Dames étoient aimables: il y avoit une Hollandoife, deux Brabançonnes & une Françoife: elles é-
toient

toient accompagnées de deux Meffieurs, que l'Abbé connoiffoit. Mylord les aborda, & foit que tout lui parût bon pour une partie de plaifir, ou
qu'il jugeât que la joie augmentoit par
le nombre des perfonnes, il les preffa
de fe joindre à notre compagnie. Mr.
de Rheysberg les y invita de la part du
Prince, & après quelques façons elles
vinrent nous trouver. Le Prince les reçut de bonne grace. On recommença
les Menuets, & l'on fit une Contredan-
fe, autant que le terrein le pouvoit
permettre. Cependant, pour varier ce
Bal champêtre, la Vicomteffe propofa
de danfer encore aux chanfons. Elle
en chanta une des plus gaies ; & ce
qu'il y avoit de plus divertiffant pour
nous, c'eft que chaque Cavalier devoit
donner un baifer aux Dames, en par-
courant les rangs en cadence. Perfonne
n'y manqua, & l'Abbé s'en acquitta auffi
religieufement qu'un autre. Cette danfe
nous paroiffoit fi charmante, que nous
l'euffions volontiers continuée jufqu'au
lendemain : les Dames cependant feignant d'en être fatiguées, Mad. de la
Br.... en chanta une autre, où nous ne trouvames pas moins notre compte : chaque
Dame devoit fortir des rangs, & fe
placer au milieu du cercle pour dire un
fecret au Cavalier qui étoit à fa droite,
& le Cavalier ne manquoit pas de fcel-
ler la confidence d'un baifer, avant que

de reprendre fa place. Chacun eut fon tour, & la foirée fe paſſa dans ces petites folies, qui nous divertirent beaucoup plus qu'un Bal de cérémonie. Apres avoir fini cette ronde, le Prince nous mena à la Tente pour y prendre quelques rafraichiſſemens. Nous y trouvames une table d'une ordonnance finguliére: elle repréſentoit un gazon: il n'y avoit point de nape, elle étoit couverte par-tout de la plus fine mouſſe que l'on avoit pu trouver, & l'on y avoit femé toutes ces petites fleurs que la Nature produit d'elle-même dans les prairies. Toute la vaiſſelle étoit de fayance, groſſiére à la vérité, mais extrèmement brillante, à cauſe des diverſes couleurs dont elle étoit peinte. Les mets, quoique délicats, avoient un air champêtre. Tout y étoit froid & pêle-mêle. Rôti, falades, pâtés, crêmes, laitages, compottes, pâtiſſeries, tout y étoit dans une eſpèce de defordre qui plaiſoit, parce que cette confuſion avoit quelque chofe de naturel & de campagnard. On voyoit bien d'ailleurs que cette ordonnance étoit méditée. Comme les fruits étoient rares encore, & qu'il n'y avoit guères que des fraifes, des cerifes & des grofeilles, & quelques abricots, on les avoit rangés par bouquets en forme de feſtons avec des fruits confits, fur une pyramide de gazon qui étoit au milieu de la table; & cette pyra-

ramide étoit terminée par un petit ar-
briſſeau dont les branches plioient ſous
le poids des ceriſes & des groſeilles
que l'on y avoit attachées, & où chacun ſe faiſoit un plaiſir de les cueillir
ſoi-même. Les côtés de la Tente étoient
garnis de branches d'arbres, auxquelles on avoit lié de petits oiſeaux de toute eſpèce que l'on y voyoit voltiger,
& qui formoient un Concert entre eux
par leur ramage. Outre qu'il faiſoit la
plus belle ſoirée que nous euſſions encore eue, le Prince avoit fait allumer
quatre gros flambeaux aux coins de la
Tente. Cette lumière, le mouvement
des Vents, & le bruit des Inſtrumens,
tenoient ces petits oiſeaux éveillés comme en plein jour.

L'agréable recrue de Dames que nous
avions faite, ne dérangea rien au repas,
excepté qu'il n'y avoit pas aſſez de ſièges. Le Prince, pour lever la difficulté, n'en fit préſenter qu'aux Dames. Il
ſe tint debout comme nous, & ſe fit
un plaiſir de nous laiſſer à chacun le
ſoin de ſervir une des Dames. Il obligea cependant Mr. l'Abbé à s'aſſeoir, en
conſidèration de ſes infirmités paſſées.
La ſymphonie recommença pendant le
ſouper, & à chaque ronde les Cors de
chaſſe, les Hauts-bois & les Trompettes
faiſoient retentir au loin les ſantés des
Dames. Le bruit des Inſtrumens nous
attira quantité de ſpectateurs & de bel-

                       les

les Malades, qui profitant de la fymphonie, fe mirent à danfer auffi fur l'herbe, au mépris des règles de la Faculté, & fans craindre le férein. Le Prince envoya fes gens préfenter du vin & des rafraîchiffemens à tous ceux qui en voulurent. Ce divertiffement, qui paroiffoit peu de chofe d'abord, devint une Fête publique. Quoique cette nuit fût des plus claires, & qu'un peu d'obfcurité faffe le mérite de ces fortes de parties, le Prince fit augmenter les flambeaux à proportion que la nuit s'avançoit, & après avoir bien bu, bien fauté, bien danfé, nous allames reconduire Mad. la Générale au fon des ftrumens jufqu'au bout de la Prairie ; & nous reprimes le chemin de la Ville, très fatisfaits d'un divertiffement auffi brillant & auffi bien imaginé. Cette Fête fut la dernière que le Prince donna.

En rentrant à fon logis il trouva, comme il l'avoit prévu, des Lettres preffantes qui le rappelloient chez lui. Il nous envoya le lendemain fon Gentilhomme, nous notifier fon départ. Nous fumes fâchés de le perdre, & nous allames lui marquer nos regrets. Il alla voir toutes les Dames en particulier, pour prendre congé d'elles, & fe trouva à l'Affemblée chez Mad. de Golftein, pour y faluer diverfes perfonnes qu'il n'avoit pas eu le tems d'aller voir; &

après

après l'Assemblée, il nous dit adieu, comptant partir le lendemain de grand matin. La précipitation avec laquelle il nous quittoit, nous aiant à peine laissé le tems de remercier Son Altesse des bontés qu'Elle nous avoit témoignées pendant son séjour à Aix, je proposai au Comte & à Mylord de faire la partie de l'accompagner pendant quelques heures de chemin. Nous en parlames à D. Nugnez & au Chevalier, qui voulurent être des nôtres. Nous envoyames secrettement retenir des chevaux, & nous assurer de l'heure précise à laquelle le Prince comptoit partir ; & le lendemain nous nous trouvames tous cinq à sa porte, chacun avec nos gens à cheval. Nous avions pris avec nous les mêmes Instrumens qu'il avoit eus la veille à la Prairie, & nous les plaçames sous les fenêtres de son logis, où ils ne cessèrent de jouer jusqu'à l'heure de son départ. Le Prince vint nous recevoir lui-même à la porte de la rue, & nous remercier de notre attention ; & après avoir inutilement essayé de nous détourner du dessein de l'accompagner, il monta à cheval avec Mr. de Rheysberg, & fit partir sa chaise à vuide, pour pouvoir causer avec nous plus commodément. Ses Domestiques faisoient avec les nôtres un cortège considérable. Nous avions mis aussi deux Trompettes à cheval, qui nous précédoient, & égayoient

la

la marche par leurs Airs & leurs Fanfares. Nous traverſames ainſi la Ville en cavalcade, & le Prince eut encore le plaiſir de ſaluer les Comteſſes & Mad. de la Br. . . que ce bruit avoit attirées à leurs fenêtres. Nous laiſſames les Trompettes à la porte de la Ville, où le Prince voulut prendre congé de nous : mais nous le priames de monter dans ſa chaiſe, & malgré ſes efforts pour nous arrêter, nous fimes quatre lieues de chemin avec lui. Nous deſcendimes dans une aſſez mauvaiſe Auberge, où nous ne trouvames que du pain noir & du vin. Le Prince nous y porta la ſanté des Dames, nous chargea pour elles de mille tendres complimens ; & après nous avoir fait l'honneur de nous embraſſer tous, il remonta dans ſa chaiſe avec Mr. de Rheysberg, & nous remercia de la peine que nous avions priſe.

Il emporta, ſi j'oſe le dire, toute notre eſtime ; & je ne croi pas qu'il ſe fût offenſé de cette expreſſion, puiſque dès la prémière fois que nous eumes l'honneur de le voir, il nous défendit tous les termes de reſpect. Il ſe ſeroit pourtant acquis l'une & l'autre indépendamment de ſa qualité, par la bonté de ſon caractère & la politeſſe de ſes manières. Elles étoient grandes, nobles, généreuſes ; & ſi naturelles, que rien n'étoit plus uni. Il mépriſoit les diſtinctions

que

que son rang lui attiroit; il jouoit, causoit, badinoit, comme s'il y avoit eu
une égalité entière entre lui & nous. Il
ne se ressentoit en rien de cet orgueil
Allemand qui ne connoit d'hommes,
que ceux qui sont Comtes ou Barons de
l'Empire; & à qui le mérite, & la No-
blesse même des autres Pays paroit mé-
prisable. Le Prince avoit des idées jus-
tes, & savoit apprécier les choses. Ce
caractère, joint à un cœur excellent,
rendoit son commerce extrèmement aimable; & il n'y avoit personne de nous
qui n'eût souhaité de pouvoir vivre plus
longtems avec un Prince aussi accom-
pli.

Les Dames, chez qui nous allames d'a-
bord en rentrant à Aix, pour nous ac-
quitter des complimens de Son Altesse,
nous surent bon gré de la galanterie
que nous lui avions faite. La Vicomtesse, chez qui j'allai avec D. Nugnez,
n'étoit point au logis; elle étoit allée
avec Mad. de la Br. . . . chez les Comtesses Suédoises. Nous courumes les y
joindre, & nous les trouvames occupées
avec nos autres Messieurs à faire l'éloge
de la galanterie du Prince. Dans tout
ce qui s'y dit, je crus remarquer que la
Frelle n'avoit pas été aussi insensible au
mérite du Prince, qu'elle avoit affecté
de le paroitre. Nous lui en fimes un
peu la guerre: elle s'en défendit avec
son esprit ordinaire, en rendant pour-

tant une parfaite juſtice au caractère charmant du Prince. Inſenſiblement la converſation prit un tour galant, & les Dames, pour tirer la Frelle d'embarras, ſe divertirent à nous agacer ſur nos a- mours. D. Nugnez & le Comte furent un peu plus épargnés, parce qu'après le récit qu'ils nous avoient fait, c'étoit tou- cher une corde bien délicate. Le Cheva- lier fut regardé comme un volage, accoutumé d'en conter à toutes les Bel- les. Tout l'orage tomba ſur Mylord & ſur moi, & je me vis prêt à être forcé de faire auſſi ma confidence. J'eſquivai pourtant le coup: je mis Mylord en jeu, en faiſant ſouvenir la compagnie qu'il nous devoit ſon Hiſtoire. Il nous l'a- voit promiſe, il l'avoit même com- mencée; il n'y eut plus moyen de re- culer: nous tombames tous ſur lui, & il la raconta de fort bonne grace.

H I S T O I R E

DE MYLORD M....

JE n'ai garde, Mesdames, dit Mylord en ſouriant, de vous faire accroire, comme Mr. le Chevalier, que j'ai vécu juſqu'ici ſans quelque affaire de cœur. Cet aveu auroit mauvaiſe grace dans la bouche d'un homme marié de- puis

puis douze ans. Cependant, si c'est un
mérite d'avoir eu beaucoup d'amouret-
tes, je ne rougirai point de vous avouer
que je n'ai aimé qu'une fois en ma vie.
Il est vrai que j'ai suffisamment payé le
tribut à l'amour, & que mon cœur a
été pendant quelque tems la dupe &
l'objet des caprices les plus bizarres.
Je n'avois que vingt ans, lorsque je les
éprouvai. C'est un âge où il semble
qu'il n'est plus permis d'être novice;
& je devois d'autant moins l'être, que
je m'étois fait une étude jusqu'alors,
de résister à l'amour. Je croyois même
en connoitre assez les dangers, pour
craindre jusqu'à ses moindres impressions.
Peut-être que la qualité de Cadet contribuoit à mon indifférence. Comme
les Ainés chez nous emportent tous les
honneurs & les biens de la Famille, il
ne me restoit que la *cappe & l'épée*
pour appanage. J'avois à la vérité l'ex-
pectative de la succession de mon Frère, qui jouissoit alors des Terres & des
Titres qui me sont revenus par sa mort.
Il étoit d'une complexion si délicate,
que sans un miracle, il ne pouvoit vivre. Il n'étoit pourtant pas décidé qu'il
ne pût se marier, & se donner un héritier. Cette incertitude me réduisant
à peu de chose pour le présent, me
tenoit en garde contre l'amour. Malgré mon penchant pour le beau Sexe,
j'évitois avec soin toutes les femmes,

de peur de former quelque engagement incompatible avec ma fortune préfente, ou avec mes efpèrances pour l'avenir. J'étois d'ailleurs poffèdé de l'ambition de m'avancer; & cette paffion étouffoit en moi toutes les autres. Dans cette vue, j'accompagnai mon Frère dans un voyage qu'il fit à Londres comme Membre du Parlement. Il étoit mieux à la Cour que je n'y fuis aujourd'hui, & j'efpèrois de tirer parti pour ma fortune, de fa condefcendance pour les volontez du Roi. Il efpèroit de me faire obtenir une Enfeigne aux Gardes, & ce projet me flattoit beaucoup. Je lui laiffai le foin de mon avancement, & je ne fongeai qu'à m'amufer en attendant l'effet de fes follicitations. Un jeune Lord de mes amis & de mon âge, étoit le feul Ami que je viffe familierement. Il s'appelloit le Lord *Williams*. Nous faifions toutes nos parties enfemble; & comme il avoit à peu près les mêmes inclinations que moi, nos plaifirs fe bornoient à quelques cavalcades, & aux Spectacles. Je faifois en particulier quelques vifites férieufes, qui me donnoient l'air d'un vrai *Sylvio*.

Parmi les habitudes que je me formai à Londres, je fis connoiffance avec une Dame âgée, nommée Mad. *Pryde*. Elle me parut femme de mérite: elle avoit de l'efprit & de l'intrigue; auffi avoit-elle été employée dans celles des derniers

niers Favoris de la Reine *Anne*. L'ufage qu'elle avoit du manège de la Cour, me la fit regarder comme très capable de m'inftruire des reflorts les plus propres à faire réuflir mes projets. Je m'introduifis chez elle, j'y fus bien reçu, & j'y allois ordinairement une fois ou deux la femaine. Elle voyoit peu de monde; fon Cercle étoit compofé de gens férieux. Son âge fembloit mettre mon cœur à l'abri: cependant, mes précautions furent inutiles; il étoit écrit que je deviendrois fenfible, & mon cœur ne tarda point à payer chèrement à l'amour le tribut qu'il lui avoit refufé jufques-là.

Vous croyez peut-être, Mesdames, continua Mylord d'un ton badin, que je devins amoureux de fes rides. Ce ne fut point elle qui fit ma conquête. Tout bizarre qu'ait été l'amour à mon égard, il ne le fut pas jufqu'à ce point. Mad. Pryde me plaifoit par fon efprit, & fes manières; mais mon cœur n'avoit aucune part au goût que j'avois pour fon caractère. Il étoit fort tranquille. Un jour pourtant, dirai-je pour mon bonheur, ou pour mon malheur? je trouvai chez elle une jeune perfonne dont la beauté me frappa. Elle fe nommoit Mlle. *Jenny*, & Mad. Pryde la traitoit de Coufine. Elle paroifloit n'avoir pas vingt ans. C'étoit une brune piquante, dont la vivacité étoit tempérée par une
mo-

modeftie, qui avoit quelque chofe de ſi tendre, que j'en fus charmé dès la pré-mière vue. Sa bouche, fes yeux, fa tail-le étoient admirables; & tous fes traits, fans avoir une exacte régularité, for-moient, au moins à mes yeux, la plus charmante perfonne que j'euſſe encore vue. Son efprit & fa converfation ré-pondoient parfaitement à ces qualités extérieures. A peine l'eus-je vue deux ou trois fois, que je fentis tout l'em-pire que fes charmes & l'amour prenoient ſur moi. Je m'en apperçus, & loin de m'en défendre, mon cœur fe prêtoit lui-même à fa défaite. Mes réfolutions & mon indifférence s'évanouirent pres-que en un moment. L'amour ne garda aucunes mefures avec moi. En un mot, je me fentis Amant & Amant paffionné, d'infenfible que je croyois être. Cette métamorphofe m'étonna: auffi, malgré le plaifir que j'avois à voir celle à qui j'avois rendu les armes, je quittai la com-pagnie ce jour-là d'affez bonne heure, tant pour cacher mon trouble, que pour goûter peut-être les douceurs que l'a-mour attache au myftère.

Je ne fus pas plutôt forti de chez Mad. Pryde, que je brulois d'envie d'y re-tourner. Le prémier pas que je fis dans la rue, m'annonça toutes les rigueurs de l'abfence. A peine fus-je dans mon caroffe, que je cherchai des prétextes pour retourner auffi-tôt avec bienféance

dans

dans la compagnie que je venois de quitter. Dix fois je fis arrêter mon Cocher pour lui faire rebrouffer chemin, & autant de fois je lui fis continuer fa route. Incertain de ce que je devois faire, je courus à la Comédie, j'allai à l'Opéra. J'en fortis avec la même inquiétude, parce que le vuide & l'agitation de mon cœur ne me rendoit fenfible qu'à l'image de la Beauté que j'avois vue. Je paffai la nuit dans cette agitation, & dès le matin j'allai promener mes penfées au Parc. L'idée des charmes que j'avois vus la veille, m'y fuivit fidèlement. J'eus honte de ma foibleffe, pendant quelques momens. Je tâchai de me rappeller à ma prémière indifférence, par toutes les réflexions dont j'étois capable. ,, Que fais-je, hélas! ,, me difois-je. J'adore une Belle, qui ,, peut-être me méprife! Ma qualité de ,, Cadet, & la médiocrité de ma for- ,, tune, font des obftacles invincibles ,, à mes feux. Quand même, ajoutois- ,, je, je pourrois efpèrer quelque retour ,, de tendreffe, ce ne feroit qu'une ten- ,, dreffe ftérile; parce que celle qui me ,, l'infpire me paroit trop vertueufe, & ,, Mad. Pryde trop habile, pour que ,, j'ofe jamais en rien efpèrer. Le mieux, ,, continuois je, feroit fans doute d'é- ,, viter le piège, & de n'expofer pas ,, mon malheureux cœur aux tourmens ,, qui le menacent." Rien n'étoit mieux

pen-

penſé: cependant, Mesdames, la con-
cluſion de tous ces beaux raiſonnemens
fut, qu'immédiatement après le diner,
je retournerois chez Mad. Pryde, pour
ſavoir au moins quelle étoit la Belle que
j'avois vue la veille. Comme, ſuivant l'u-
ſage Anglois, elle n'étoit connue que
ſous ſon nom de Baptême, celui de *Jenny* qu'elle portoit, ne m'apprenoit rien
de ſa famille. J'étois bien aiſe de la
connoître: l'amour & la curioſité vont
presque toujours de compagnie. En
entrant chez Mad. Pryde, je trouvai
Madlle. Jenny avec elle, dans un desha-
billé qui me fit comprendre qu'elle y
demeuroit. C'eſt l'unique réflexion dont
je fus capable, parce que cet Objet
chéri que je croyois fuir, fit ſur mon
cœur une nouvelle impreſſion, qui me
déconcerta. Il me ſembloit que j'aurois
voulu l'éviter, & j'étois réellement charmé de la retrouver. Ce combat intérieur ne dura qu'un inſtant, parce que
mon cœur étoit déja d'intelligence a-
vec l'amour. Cependant j'en fus ému.
Je voulus encore cacher mon trouble;
mais il y a bien de l'apparence que je
n'y réuſſis point. Mad. Pryde, plus habile que moi, lut d'abord ce qui ſe
paſſoit dans mon cœur, & le diſſimula
bien mieux que moi-même. Elle lia la
converſation avec cet air aiſé qui lui
étoit naturel, & devinant que je ne de-
mandois pas mieux qu'à parler de celle
dont

dont les charmes m'avoient frappé, elle me mit elle-même fur les voies. ,, Vous
,, trouvez-ici, Monfieur, me dit-elle, la
,, fille d'une de mes meilleures Amies,
,, qui veut bien venir paffer l'Hiver a-
,, vec moi." Il ne m'en falut pas davantage pour lui faire un compliment fur
une auffi aimable compagnie ; & l'air
paffionné avec lequel je m'exprimai,
lui marqua affez l'envie que j'avois d'en
profiter. Cependant, craignant de me
trahir trop tôt, j'affectai de lui dire
froidement, que j'avois pris d'abord
Mademoifelle Jenny pour une de fes
Parentes. Cette jeune perfonne s'étant
retirée, peut - être pour nous laiffer
plus de liberté, Mad. Pryde m'apprit que Mlle. Jenny n'étoit point fa
Coufine, & qu'elle ne la traitoit ainfi
que par amitié. Elle me conta qu'elle
étoit fille d'un Officier de la Maifon de
la Reine, nommé Mr. K. . . . . mort affez jeune, laiffant fa Veuve chargée de
deux Filles, dont celle-ci étoit la cadette. La Mère, à ce qu'elle me fit entendre, étoit retirée à la campagne, & lui
envoyoit alternativement fes Enfans pour
lui tenir compagnie. Elle me dit mille
biens du caractère de ces deux Sœurs,
de la douceur de leur efprit, & de leurs
manières. Mon cœur, ravi d'entendre
louer ce qu'il adoroit déja, applaudif-
foit à cet éloge, mais relativement à la
feule

feule Jenny. Tout ce que Mad. Pryde m'en difoit, étoit au deffous de l'idée que je m'en étois faite; & je la félicitai de nouveau fur les agrémens qu'elle .pouvoit retirer de la fociété d'une perfonne auffi charmante. Je lui parlai du mérite de la belle Jenny, en Amant paffionné; & quelque chofe qu'elle fît pour étendre mon compliment à l'ainée, j'en revenois toujours à la cadette. La préference étoit naturelle affurément, parce que je n'avois vu qu'elle, & que l'autre m'étoit inconnue. Je les vis enfuite toutes deux, fans devenir infidèle à la belle Jenny; & par un caprice dont j'ignorai longtems la caufe, je ne fentois que de l'indifférence, & même de l'averfion pour cette Belle, dans le tems même que fes charmes m'enflâmoient davantage, & que mon cœur l'adoroit uniquement. Un fentiment fi bizarre & fi contradictoire ne tarda point à faire le fupplice de mon cœur. Tout innocent que j'étois, je n'oferois pas m'en plaindre encore, fi la belle Jenny n'en fût devenue la victime!

Elle rentra dans le tems que Madame Pryde me faifoit l'éloge de fon caractère, & de celui de fa Sœur. Sa préfence abrègea la converfation. Hélas! quelques momens de plus m'euffent peutêtre appris une particularité, dont l'ignorance à fait mon malheur! Cependant, quelque plaifir que j'euffe à m'entretretenir du *mérite de la perfonne qui m'avoît toucé , j'en eus infiniment davantage à la revoir. Mademoiſelle Jenny avoit été à ſa toilette , & en avoit rapporté de nouveaux charmes. J'en pris occaſion de lui dire cent choſes obligeantes. Je ne ſai ſi je*les débitois de bonne grace ; parce que j'étois ſi ému , que j'avois peine à cacher mon trouble. L'air timide avec lequel je m'exprimois en lui parlant , marquoit beaucoup moins ſans doute mon reſpect pour ſes charmes , que la violente paſſion qu'ils m'avoient inſpirée.... Elle y répondit avec politeſſe , & en même tems avec tant de modeſtie, que je ne pouvois démêler la part que ſon cœur y prenoit. La compagnie qui ſurvint, troubla un entretien ſi doux : on ſe mit au Jeu, & Madame Pryde eut la malice de faire ſa partie avec moï. Mes diſtractions l'aſſurèrent ſuffiſamment de ce qui ſe paſſoit dans mon cœur ; & mes regards continuels ſur la table à laquelle Mademoiſelle Jenny jouoit, achevèrent de me trahir. En un mot , on s'apperçut que j'aimois , on m'en railla ; & ſuivant l'ordinaire des jeunes Amans , j'en fus extrèmement déconcerté. J'eus même beaucoup de peine à ſoutenir la raillerie ; & plus je m'en défendois, moins je faiſois de dupes.

Mes viſites plus fréquentes chez Madame Pryde , que je ne voyois aupararavant qu'une fois ou deux la femaine, la convainquirent de la réalité de ma paffion pour la belle Coufine. Dès qu'elle s'en fut affurée , elle eut l'adreffe de fi bien obféder cette aimable perfonne, que pendant un mois entier je ne pus trouver l'occafion de lui parler en particulier. C'étoit le vrai moyen d'irriter mon amour , & de m'enflâmer davantage ; c'étoit auffi le but de cette habile femme. Elle eut tout lieu de s'applaudir de cet artifice.   Ma paffion augmenta fi fort, que defefpèrant de pouvoir en retenir l'aimable Jenny , je me fentis plus d'une fois prêt à lui faire une déclaration publique de mon amour. Le refpeʒct que j'avois conçu pour elle, l'emporta cependant fur la vivacité de ma tendreffe.   Il me parut qu'il feroit plus convenable de lui écrire : je rifquai quelques Lettres qu'elle reçut, mais qu'elle laiffa fans réponfe.   Enfin le defefpoir d'ignorer plus longtems fes fentimens pour moi, me fit prendre la fatale réfolution d'en faire confidence à Mad. Pryde.   Elle m'en railla d'abord, & m'avoua enfuite, qu'elle avoit remarqué ma tendreffe, & qu'elle étoit informée de tout ce que j'avois fait pour en perfuader fa Coufine.   Pour m'en convaincre, elle me montra mes Lettres, que la vertueufe & trop fimple Jenny lui avoit remifes.   Elle me dit en riant, qu'elle avoit diffimulé cette intrigue,

pour

pour s'affurer de la vertu de cette jeune perfonne , & pour mieux juger de
mon caractère par mes démarches. Du
refte elle parut fenfible à mes recherches, & me marqua quelque reconnoiffance des fentimens que j'avois pris pour
une perfonne qu'elle aimoit comme fa
Fille, & dont elle connoiffoit le mérite.
Elle m'avertit cependant, qu'après cette déclaration, il ne lui étoit plus permis de fouffrir mes affiduités ; qu'elle
n'avoit aucun droit fur la Fille de fon
Amie, & que ce feroit violer ceux de
l'hofpitalité, que d'expofer cette jeune
perfonne à un engagement de cœur, à
l'infu de Mad. fa Mère. Des maximes
fi févères me firent regretter la précipitation de ma confidence. J'infiftai fur
la fincérité de mes feux, fans pouvoir
lui infpirer la moindre compaffion. Je
revins à la charge plufieurs femaines de
fuite, fans pouvoir obtenir la permiffion
de revoir la belle Jenny. Bien plus,
Mad. Pryde eut la cruauté de me fignifier, que la continuation de mes vifites
l'obligeroit à remener inceffamment
Jenny chez fa Mère. Cette réfolution
penfa me defefpèrer. Je foupirai, je gé-
mis, je la preffai, je la conjurai d'avoir
quelque pitié de l'état où elle me rédui-
foit. Elle parut s'attendrir ; mais elle me
dit qu'elle avoit trop d'amitié pour Jenny, pour l'expofer à l'inconftance des
jeunes-gens-de ce tems. Je l'interrompis

pis pour l'affurer avec ferment, que j'étois trop épris des charmes de fa belle Coufine, pour ofer feindre des fentimens que je n'avois pas; que dès que j'avois eu le bonheur de voir Mlle. Jenny, j'avois juré dans mon cœur de n'être jamais qu'à elle; & qu'enfin un mérite auffi rare que le fien, feroit toujours capable de ramener le cœur le plus volage. Mad. Pryde parut touchée de ces affurances. Elle me permit de continuer mes vifites. Elle alla même jufqu'à me jurer de me fervir de tout fon crédit auprès de la Mère & de la Fille. L'habile femme me donna enfuite quelques avis conformes à fes deffeins: ils me parurent excellens, parce que je n'en pouvois pénétrer la malignité. Elle me confeilla fur-tout de faire à tout le monde un fecret inviolable de mon amour. Elle avoit bien fes raifons, que je n'ai pénétrées que trop tard! Auffi pour juftifier ce myftère, elle me conta je ne fai quelle Hiftoire, dans laquelle elle me fit entrevoir un Rival puiffant & riche. Enfin, pour preuve de fa bonne volonté pour moi, elle me dit qu'elle iroit exprès au prémier jour à la Campagne où fon Amie étoit retirée, pour la confulter fur l'engagement de fa Fille, & la prier d'y donner fon confentement. Des promeffes fi flatteufes me tranfportèrent de joie. J'en fis à Mad. Pryde les remercimens les plus

vifs,

vifs, je l'embraſſai tendrement, je l'appellai *ma Mère*, & la regardai comme une perſonne dont mon bonheur dépendoit uniquement. Enfin je la conjurai de me permettre d'expliquer mes ſentimens à la chère Jenny, & de l'aſſurer au moins une fois de ma tendreſſe. Elle en fit quelques difficultés, ſous prétexte qu'elle devoit préalablement en parler à ſa Mère. Mais dans le tems même qu'elle m'allèguoit toutes ces raiſons, Madlle. Jenny croyant peut-être que la compagnie ordinaire étoit déja arrivée, parut dans la ſalle où nous étions. Mon cœur étoit ſoulagé par la confidence que je venois de faire : les promeſſes de Mad. Pryde avoient banni ma timidité, & le myſtère que j'avois affecté juſque-là, ne me paroiſſoit plus de ſaiſon. Je courus au devant d'elle, & dans le tranſport où j'étois, je lui expoſai la tendreſſe qu'elle m'avoit inſpirée, & me jettant à ſes pieds, je lui jurai une éternelle fidélité. " Vous ,, m'avez trahi, lui dis-je, adorable ,, Jenny; vous avez donné mes Lettres ,, à Mad. Pryde: mais pour m'en ven- ,, ger, je viens de lui déclarer votre ,, inſenſibilité, & me plaindre de la ri- ,, gueur avec laquelle vous me traitez. ,, Seroit-il poſſible, ajoutai-je en lui ,, baiſant tendrement la main, qu'une ,, paſſion auſſi vive que la mienne ne

„ trouveroit que de l'indifférence?"....
La belle Jenny, qui ignoroit ce qui s'é-
toit paflé entre Mad. Pryde & moi, parut interdite d'une déclaration fi impé-
tueufe; elle en rougit, & cherchant dans
les yeux de fa vieille Amie la réponfe
qu'elle me devoit faire, elle s'échapa
de mes mains, & alla s'afleoir auprès
d'elle. Mad. Pryde prenant la parole
pour elle, me fit quelques reproches
fur ma vivacité, & me dit que Mlle.
Jenny étoit trop fage pour recevoir une
pareille déclaration fans l'aveu de Mad.
fa Mère. J'avois le cœur trop échauffé
pour me payer de ces raifons; je fis mille inftances à cette aimable Fille pour
tâcher de vaincre fon filence. Elle ne
me répondit que par des complimens
vagues, qui tout obligeans qu'ils étoient,
marquoient plus de politefle que de fen-
fibilité. J'eus beau la prefler, je ne pus
en obtenir une parole confolante, ni
pénétrer l'état de fon cœur. Cependant,
un regard qu'elle laifla tomber fur moi,
m'en apprit un peu plus; & foit que je
me flattaffe, ou non, je crus y remarquer un peu de tendrefle. Il me fembla
y trouver quelque leçon de défiance à
l'égard de Mad. Pryde.

Vous favez, Mesdames, continua Mylord, que tout aveugle qu'eft l'Amour,
il a quelquefois des rayons lumineux,
qui découvrent des vérités que les trop
crédules Amans font en poffeffion de négliger.

gliger. Le coup d'œil de Mlle. Jenny
fut de cette nature; & malgré sa douceur, je vous avoue qu'il porta dans
mon cœur une impression de tristesse qui
m'occupa quelques instans. Trop heureux, hèlas! si j'avois suivi les tristes
lumières que ce regard répandoit sur
mon sort! Mais j'étois jeune, sans expérience, j'aimois pour la première fois,
& je croyois Mad. Pryde aussi sincère
que moi. Les promesses qu'elle venoit
de me faire, & la franchise apparente
avec laquelle elle m'avoit parlé, étouf-
fèrent malheureusement ces soupçons
passagers. La gaieté qu'elle affecta encore devant la compagnie, qui survint
à l'ordinaire, acheva d'éclipser mes défiances.

Cependant, si j'avois eu plus d'usage
du monde, la conduite qu'elle tint avec
moi pendant quelques jours, auroit pu
me dessiller les yeux. A quelque heure
que je retournasse chez elle, il me fut
impossible de la trouver seule, ni de pouvoir entretenir Jenny. Elle affecta même de nous séparer toujours dans les
parties de jeu, ensorte que je ne pus
lui dire un seul mot. Quelque rude que
fût cette conduite, je m'y soumis aveuglément, parce que je la regardois comme une suite du secret qu'elle m'avoit
conseillé, & de la résolution qu'elle
avoit prise de consulter auparavant sa
Mère. A peine osois-je regarder l'Ob-

 jet

jet de mon amour, tant je craignois de me trahir, & d'offenser Mad. Pryde. Je passai quinze jours dans cette contrainte, & je commençois à m'y accoutumer, parce que si je ne pouvois entretenir en particulier Madlle. Jenny, j'avois au moins le plaisir de la voir en compagnie. Il me paroissoit même à ses manières, qu'elle avoit quelque sensibilité pour mes soupirs. Un jour je lui trouvai une certaine langueur dans les yeux, qui me fit croire que son cœur y avoit quelque part. D'ailleurs le même soir Mad. Pryde nous déclara qu'elle partoit le lendemain pour la Campagne de son Amie ; & lorsque je pris congé d'elle, elle me renouvella ses promesses, & me flatta de revenir incessamment avec de bonnes nouvelles. J'y comptai d'autant mieux, que je m'étois apperçu dans nos entretiens, du crédit qu'elle devoit avoir sur l'esprit de Mad. K. . . Elle m'avoit même laissé entrevoir qu'elle n'auroit pas d'autres Héritières que Mlle. Jenny & sa Sœur. De pareilles perspectives donnent ordinairement bien du poids aux avis de ceux dont on attend la succession. Cette douce erreur me flatta d'un heureux succès. Cependant Mlle. Jenny durant cette conversation avoit un air triste, que, suivant le stile des Amans, je ne manquai point de rapporter au sentiment qu'elle avoit de notre séparation.

Je

Je lui réitérai les aſſurances de mon a-
mour , & la quittai en lui baiſant la
main. Elle y répondit par un ſoupir
qui ſignifioit beaucoup.

Mad. Pryde partit dès le lendemain
de grand matin avec elle, & fut huit
ou dix jours dans ſon voyage. Quoique cette abſence fût dans mon idée
un acheminement à mon bonheur, j'eus
une peine extrème à en ſupporter les
ennuis. J'envoyois tous les jours à
ſon logis pour en apprendre des nouvelles. J'aimois à paſſer le long de ſa
maiſon , & quoique je n'y euſſe que
médiocrement profité de la converſation
de l'aimable Jenny, je ſoupirois après
le plaiſir de l'y revoir. Je la cherchois
par-tout. Cependant elle ne ſortoit pas
de mon cœur : ſon abſence me rendoit
tous les plaiſirs inſipides : le fracas de
Londres m'étoit inſupportable : je ne
trouvois de douceurs qu'à aller à *S.*
James m'enfoncer dans le Parc, & y
rêver à ma chère Jenny. Mille inquiétudes m'agitoient; je craignois ſa Mère; & que'quefois j'appréhendois, &
je ne ſai pourquoi, que Mad. Pryde ne
me trahît. Ce n'étoit qu'un preſſenti-
ment, ſans doute; car excepté le coup
d'œil de Mlle. Jenny, je n'avois encore
aucune raiſon particulière de me défier
de cette Dame.

Elle revint enfin à Londres, & j'appris avec un ſentiment de joie extraor-
                di-

dinaire, qu'elle avoit ramené avec elle cet Objet si cher à mon cœur. Je courus aussi-tôt chez elle, & dès qu'elle me vit entrer, elle me cria, *Courage, Mylord, j'ai de bonnes nouvelles.* Il ne m'en falut point davantage; mon cœur interpréta le reste. ,, Je vous entens, lui ,, dis-je avec passion, vous avez ramené ,, Mlle. Jenny, & graces à vos soins, ,, Mad. sa Mère lui permet d'agréer mes ,, feux. Mais où est donc cette aima- ,, ble personne ? lui demandai-je: il me ,, tarde d'apprendre d'elle-même ce que ,, son cœur lui dit en faveur du mien. ,, Que je vous ai d'obligation, conti- ,, nuai-je en embrassant cette Dame! je ,, vous dois tout mon bonheur." En un mot, je lui fis mille remercimens, avec un transport de reconnoissance, égal à la violence de mon amour. Mad. Pryde, sensible à ma gratitude, se fit un mérite de me raconter ce qu'elle avoit eu à essuyer pour déterminer son Amie à marier sa Cadette avant son Ainée; d'autant plus encore que Mylord G.... à ce qu'elle me dit, avoit eu quelques vues sur Mlle. Jenny, qu'il avoit fait demander. Je compris que c'étoit-là ce Rival puissant, dont elle m'avoit parlé d'abord, & à qui il importoit de cacher mon amour. Ce détail étoit d'autant plus flatteur, que la fortune de Mylord G. . . étoit alors bien différente de la mienne. Elle me conta cent autres cho-

ses

ſes pareilles, qui dans une abſence m'euſſent admirablement conſolé. Mais comme rien n'égaloit chez moi le plaiſir de
revoir cet Objet ſi cher à mon cœur,
j'interrompis ce récit pour demander
encore à voir Mlle. Jenny. Enfin Mad.
Pryde m'accorda cette ſatisfaction, &
un moment après je la vis entrer.

Par ces empreſſemens vous jugerez
ſans doute, Mesdames, du plaiſir que
j'eus de la revoir. Je courus à elle poûr
lui marquer la joie que j'avois de pouvoir enfin lui expliquer librement mes
feux, & lui demander quelque retour
de tendreſſe. La jeune Demoiſelle, au-
toriſée par le conſentement de ſa Mère,
& par la préſence de Mad. Pryde, répondit modeſtement, qu'elle s'eſtimoit
heureuſe de mériter mon attention, &
que puisque ſa Mère autoriſoit mes recherches, elle ne rougiſſoit pas de m'a-
vouer que l'indifférence, qu'elle avoit
affectée jusqu'alors, n'avoit rien de réel.
Elle ajouta à cette déclaration ſi tendre,
des excuſes ſur l'infidelité qu'elle m'avoit
faite en remettant mes Lettres à Mad.
Pryde, & rejetta cette démarche ſur le
devoir que ſon âge & ſon ſexe lui a-
voient impoſé. ,, Mon cœur, continua-
,, t-elle, en murmuroit; mais les choſes
,, ont tourné de façon, que je ne puis
,, m'empêcher de reconnoître la force
,, du Deſtin ſur nous, puisque c'eſt à
,, Mad. Pryde, à qui je dois la liberté
 d'ac-

„ d'accepter les aſſurances de votre eſtì-
„ me." Un retour de ſentimens ſi tendrement exprimés, avoit quelque choſe
de bien doux , après une abſence qui
m'avoit cauſé tant d'inquiétudes. Je me
voyois au comble de mes vœux ; la
Beauté que j'adorois, agréoit mon amour
& m'accordoit ſa tendreſſe ; la mienne
étoit ſoutenuë de l'approbation d'une
Mère, & ſecondée par les ſoins obligeans d'une Amie toute-puiſſante. Je
venois de recevoir ces aſſurances, après
leſquelles j'avois tant ſoupiré. Mad. Pryde les ratifioit par les vœux les plus ar-
dens pour ma conſtance & notre bonheur. Jamais, en un mot, un Amant
n'eut autant de raiſons que j'en eus alors
d'être ſatisfait. Cependant, le croiriez-
vous ? tandis que Mad. Pryde & ſa belle
Couſine s'épuiſoient en douceurs & en
tendreſſes, mon cœur, mon malheureux
cœur, par un caprice ſans exemple, ſe
refroidiſſoit par degrés. J'en fus inter-
dit, & j'eus peine à répondre avec bien-
ſéance. Je ſentis mon trouble, & je tâchai de l'excuſer par le vif ſentiment de
mon bonheur. Je rappellai inutilement
toute ma tendreſſe pour la belle Jenny ;
mon cœur m'abandonna, & au-lieu des
ſentimens ſi vifs de mon amour, je me
vis obligé pour cacher ma honte, de
faire des efforts de galanterie, bien différens des ſentimens que l'amour inſpire.

Je ne fus pas plutôt chez moi, que je
me

me reprochai vivement ce caprice. J'en
fentis tout le ridicule, & par un excès
oppofé, je repris avec toute la vivacité
poſſible mes prémiers fentimens pour
la belle Jenny. Je déteſtai l'affront que
j'avois fait à fes charmes, & ne pouvant attendre au lendemain à réparer
cette injure, je lui écrivis dès le foir
même pour lui demander pardon de
mon indifférence, & lui jurer une inviolable ardeur. Quoique ma Lettre fût
remplie des expreſſions les plus tendres,
je me défiois de fon indulgence. Je me
préparois à la fléchir à la prémière entrevue par les foumiſſions les plus humbles, & les fermens les plus folennels.
Quand je la revis, elle laiſſa à Mad. Pryde
le foin de me railler fur mon indifférence, & ne fe réferva que celui de m'acca-
bler d'honnêtetés. Elle me reçut au contraire avec une gaieté charmante, & diſſimula l'impreſſion fàcheufe que ma conduite avoit pu lui donner de ma conftance. Des manieres fi généreufes devoient naturellement ramener le cœur
le plus bizarre: cependant je retombai
dans la même froideur pour elle. Heureufement, elle me difpenfa de lui faire des excufes; je m'en ferois fort mal
tiré. Je fentois pourtant que je lui en
devois; je voulus lui en faire: mais mon
cœur fe trouvoit dans une fi grande fè-
chereſſe de fentimens à fon égard, que
je ne trouvois pas même de paroles
C 5

pour

pour m'exprimer. Une situation aussi singulière me fit paroître la séance fort longue ; & sans le Jeu, je doute que j'eus-
se pu la soutenir jusqu'au soir.

De retour chez moi, je rentrai dans
la même agitation que le soir précédent. Les remords, les reproches m'ac-
cablèrent. Mon cœur se souleva contre
moi. Je me donnai tous les noms que
méritent l'ingratitude & l'infidélité. Je
me trouvois indigne de la tendresse que
l'aimable Jenny me conservoit. Je n'o-
sois presque prononcer son nom , & par
mes larmes & mes soupirs je tâchois de
réparer en moi-même l'ingratitude de
mon cœur. Je me promis enfin de la
venger de ma perfidie , s'il m'arrivoit
encore de l'offenser. Avec ces belles
résolutions, Mesdames , vous croyez
peut-être que j'en fus le lendemain plus
passionné, quand je la vis. Point du tout:
ce fut même froideur , même indifférence, même embarras; il me parut
même, que j'étois tout de glace. En
un mot, je passai près de deux mois
dans cette cruelle situation ; toujours
idolâtre de Mlle. Jenny quand je ne la voyois pas, & toujours insensible & ennuyé quand je la voyois chez Mad. Pryde. Je ne saurois vous dire qui l'empor-
toit, de mon indifférence , ou de mon
amour, dans les différens accès de l'u-
ne & de l'autre. Ce que je sai, c'est que
cette alternative de sentimens si oppo-
sés

fés formoit le plus rude fupplice qu'un
cœur puiſſe éprouver. Toujours mécon-
tent de moi-même, ſoit que j'aimaſſe,
ou que je n'aimaſſe point, je me vis
quelquefois prêt à percer ce cœur, dont
je ne pouvois ni vaincre, ni expliquer
les caprices. Je paſſois les jours dans u-
ne contrainte continuelle, & les nuits
dans un combat étrange de ſentimens.
J'aurois voulu, pour m'en délivrer,
pouvoir me défaire de mon amour, ou
de mon indifférence. Les artifices de
Mad. Pryde me rendoient l'un & l'autre
impoſſible. Malheureuſement eſclave
du ſecret que je lui avois promis, je
n'oſois m'ouvrir à perſonne ſur l'état de
mon cœur, pas même au Lord Williams
mon Ami. Par-là je me voyois privé des
douceurs de la confidence, & de l'unique moyen de connoître & de guérir la
ſource des maux que je ſouffrois. Dans
cette criſe, je réſolus d'aller moins fréquemment chez Mad. Pryde. Elle s'en
apperçut, & me rappella par ſes manières engageantes. J'eſſayai de nouveau de
vaincre l'indifférence, que je tentois
chez elle; ce fut avec auſſi peu de ſuccès, & j'en revins à ma première réſolution.

Je paſſai quelques ſemaines ſans y mettre le pied, & je n'en fus ni moins a-
moureux, ni moins déconcerté. Quand
le cœur eſt accoutumé au manège de
l'amour, tout ce qui n'y a aucun rap-
C 6 port,

port, y laisse un vuide étrange. L'in-
action & l'oisiveté furent de nouveaux
tou mens pour moi. Pour m'en distrai-
re, je fus obligé de me tenir toujours
en action; je passai mon tems à monter à cheval pendant le jour, & à courir les Spectacles tous les soirs. Un jour
que j'étois allé me promener avec le
Lord Williams à quelques milles de
Londres, il me proposa d'aller voir u-
ne assez jolie Campagne dans le voisinage de *Hamersmith*, dont il connoissoit
un peu la Dame. Je ne demandai pas
mieux, nous y allames. On nous ouvrit les Jardins, où nous fimes quelques
tours sans voir la Dame du logis, parce qu'elle étoit alors en affaire. Mais
quand nous fumes prêts à repartir, nous
demandames à lui parler. Elle nous fit
de grandes civilités, & je vous avoue
que j'y fus moins sensible qu'à la surprise que j'éprouvai, en retrouvant près
d'elle cet Objet si funeste à mon repos.
C'étoit la belle Jenny, que je croyois
fuir. Ses graces naturelles me pénétrè-
rent dans un instant d'amour & de confusion. Mon cœur se guérit cette fois
de ses caprices. J'y sentis renaitre ces
tendres transports, que j'avois éprouvés
au commencement de mon amour. Il
s'accusa lui-même d'une bizarrerie mon-
strueuse. Le tumulte des différens mouvemens de tendresse & de dépit que j'é-
prouvai, m'empêcha d'entamer une con-
ver-

verfation qui auroit pu me détromper,
& me porter à rendre plus de juftice à
mon propre cœur. Les loix de la pu-
deur, peut-être un peu de fierté, & la
préfence de la compagnie, empêchèrent pareillement l'aimable Jenny de
m'expliquer cette énigme: elle fe contenta de me faire des honnêtetés géné-
rales, comme à une perfonne avec qui
elle s'étoit trouvée à Londres. Quant à
moi, j'attribuai à ma conduite bizarre,
ce que je pouvois trouver de froid & de
contraint dans fes manières. Un Amant
eft toujours prêt à excufer ce qu'il adore, & je m'eftimois fi coupable, que je
me croyois encore fort bien traité. Enfin, après avoir caufé quelque tems a-
vec ces Dames, nous primes congé de
Mad. R... & nous remontames à cheval. Cette avanture me jetta dans une
profonde rêverie pendant tout le chemin. Mon Ami s'en apperçut, & me fit
mille queftions, auxquelles je répondis
d'un air fi diftrait, que fi je n'avois enfuite veillé fur moi-même, il en eût pénétré les raifons. Rien n'eût été plus
heureux pour moi; j'aurois dès-lors infailliblement éclairci le myftère. Mais
dans la crainte de trahir mon amour,
je me trahiffois moi-même de plus en
plus.

Dès que je fus de retour à Londres,
je pris le parti d'aller chez Mad. Pryde, pour tâcher de renouer avec elle.

Je la trouvai malheureusement seule ; &
débutant par l'avanture de Hamersmith, je me livrai moi-même dans ses
filets. L'habile femme profitant de ce
que je venois de lui dire, me fit de
vifs reproches sur l'inconstance de mon
cœur, & me dit que se sentant elle-
même outragée de mes façons d'agir à
l'égard d'une personne pour qui je con-
noissois la tendresse, elle avoit pris le
parti de la renvoyer à sa Mère. Elle me
reprocha mes sermens, & mon infidélité ; en un mot, elle me traita comme
je croyois moi même le mériter. Je reconnus ma faute, & pour tâcher de la
remettre dans mes intérêts, je lui con-
fessai mes caprices, en l'assurant que
pour cette fois j'en revenois de bonne
foi. Enfin je la conjurai, ou de rappeller Mlle. Jenny, ou de permettre
que j'allasse la retrouver à Hamersmith.
Mad. Pryde reprenant alors un air de
bonté, me promit d'engager Mad. K...
à lui renvoyer sa Fille ; elle m'exhorta
de nouveau au secret, & me défendit
sur-tout de retourner à Hamersmith,
de peur d'éveiller Mylord G. . . . .
qu'elle disoit être un Rival dangèreux.

Après avoir ainsi fait ma paix, je repris
mes anciennes allures chez elle, & j'étois
extrèmement impatient de revoir ma
chère Jenny. Je ne lui parlois d'autre
chose, & je l'accusois de vouloir me
faire expier ma légèreté en retardant le
re-

retour de cette aimable fille. Enfin trois
femaines après , elle m'annonça en entrant chez elle , que Jenny étoit arrivée , & elle donna ordre à fa Femme
de chambre de l'appeller. Elle ne tar-
du qu'un moment à venir , & ce moment feul me parut une année. Vous
n'avez pas de peine à le croire , Mesdames, continua Mylord ; mais ce que vous
ne comprendrez certainement pas, c'eft
que dès que je vis paroitre cet Objet pour
qui j'avois tant foupiré, je fentis mon cœur
fe glacer encore, & j'éprouvai de nouveau
mon ancienne indifférence. Je ne puis
vous exprimer le dépit, la honte & la confufion où je me trouvai. je réfiftai quelque tems à mon propre cœur, j'affectai
un air ouvert, je m'épuifai en galanteries : celles où le cœur n'a point de part,
ont toujours mauvaife grace, & coûtent
infiniment plus que les autres. Je l'é-
prouvai , & je me fis une fi grande violence qu'il me prit un faignement de nez,
qui m'obligea de fortir , & me tira heureufement d'embarras. Cette nouvelle
fcène me fit reprendre la réfolution de
ne jamais retourner chez Madame Pryde , pour n'avoir plus la honte de m'y
trouver en contradiction avec moi-même. Je crois, Mesdames, que vous ne
blâmerez pas ce parti ; peut-être même
vous femblera-t-il que c'étoit trop longtems lutter contre le deftin de l'amour.
Mon cœur devoit cependant éprouver
enco-

encore bien des caprices & des retours, avant de fe revoir libre. Tout bizarre que ce cœur vous paroit, il n'étoit rien moins qu'infidèle ; & ce que j'ai appellé jufqu'ici fes *caprices* , étoient des preuves évidentes de fa fidélité. Ceci vous paroitra contradictoire , fans doute ; & c'eft un phénomène amoureux qu'il eft tems de vous expliquer pour ma juftification.

Je croi , Mesdames , avoir eu l'honneur de vous dire que Madame Pryde, en me faifant la Généalogie de Mlle. Jenny, m'avoit appris que Madame K. . avoit encore une autre Fille, nommée Mlle. *Mally*   C'eft la clé de l'Enigme ; elle n'aura plus rien d'obfcur, quand vous faurez que ces deux Sœurs étoient jumelles , & qui plus eft fi reffemblantes, qu'elles avoient les mêmes traits , le même coloris, les mêmes yeux , & la même taille. La Mère elle-même s'y trompoit & s'étoit vue obligée . pour les diftinguer, d'ordonner à l'une de porter un ruban bleu à fa coiffure. Cette marque , à la vérité , n'étoit que pour elle , & quelques Amis ; car ceux qui n'étoient point du fecret , s'y trompoient toujours. Madame K.... qui fe divertiffoit à ce jeu, habilloit toujours fes Filles de la même étoffe, & de la même couleur ; enforte qu'il étoit difficile de les reconnoitre. Mon cœur fut peut-être le feul qui ne s'y trompa point, & c'eft

enco

encore une de ces chofes dont je croi qu'il eft difficile de rendre raifon.

Mlle: Jenny, que l'on regardoit comme la cadette, fut celle que je vis chez Madame Pryde, & je vous ai marqué le pouvoir rapide que fes beaux yeux prirent d'abord fur moi. Ce ne fut pas une impreffion paffagère de tendreffe. Il y a même quelque apparence que l'amour attendrit en même tems la belle Jenny. Je ne dus fans doute fon penchant pour moi qu'à la force irréfiftible de ces nœuds fecrets & inexplicables, qui lient les cœurs avant même qu'ils fe connoiffent. En effet, quelques rufes qu'ait employées Madame Pryde pour détruire cette union, elle n'en put jamais venir à bout.

Cette Femme avoit une affection particulière pour Mlle. Mally, l'ainée des deux filles de Madame K.... & ce fut le principe de la fupercherie qu'elle me fit. Mally méritoit cette préférence, parce que fon humeur ambitieufe & fa duplicité la rendoient chère à Mad. Pryde, qui ne connoiffoit point d'autres vertus. L'aimable Jenny, qui étoit d'un caractère doux, fimple & droit, n'avoit qu'une médiocre part à fon amitié. La Pryde connoiffant d'ailleurs l'état infirme & chancelant de Mylord-Duc mon Frère, qui dépériffoit tous les jours, avoit bâti fur l'efpérance de fa mort prochaine, l'élévation de fa chère Mally.

Peut-

Peut-être même que cette femme re-
muante regarda cette alliance comme un
moyen de renouer des intrigues fous
mon nom. Quoi qu'il en foit , après
m'avoir fuffifamment enflâmé pour la
belle Jenny , elle l'avoit remenée chez
fa Mère , fous prétexte de la confulter,
& en avoit ramené fa chère Mally.
Jenny avoit pénétré fes defleins , & c'eft
ce qu'elle voulut me faire entendre
par le coup d'œil qu'elle me donna.
Cet avis , trop négligé de ma part, fervit beaucoup aux vues de Mad. Pryde ;
& fon artifice eût reuffi, fi l'amour n'eût
aufli-tôt éclairé ma tendreffe. Jamais
on n'a vu rien de plus reffemblant que
ces deux Sœurs.   Mes yeux y furent
trompés , & reftèrent longtems dans u-
ne erreur, dont mon cœur ne fut point
la dupe.   Il fe fouleva d'abord contre
Mally ,   & quoiqu'il crût voir en elle
tous les traits de la charmante Jenny, il
ne put en foutenir la vue. Mon indifférence pour elle augmentoit à proportion des careffes qu'elle me prodiguoit:
& comme on n'eft jamais moins aimable , que lorfque l'on s'efforce de le
paroître , Mally fous le nom de Jenny
me déplaifoit autant que la véritable
Jenny m'avoit paru charmante. Aufli je
ne manquois pas de reprendre de vifs
fentimens de tendreffe pour le véritable
Objet de mon amour , dès que je per-
dois de vue fa trompeufe image. Mon

cœur

cœur, toujours guidé par cet inftinct fecret, fut auffi clairvoyant à Hamerfmith qu'à Londres. La véritable Jenny y reprit tous fes droits fur lui. Il fentit en un moment ranimer toute fa paffion à la vue de cet Objet chéri, comme il fe fentit glacer encore peu de jours après, en revoyant Mally chez Madame Pryde.

A préfent, Mesdames, vous êtes au fait du fupplice que cette erreur me caufa: mais vous n'en devinez point le dénouement. Avant que d'y parvenir, il me falut encore être longtems le jouet des intrigues de Mad. Pryde. Mes froideurs pour Mally ne la rebutoient point : elle fe flattoit que tôt ou tard je donnerois dans le panneau. Etonnée cependant de ma retraite, elle prit le parti de me fuivre, & de me chercher aux Spectacles, où elle n'alloit jamais auparavant. Je l'apperçus deux ou trois fois à la Comédie avec Mally, & après que mon cœur m'eut bien affuré que ce n'étoit que l'Ombre de Jenny, j'en fortis toutes les fois, fans pouvoir me réfoudre à les joindre. Elles ne s'en allarmèrent peut-être pas, & regardèrent ma conduite comme l'effet d'un caprice qui auroit encore fon retour. En un mot, elles crurent que tôt ou tard mon cœur feroit la dupe de mes yeux.

Quelques mois après, une occafion toute pareille à celle de Hamerfmith vint

rani-

ranimer fes efpèrances & mon amour.
J'étois par hazard avec mon Frère dans
la grande boutique près de *S. Paul*, où
quelques curiofités nous avoient attirés.
Dans le tems que j'étois occupé à examiner des galanteries que mon Frère
vouloit acheter, j'apperçus à l'autre bout
du magazin une Dame qui faifoit quelques emplettes. Je la reconnus d'abord
pour la Dame que j'avois vue à Hamerfmith. Elle étoit accompagnée de la
belle Jenny. Mon cœur treffaillit à la
vue de ce charmant Objet. Mais malheureufement, je ne pus l'entretenir.
Elle fortit prefque auffi-tôt avec Mad.
fa Mère ; & malgré l'empreffement que
je témoignai pour elle, je ne pus que
lui donner la main jufqu'à fon caroffe.
Trop de difcrétion pour la préfence de
mon Frère & des autres perfonnes qui
étoient dans la boutique, me fit manquer l'occafion de découvrir la fupeche-
rie que l'on me faifoit. Mad. K. . . .
me l'eût infailliblement expliquée, pour
peu que j'euffe eu le tems d'entretenir
Jenny en fa préfence. Le dénouement
approchoit, à mefure que ma tendreffe
fe trouvoit réveillée. Le moindre coup
d'œil de la Belle qui en faifoit l'objet,
me faifoit rompre toutes les réfolutions
que l'indifférence m'avoit infpirées. Je
réfolus encore une fois d'aller protefter
à fes pieds, que mon amour feroit do-
rénavant à toute épreuve. Perfuadé

que

que sa Mère & elle seroient logées chez
Mad. Pryde, je me consolai de l'occasion que j'avois manquée, dans l'espèrance de pouvoir la retrouver dès le lendemain.

Cependant, certain air frod & réservé que je croyois avoir remarqué dans les yeux de la belle Jenny, sembloit m'ôter toute espèrance de retour de sa part. Il n'étoit pas aisé d'excuser une absence de six mois: il l'étoit encore moins de la persuader de plus de constance à l'avenir, après tant de récidives. J'avois tout lieu de craindre, & je craignois en effet que Mad. Pryde & l'aimable Jenny ne refusassent même d'entendre mes excuses. Je sentois d'avance toute la confusion que l'aveu de mes caprices alloit m'attirer. Cependant, comme j'étois dans la bonne foi, & que rien ne coûte à un Amant sincère, je pris le parti de revoir Mad. Pryde, & de faire sur son cœur & le mien un dernier effort. Sans attendre ses reproches, je lui en fis en entrant, sur ce qu'il n'y avoit que chez elle que je ne pouvois aimer. ,, Il me semble, lui
,, dis-je, ma chère Madame, que dès
,, que j'entre chez vous, mon cœur se
,, glace pour l'Objet qu'il adore, &
,, que quelque charme secret suspende
,, l'effet de ma tendresse. Jenny tou-
,, jours charmante ne me le paroit ja-
,, mais moins qu'ici: par-tout ailleurs
,, je

,, je la trouve adorable. Je la vis en-
,, core hier près de S. Paul, ajoutai-
,, je, & un feul de fes regards m'a fait
,, éprouver une troifième fois le pou-
,, voir de fes charmes. Heureux, lui
,, dis-je, fi j'avois pu l'en aſſurer, &
,, l'en perfuader " !

Mad. Pryde, à qui je me livrois de
plus en plus par cette confidence, la
reçut en apparence avec beaucoup plus
de débonnaireté, que je n'aurois ofé
l'efpèrer. Peut-être crut-elle d'abord
que j'avois éventé fa trahifon : mais la
fuite de la converfation l'affura du contraire. Elle feignit d'accepter mes excufes, & de croire que mes froideurs
étoient de ces caprices fi communs parmi les Amans. Elle m'exhorta à être
moins volage, & me dit qu'à ces conditions elle vouloit bien effayer de me
fervir encore, & redemander Mlle.
Jenny à Mad. K. . . qui venoit de la
remener à fa Campagne. Mlle. Mally étoit véritablement retournée avec
fa Mère & fa Sœur; & Mad. Pryde
promit d'écrire le lendemain pour la
faire revenir. Cette efpèrance, & fur-
tout l'abfence de Mally, augmentèrent mes feux pour la belle Jenny.
Mad. Pryde ne perdit pas l'occafion
d'en profiter: elle me fit comprendre
que le mariage étoit le moyen le
plus fûr pour tranquillifer mon cœur,
& pour fixer mon inconftance. L'a-
droite

droite femme donna à cette propofition les couleurs les plus propres à me la faire goûter. Comme elle craignoit que ce mariage ne fût point du goût de mon Frère, elle me propofa d'époufer Jenny *incognito*, & fe chargea d'en parler au Miniftre de la *Fleet*, qui par un Privilège particulier, eft en poffeffion de bénir légitimement ces mariages clandeftins.

Tout amoureux que j'étois, cette propofition me fit quelque peine, parce que j'avois peur de defobliger mon Frère, s'il venoit à découvrir cette intrigue, qu'il regarderoit comme une amourette, vu que Mad. K... n'avoit pas de gros biens. J'appréhendois encore que cette affaire ne nous brouillât a jamais, & que le chagrin qu'il en concevroit n'avançât fes jours. Cependant, comme je m'étois apperçu que je ne pourrois revoir ma chère Jenny qu'à ce prix, je foufcrivis à cet engagement. Quinze jours fe paffèrent fans que je la viffe revenir; j'avois beau l'attendre, la perfide Pryde n'avoit écrit que pour redemander fa chère Mally, qui arriva au bout de trois femaines avec Mad. fa Mère. Mad. Pryde eut grand foin de me le cacher jufqu'au départ de Mad. K.... Mais une avanture toute naturelle dévoila enfin tout le myftère.

Etant un matin avec mon Frère chez le Grand-Chambellan du feu Roi, on

vint

vint annoncer une Dame. C'étoit Mad.
K. . . . Quoiqu'elle fût feule cette fois,
je n'eus pas de peine à la reconnoitre.
Mylord la fit entrer & la reçut avec
politeffe. Elle venoit folliciter fa recommandation pour obtenir le payement
de quelques arrérages dû à feu fon
Mari. Le Syftème de la Cour n'étoit
pas fort favorable à fa demande, &
Mylord avoit quelque peine à fe char-
ger de fa Requête. L'envie d'obliger
ma chère Jenny en la perfonne de fa
Mère, me fit prendre la liberté de joindre ma follicitation aux prières de la
Dame. Mon Frère, par caprice peut-
être, s'en mêla auffi. Enfin Mylord
accepta la Requête, & promit de faire
tout fon poffible pour la faire figner à
la Tréforerie. Quand Mad. K.... fe fut
retirée, Mylord Chambellan me railla
de la vivacité avec laquelle j'avois appuyé fa demande." Apparemment, me
,, dit-il, que vous favez que cette Da-
,, me a d'aimables Filles, & vous m'au-
,, riez bien l'air d'être amoureux des
,, Jumelles.... Elles font jolies, ajouta-
,, t-il, mais prenez y garde ; car la moin-
,, dre faveur pourroit vous rendre in-
,, ceftueux " Cette raillerie me déconcerta, & me decouvrit dès-lors une partie
de la vérité. J'aurois pu la favoir toute
entiere : mais dans la crainte de me trahir, je fis de mon mieux pour cacher
le trouble dont mon cœur fut faifi dans

ce

ce moment. Je répondis à cette raillerie par un autre badinage, feignant de
croire que l'une de ces deux Filles é-
toit la Maitreſſe de mon Frère. Comme
ſa ſanté ne lui donnoit pas un air fort
amoureux, il ne ſuivit point la converſation ; elle tomba ſur toute autre cho-
ſë, & il n'en fut plus parlé.

Mon cœur & mon eſprit n'en étoient
pas plus tranquilles. J'eus même beaucoup de peine à diſſimuler leur agitation, & je ſoupirois après quelques momens de ſolitude, dont je ne pus jouir
ſi-tôt. Mylord Chambellan nous retint
à diner, & malheureuſement il voulut
encore nous mener à l'Opéra ; enſorte
que je ne me trouvai ſeul, que bien a-
vant dans la nuit. Dès que je me vis
libre, je me rappellai la raillerie de Mylord, je la ruminai, & je paſſai le reſte
de la nuit à lui donner tous les ſens
dont elle étoit ſuſceptible. Je compre-
nois bien que les Filles de Mad. K....
pouvoient être jumelles ; mais parce
que j'ignorois à quel point elles ſe reſ-
ſembloient, je ne voyois rien dans cette découverte qui pût expliquer les bizarres alternatives que l'amour m'avoit
fait éprouver. Dès le point du jour,
j'allai m'enfoncer dans le Parc, pour y
rêver de nouveau ; & je ne fus pas plus
heureux à trouver le fin de l'énigme.
J'entrevis cependant, que ſi l'on n'avoit
pas aidé à me tromper, je m'étois ſure-

ment trompé moi-même. Mon cœur me
difoit obfcurément, que la Pryde me
trahiffoit ; & le fouvenir du coup d'œil
de Jenny, qui me revenoit à tous momens, confirmoit mes foupçons. Laffé
de cette incertitude, je pris le parti d'aller retrouver Mad. Pryde, & de lui découvrir nettement mes défiances. Cependant, après y avoir bien penfé, je crus
qu'il valoit mieux diffimuler à mon tour,
que de m'expofer à fes artifices, dans un
point où la méprife feroit fi funefte à
mon amour.

Je me contentai d'envoyer fecrettement
mon Valet, s'informer chez elle fi Mad.
K.... y étoit encore. J'appris fur le foir,
qu'elle en étoit repartie dès le matin
pour fa Campagne ; mais qu'elle avoit
laiffé fa Fille à Londres. Peu après je
reçus un Billet de Mad. Pryde, qui m'apprenoit le retour de ma chère Jenny. Je
fus moins fenfible qu'à l'ordinaire à cette nouvelle, qui devoit naturellement
me tranfporter de joie. Il me fembloit
que j'entrevoyois le piège qu'on me tendoit. Mon cœur étoit agité, fans en favoir la caufe. J'éprouvai encore un moment d'incertitude fur le parti que j'a-
vois à prendre, & après avoir flotté
quelque tems dans mes irréfolutions, je
formai le deffein d'aller droit à Hamerfmith dès le lendemain. Je n'eus
pas lieu de m'en repentir. J'apperçus
en entrant, un Objet qui me fit tomber

ber le bandeau qui jufques-là m'avoit a-
veuglé : c'étoit la belle Jenny , que la
Pryde difoit être à Londres , & que mon
cœur reconnut d'abord. Je tâchai cependant de calmer les doux tranfports que
fa préfence me caufoit, pour expliquer à
Mad. K... . le fujet de ma vifite. Je
débutai d'abord par lui donner des efpèrances fur le fuccès de fa follicitation,
& l'affurer du plaifir que je m'étois fait
d'y joindre le crédit de mon Frère. Je
ne m'arrêtai point fur cet article , j'interrompis même fes civilités pour lui
expofer naturellement le fujet de mon
voyage, & la violence de mes feux pour
fon aimable Fille. Je lui en racontai la
naiffance, les progrès, les caprices ; je
lui rappellai les avantures de Hamerfmith , & de S. Paul. Je lui appris
tout ce qui s'étoit paffé entre la Pryde
& moi , les efpèrances qu'elle m'avoit
données, & la propofition qu'elle m'a-
voit faite d'époufer fecrettement Mlle.
Jenny. J'y ajoutai les raifons de pru
dence , qui m'obligeoient de différer
mon mariage. Enfin j'en appellai aux
Lettres que j'avois écrites à la belle Jenny. Je me jettai alternativement aux
pieds de la Mère & de la Fille , pour
les convaincre de mon refpect & de ma
paffion. Mais , par un contrafte nouveau, ce qui ceffoit d'être une énigme pour moi, le devenoit pour Mad.
K. . . .

D 2

L'effet

L'effet que cette déclaration fit sur l'une & sur l'autre, fut très singulier; elle eut pour Mad. K.... toutes les graces de la surprise & de la nouveauté; & Mlle. Jenny y trouva la preuve de ma constance, & l'excuse de mon apparente infidélité. La tendre Jenny voyant clairement dans ce récit la perfidie de la Pryde, ne put retenir ses larmes, & se retira toute en pleurs. La Mère, étonnée d'un mystère auquel elle ne comprenoit presque rien, me pria de lui expliquer tout ce que je lui venois de dire des vues de Mad. Pryde, m'assurant qu'elle en ignoroit jusqu'aux moindres circonstances, & que, quelque considèration qu'elle eût pour cette Dame, elle ne souffriroit jamais qu'elle disposât de ses Filles sans sa participation. Je lui en répétai toute l'histoire, & au récit de ce que j'appellois mes *caprices*, elle ne put s'empêcher de rire, malgré l'indignation qu'elle conçut de la pièce que l'on m'avoit faite. Le trait étoit véritablement comique, & je m'en suis moi-même diverti souvent depuis ce tems-là. Mad. K... étoit une femme vertueuse, & d'un caractère extrèmement droit. Je m'apperçus bien à son air & à sa conversation, que quoiqu'elle aimât également ses deux Filles, elle étoit indignée de la supercherie à laquelle Mlle. Mally s'étoit prêtée. Elle dissimula

fimula fon chagrin , & m'expliqua naï-
vement à fon tour, ce qui pouvoit a-
voir donné lieu à ma méprife. Elle me
raconta tout ce que j'ai déja eu l'honneur de vous dire de la reffemblance
de fes deux Jumelles : elle me promit
de m'en donner quelque jour le plaifir,
en me faifant voir les deux Sœurs enfemble. A ce mot, je l'interrompis :
,, Ah! Madame, lui dis-je avec paffion,
,, épargnez-vous cette peine. Quelque
,, eftime que j'aye pour tout ce qui vous
,, appartient, mon cœur eft tout à la
,, belle Jenny. Je fuis charmé que mes
,, yeux feuls s'y foient trompés. Ils ont
,, affez vu l'ainée, permettez à préfent
,, qu'ils revoyent la cadette. Un in-
,, ftinct de tendreffe , & l'ordre de la
,, naiffance, ont uni nos cœurs. Je me
,, flatte que vous remplirez nos defti-
,, nées. Permettez feulement que je me
,, jette aux pieds de la belle Jenny. "
Mad. K... toujours prudente ne m'accorda pourtant pas cette faveur, & me
pria de lui donner huit jours pour conférer avec fa Fille, & démêler ce myftère. Elle me demanda en grace de ne
point éclater jufqu'à ce terme, & fur-
tout de ne témoigner aucun reffentiment à Mad. Pryde, qu'elle avoit intérêt de ménager. Je lui fis promettre à
mon tour de garder chez elle l'aimable
Jenny, & je revins à Londres, le cœur

D 3

plein

plein d'amour pour elle, & de dépit contre la Pryde & la Mally.

En y arrivant, je trouvai mon Frère affez mal, & fon état me fervit naturellement d'excufe auprès de Mad. Pryde, pour n'aller pas chez elle. La maladie de mon Frère augmentoit l'impatience de cette femme, parce qu'elle craignoit que Mally ne manquât la proie qu'elle lui avoit deftinée. Elle m'écrivit deux ou trois fois, & fous prétexte des foins que j'étois obligé de donner à ce cher Malade, je me contentois de lui faire répondre par mon Valet de chambre. Une heureufe crife ayant tiré mon Frère de danger, le prétexte me manqua, & je me vis obligé d'aller les voir. Je m'en fis même un fecret plaifir: je réfolus à mon tour de me donner la comédie, & je me crus fuffifamment autorifé à leur faire cette petite malice. Elle étoit fi légère au prix des tourmens qu'elles m'avoient caufés, que je ne crus point manquer par-là à la parole que j'avois donnée à Mad. K... de n'en marquer aucun reffentiment.

J'allai donc un foir chez Mad. Pryde, & bien fûr de mon cœur pour fa chère Jenny, j'abordai tendrement celle qui en empruntoit le nom. Je m'épuifai en regrets fur le contretems qui m'avoit ravi le plaifir de la voir plutôt. Je déployai toute ma galanterie, & au défaut des fentimens, je lui prodiguai tout ce

que

que j'avois jamais lu d'expressions pas-
sionnées, pour les absences & les rac-
commodemens ; je lui débitai toute l'*As-
trée* & la *Clélie* ; je l'appellois à tous momens *ma Chère, ma Reine, mon Ange,
mon adorable Jenny*. Je composai mon
air, mon visage, & mes regards ; je me
donnai des yeux languissans ; je n'oubliai
point les soupirs ; & je vous avoue, dit
Mylord en riant de toute sa force, que
je fis mon personnage à merveilles. Mon
cœur, fixé sur le véritable Objet de son
amour, ne trahissoit dans ce jeu, ni ses
sermens, ni sa tendresse : c'étoit toujours
à Jenny qu'il parloit. Il me vint cependant quelque petit remords, qui donna
à mes soupirs un air plus naturel. A cela près, mon cœur se prêta d'autant plus
volontiers à cette dissimulation passagère,
que la malice qu'il faisoit à sa Rivale,
me paroissoit un vrai triomphe pour la
belle Jenny. La pauvre Mally ne s'en
apperçut pas ; & Mad. Pryde, tout
habile qu'elle étoit, donna tout du long
dans le panneau. Elle me félicita très
affectueusement de la fin de mes caprices, & s'applaudissoit d'avoir assez connu mon cœur pour prédire sa métamor-
phose. Le plaisir malin que j'avois de
la voir enfin ma dupe, faillit à me faire éclater de rire. Aussi, comme je me
défiois de moi-même, cette comédie ne
dura que jusqu'à ce que mon Valet vint
me rappeller à point nommé, sous pré-

 tex-

texte de me rendre auprès de mon Frére. Le jeu m'avoit plu, & j'y retournai le lendemain pour en renouveller la fcène, comptant de partir le jour fuivant pour Hamerfmith. Mad. Pryde, à qui les momens étoient précieux, voulut m'entretenir feul. Elle renouvella la propofition qu'elle m'avoit faite d'époufer Jenny à la *Fleet*. Je lui dis naturellement, & même d'un air un peu brusque, que *l'incognito* ne me plaifoit pas. Pour m'y réfoudre, elle me montra des Lettres de Mad. K . . . qui lui redemandoit fa Fille, & la prioit avec inftance de la ramener le lendemain fans faute. La perfide ajouta, qu'elle ne doutoit point que ce ne fût pour conclurre avec Mylord G. . . dont elle m'avoit tant de fois menacé. Je me tus, pour méditer ma réponfe; & après un moment de filence, je lui répondis froidement : *Eh bien, Madame, je la lui cède, & nous n'en ferons pas moins bons amis.* Ce mot la terraffa. ,, Quoi! perfide, me dit-elle, c'eft ,, ainfi que vous vous jouez de l'aimable ,, Jenny? . . Doucement, lui repliquai- ,, je; Mad. K . . . pourra marier à qui ,, elle voudra Mlle. Jenny de Londres, ,, je m'en repofe fur fes foins & fa prudence; mais je me flatte que la belle ,, Jenny de Hamerfmith ne fera jamais ,, à d'autre qu'à moi. J'efpère que vous ,, ne vous y oppoferez pas." Ce difcours, joint aux inftances myftérieufes que Mad.

K...

K. . . . lui avoit faites de lui renvoyer fa
Fille, dut étonner étrangement Mad.
Pryde. . . Je pourfuivis d'un air afluré;
& fans lui donner le tems de répondre,
je lui racontai l'ufage que j'avois fait de
la raillerie de Mylord Chambellan, mon
voyage à Hamerfmith, & la vifite que
je me propofois d'y faire le lendemain.
Il n'eft point douteux que la Pryde ne
fût au defefpoir de voir fes artifices dé-
couverts; mais comme elle favoit à merveilles l'art de diffimuler, elle cacha fi
adroitement fon dépit, que j'eus peine
à en rien appercevoir. Elle feignit que
tout ceci n'avoit été qu'un jeu pour é-
prouver mon cœur, puifqu'aimant également les deux Sœurs, elle avoit un
égal empreffement pour leur bonheur.
Je feignis auffi de l'en croire, & à ces
conditions nous fimes extérieurement la
paix. Je fortis de fa maifon fans avoir
vu Mally, avec qui fans doute elle fut
fe confoler de ce defaftre.

En fortant de chez elle, j'écrivis toute cette converfation à Mad. K. . . &
lui envoyai ma Lettre par un Exprès;
la Pryde en fit autant de fon côté, &
le lendemain j'allai à Hamerfmith. Mad.
K. . . me gronda fur mon indifcrétion,
dès qu'elle me vit, & me dit que j'a-
vois brouillée avec fon ancienne Amie.
Ses reproches furent adoucis par le plaifir de voir Jenny, à qui je rappella, en
peu de mots mes fermens, & ma con-

D 5   ftan-

ſtance. Mad. K . . . craignant que la
Pryde ne me ſurprît chez elle, m'interrompit & me pria de me retirer, & de
ne revenir que lorsque je ſerois informé
de l'arrivée de ces deux Dames. J'obéis
à regret, je me cachai dans une Auberge, & je mis mon Valet en ſentinelle.

Mad. Pryde & Mlle. Mally arrivèrent
peu après ; mais je ne pus avoir au-
dience que le lendemain matin. Je m'y
rendis avec une palpitation de cœur pareille à celle d'un Criminel, qui va paroitre devant ſon Juge. On me reçut
poliment, & d'un air ouvert ; je jugeai
cependant à l'émotion qui paroiſſoit ſur
les viſages, que la converſation n'avoit
pas été fort tranquille. Après avoir ſa-
lué les Dames, je me tournai vers les
Jumelles. C'étoit la prémière fois que
je les voyois enſemble : elles baiſſèrent
les yeux, & rougirent toutes deux par
des motifs bien différens. Mad. K. . .
me regardoit fixement, & Mad. Pryde
qui s'attendoit à quelque mépriſe de ma
part, auroit été charmée que j'euſſe pris
Mally pour ſa Sœur. Ce faux-pas eût
été de conſéquence ſans doute, en cette
conjončture. J'en ſentis le danger ; je
vous avoue même que fus étonné de la
reſſemblance, & qu'elle ſurpaſſoit encore tout ce qu'on m'en avoit appris.
Cependant, ſans autre guide que l'a-
mour, j'allai droit à ma chère Jenny :
mon cœur ſeul me ſervit de bouſſole en
ce

périlleux moment, & il se tourna vers
cet Objet chéri, avec une direction aussi juste que celle de l'aiguille aimantée
qui cherche le Nord. Mad. K . . . en
fut surprise, & la Pryde elle-même fut
obligée de reconnoitre que l'amour é-
toit plus fin qu'elle. Sans m'arrêter à
ses complimens, je me livrai au doux
plaisir de renouveller à ma chère Jenny les protestations d'une éternelle tendresse, après avoir fait à sa Sœur une
petite excuse sur cette préférence. Je
conviens que cette scène n'avoit rien de
fort réjouissant pour elle ; mais je ne
pouvois, dit Mylord en riant, épouser
les deux Sœurs. Mally, instruite à l'é-
cole de la Pryde, sut aussi bien qu'elle
cacher son dépit. Toutes deux admirè-
rent la force de l'amour. En cela sans
doute elles étoient sincères : mais tandis
qu'elles pressoient Mad. K . . . de consentir à une union si singulière, les per-
fides méditoient de la rompre pour jamais, par le coup le plus noir qu'on
puisse imaginer.

Cependant Mad. K... plus touchée de
mon amour pour sa fille, que des avantages que la Pryde avoit envisagés dans
la succession presque infaillible de mon
Frère, permit à la belle Jenny de s'expliquer à mon sujet. Cette aimable fille le fit avec toute la tendresse & la
modestie possible. Mad. K . . . ratifia
cet engagement, & me permit de con-

tinuer mes visites. Mon bonheur me parut si grand, que dans le desir de l'assurer, je fus prêt à rappeller l'odieuse proposition que la Pryde m'avoit faite. Cet *incognito* qui m'avoit tant fait de peur, ne m'en faisoit plus, & j'aurois voulu du même pas pouvoir mener ma chère Jenny à l'Eglise de la *Fleet*. La circonstance n'étoit pourtant pas favorable. Dès le lendemain, j'appris que mon Frère étoit retombé, & en arrivant à Londres, je le trouvai à l'extrémité. J'eus encore la triste consolation de l'embrasser, & deux jours après il expira dans mes bras. La tendre amitié qu'il avoit toujours eue pour moi, me rendit plus sensible à sa mort, qu'aux avantages brillans qui m'en revenoient. Je le pleurai sincèrement, & après avoir satisfait aux prémiers mouvemens, que la Nature inspire en ces tristes occasions, je mandai cet évènement à Mad. K..., & j'en pris occasion de lui renouveller les sentimens de mon amour pour la belle Jenny, en l'assurant de la satisfaction que j'aurois de lui pouvoir offrir une fortune plus digne d'elle. Cette considération contribua sans doute à m'attirer de la part de la Mère une réponse très consolante. L'aimable Jenny y joignit un mot, où l'amour seul s'expliquoit, & il étoit aisé de voir que l'intèrêt n'avoit aucune part à ses sentimens. Mais en même tems que cet évènevènement fervoit à avancer mon amour, il augmenta le defefpoir de la Pryde, & en hâta les funeftes effets.

Les funérailles de mon Frère, ce que je devois à fa mémoire & au Public, les embarras & les affaires inévitables qui fuivent toujours les fucceffions, me privèrent pendant un mois du plaifir de revoir ma chère Jenny. Cependant je lui écrivois quand je pouvois, & pour lui donner quelque marque de la fincérité de mes fentimens, je lui envoyai la Caffette de pierreries qui avoient appartenu à feue ma Mère ; & pour adoucir le chagrin de Mally, j'y joignis pour elle une affez belle garniture de Diamans. Enfin, avant d'aller fur mes Terres, je paffai deux jours à Hamerfmith. Notre mariage y fut arrêté, & nous convinmes de le célébrer trois mois après, tant par bienféance, que pour avoir le tems de régler mes affaires, & n'avoir plus qu'à me livrer aux plaifirs de l'amour.

Je partis. Mad. Pryde revint à Londres avec fa chère Mally, & elles fe chargèrent des préparatifs, & des habits de la noce. Mes affaires m'expofant à aller & venir plufieurs fois à Londres, je ne manquois point d'aller chez elle pour favoir des nouvelles de Hamerfmith. La cruelle fe prévalut de ma tendreffe, & fut m'infpirer le deffein de prier Mad. K... de venir à Londres,

 afin

afin de me procurer le plaifir d'y voir ma chère Jenny, lorfque mes affaires me permettroient d'y venir. Cette demande étoit fi naturelle, que la Mère y confentit. Elle le fit même d'autant plus volontiers, que Mlle. Mally étoit incommodée depuis quelques jours. Il étoit aifé d'en foupçonner la caufe : mais plus on la devinoit, plus la Mère fe croyoit obligée de lui marquer d'amitié, pour ne point aigrir fa jaloufie. Elle vint donc à Londres avec Mlle. Jenny, & logea chez fon Amie. La perfide redoubla fes careffes & fes empreffemens, pour mieux cacher fes deffeins. Hélas! comme je ne m'en défiois point, je la remerciai des peines qu'elle fe donnoit pour ma fatisfaction. Quand j'étois à Londres, je mangeois chez elle, j'y étois reçu comme le Maitre de la maifon: elle fe donnoit des mouvemens finguliers pour tout ce qui pouvoit faire plaifir à Jenny. Tant d'empreffemens auroient dû me rendre fes foins fufpects! Je n'en eus cependant aucune défiance, je donnai dans tous les pièges qu'elle me tendit. Elle avoit vu les pierreries de ma Mère, & comme il y en avoit qui étoient montées à l'antique, elle me pria de trouver bon qu'on les remît à la mode. Ma chère Jenny parut le fouhaiter auffi; j'y confentis avec joie, & la priai d'y faire travailler inceffamment. Ces pierreries étoient

toient restées à Hamersmith dans le Cabinet de Mad. K. . . personne qu'elle ne pouvoit faire cette commission, & je la priai d'aller les chercher. Elle partit pour aller à Hamersmith, & je retournai sur mes Terres. Mais quel funeste voyage!

J'y employai dix jours, & parce que je voulus règler avec mes Fermiers, je parcourus toutes mes Terres, allant d'un endroit à l'autre, & couchant où je me trouvois le soir, sans que personne de ma maison sût positivement où j'étois. Ce contretems me fit ignorer pendant quelques jours ce qui venoit d'arriver à Jenny, quoique sa Mère & la Pryde m'eussent écrit plusieurs Lettres à ce sujet, que je ne reçus qu'à mon retour à Londres. En y arrivant, j'allai descendre, selon ma coutume, à la porte de Mad. Pryde. Le silence & l'air sombre des Domestiques m'annoncèrent, en y entrant, le funeste coup que mon cœur alloit recevoir. Je monte à l'apartement ordinaire. La Pryde accourt, m'embrasse d'un air affligé. Je vois au fond de la chambre Mally toute en larmes, & Mad. K. . . . au desespoir. Ce spectacle me frappa, & dans le prémier mouvement de ma surprise, je ne savois qu'imaginer. Qu'y a-t-il donc, Mesdames, leur dis-je, & quel est le sujet de vos larmes. . . ? A peine eus-je prononcé ces mots, que Mad. K. . .

re-

redoubla ſes ſanglots. J'avance dans la chambre, pour chercher Jenny, que je ne voyois pas. L'abſence de cette aimable fille me fit entrevoir ſon malheur & le mien. Je la demandai avec empreſſement; on ne me répondit que par de nouveaux ſanglots. ,, Ah! je ne vois ,, que trop, leur dis-je avec douleur, que ,, Jenny fait le ſujet de vos pleurs; mais ,, eſt-il poſſible que perſonne de vous ,, ne m'éclaircira ce myſtère? Jenny, ,, m'écriai-je tout en larmes, ma chère ,, Jenny, vous aurois-je perdue? " Ces derniers mots, prononcés du fond du cœur, renouvellèrent toute la douleur de Madame K... Elle s'efforça inutilement de m'apprendre le ſujet de ſon affliction: ſes larmes, ſes ſoupirs, ſes ſanglots lui étouffoient la voix. La Pryde y ſuppléa en me racontant, les yeux baignés de larmes, que Mlle. Mally s'étant trouvée plus mal le lendemain du départ de Madame K..., elle s'étoit crue obligée de reſter près de ſon lit, quoique ce fût un Dimanche; que cependant Mlle. Jenny aiant pris le caroſſe pour aller à l'Egliſe, n'avoit point reparu depuis; & que quelques perquiſitions qu'elle eût fait faire, on n'en avoit eu aucunes nouvelles. Un malheur auſſi imprévu me pénétra de douleur & de rage. Mille idées, plus funeſtes les unes que les autres, s'offrirent à mon eſprit. La moins affreuſe étoit

celle

celle qui me la repréfentoit dans le tombeau. Toute defefpèrante qu'elle étoit,
mon amour trouvoit plus doux de fe la
peindre expirante & fidèle , que de
penfer qu'elle fût devenne la victime
de la paffion d'un Rival. " Jenny en-
„ tre les bras d'un autre ! m'écriai-je
„ avec fureur ; Jenny pour qui j'ai tant
„ foupiré , m'eft ravie au moment que
„ fa poffeffion alloit faire mon bonheur!
„ Eft-il une plus affreufe cataftrophe?
„ Non, non, ajoutai-je avec emporte-
„ ment, je réduirois plutòt Londres en
„ cendres , que de laiffer mon Rival
„ impuni. " En un mot , Mesdames,
continua Mylord avec des yeux enflâmés , je dis & je fis dans ce prémier
mouvement , tout ce que la fureur put
m'infpirer. Je fis mille reproches à la
Pryde de n'avoir pas retenu Jenny, &
de l'avoir laiffée aller feule ; je lui reprochai la vanité qu'elle avoit infpirée
à cette infortunée perfonne au fujet des
fatales pierreries , qui avoient obligé
Mad. K.... à s'éloigner. J'eus même la
cruauté de brufquer la douleur de cette
Mère affligée: tant mon defefpoir étoit
extrème !

Cependant la Pryde , aiant un peu
calmé mes tranfports par le détail artifi-
cieux qu'elle me fit des informations
qu'elle avoit fait faire , je fis quelques
excufes à Mad. K . . . fur mes empor-
temens, Je ne me contentai pourtant
point

point du récit de la Pryde, je fis venir
le Valet & le Cocher qui avoient mené
Jenny à la Cathédrale , & les intimidai
par les plus affreuses menaces , pour les
obliger à me dire ce qu'ils en savoient.
Cet interrogatoire n'aboutit à rien. Je
courus chez le Lord-Maire , les Juges
à paix , & tous ceux qui avoient quelque inspection sur la Police. Je payai
nombre d'Espions , pour découvrir où
Jenny pourroit être. Huit jours se pas-
sèrent , sans que ces mesures produisis-
sent aucun effet; & mon desespoir n'en
étoit que plus violent. Mad. K . . . .
craignant même que je me portasse à
quelque extrémité contre moi-même, fit
des efforts de raison pour me consoler
d'un malheur , qu'elle partageoit bien
plus sincèrement que Mally & son Amie.
Elle me cachoit les larmes; & la Pryde,
de concert avec elle , employoit tout
ce que son esprit pouvoit lui suggérer
de propre à adoucir ma douleur. Quelque intérêt qu'elle eût de me donner le
change, elle eut soin d'écarter les soupçons que je pouvois avoir contre Mylord G . . . C'étoit le même qu'elle
m'avoit faussement dépeint comme un
Rival dangèreux , quoiqu'il eût ignoré,
comme je l'ai su depuis , qu'il y eût
une Madame K . . . . au monde. La
moindre explication avec lui eût trahi
le mystère ; aussi la perfide eut soin de
me faire répéter par Madame K . . . .

même,

même, que jamais elle n'avoit ouï parler de ce Seigneur par rapport à ses Filles, & que son nom n'avoit servi qu'à donner de la vraisemblance à la piece qu'on m'avoit faite. Un Amant aussi passionné que je l'étois, ne se défait pas si facilement des prémières impressions de jalousie, & je ne m'en serois pas guéri si-tot, si je n'avois appris à n'en pouvoir douter, que Mylord G... étoit depuis un mois à l'extrémité dans une de ses Terres; incapable par conséquent de projetter & d'exécuter un enlèvement.

L'inutilité de mes recherches, & l'incertitude de mes soupçons augmentèrent mon desespoir : je fus prêt à consommer mon malheur en terminant mes jours. Un de mes Amis, qui s'apperçut que la vivacité de ma douleur dégénéroit en mélancolie, en craignit les funestes suites. Il m'obséda sagement, & me jura qu'il ne me quitteroit pas, qu'il ne m'eût aidé à retrouver ma chère Jenny. C'étoit ce même Lord Williams, avec qui j'avois fait le prémier voyage de Hammersmith. Sa généreuse amitié lui faisoit partager mes peines, malgré le mystère que je lui avois fait de mes amours. Il ne cessoit, pour adoucir mes chagrins, de me rappeller les prémières douceurs de ma tendresse. Le récit continuel que je lui en faisois, en suspendant le sentiment actuel de mes dou-

douleurs, fervit à lui faire naitre d'é-
tranges foupçons. Comme il avoit l'efprit plus libre que moi, il voyoit les chofes d'un tout autre œil, & il me fit part
de fes penfées.

Il lui fembloit que la conduite de la
Pryde à mon égard avoit toujours eu
quelque chofe d'obfcur. La preuve en
étoit conftante. Il me repréfenta, que
l'éclipfe de Jenny lui paroiffoit incom-
préhenfible. Elle étoit trop tendre &
trop vertueufe, pour qu'on pût la foupçonner de l'avoir méditée. Quand même elle n'auroit pas eu pour moi toute la tendreffe qu'elle m'avoit marquée,
il fembloit que mon alliance avoit dequoi fatisfaire fon intèrêt & fon ambition: les mouvemens que la Pryde s'é-
toit donnés pour m'engager avec Mally, en étoient une preuve. Il étoit également ridicule d'imaginer un enlèvement. Outre que je ne connoiffois point
de Rival, ces fortes de coups font peu
du goût Anglois, & n'arrivent guères à
Londres, où les Enfans de famille ont
la commodité de fe marier clandeftine-
ment, & légitimement. De toutes ces
confidèrations il réfultoit, que je ne
devois peut-être mon malheur qu'à des
gens dont je me défiois le moins. Enfin le Lord Williams trancha le mot, &
me dit clairement, qu'il n'en pouvoit
point accufer d'autres que la Pryde &
Mally.

Cette

Cette idée me révolta d'abord, parce que je ne pouvois les foupçonner d'une fi noire perfidie. En me rappellant cependant toute la fuite des intrigues de la Pryde, je crus que ce n'étoit pas lui faire injure. Ses empreffemens à attirer Jenny à Londres, fes attentions à éloigner la Mère avant l'éclipfe de cette Fille, fa douleur affectée, les larmes de Mally, les foins de la Pryde à me confoler, toute fa conduite en un mot, me devint fufpecte. Plus que tout cela, une averfion fecrette qui s'empara fubitement de mon cœur, & qui me rendit cette femme odieufe, fembloit me dire qu'elle étoit la caufe de mon malheur. J'avouai au Lord mon Ami, que je craignois qu'il n'eût trop bien deviné. Ce n'étoit point aflez ; il faloit éclaircir le myftère, & je tremblois également de le voir finir. Nous concertames les moyens d'y réuffir : mais il étoit néceffaire d'informer Mad. K... de nos projets. J'étois trop animé, pour me laiffer ce foin. Le Lord Williams, naturellement phlégmatique, s'en chargea.

Il alla voir Mad. K... chez la Pryde, & la pria de venir inceflamment chez moi, prétextant que je me trouvois mal, & que j'avois quelque chofe à lui confier. Elle s'en défendit pendant quelque tems, fur l'état douloureux où elle fe trouvoit; & fe rendit enfin à fes inftances, mais plus encore à quelques fi-
gnes

gnes que mon Ami lui fit. Elle y vint
avec lui; & dès qu'elle fut en carofle,
le Lord Williams la raffurant fur ma
fanté, lui expofa nos doutes, & nous
lui communiquames nos projets. Elle
eut peine à les goûter d'abord ; mais
la tendreffe maternelle étant réveillée
par les fentimens de mon amour, elle
commença à ne regarder dans fon A-
mie, que l'auteur de nos larmes. Elle
fe rappella, comme moi, une infinité
de chofes qui s'étoient dites dans l'entrevue de Hamerfmith ; & en rappro-
chant les circonftances, elle conclut
qu'à tout le moins la Pryde l'avoit
trompée. Cependant, le projet que
nous méditions, lui paroiffoit délicat &
dangèreux. L'amour offenfé n'écoute
guères la prudence. Elle raifonna encore, & à la fin elle confentit à tout, à
condition qu'elle feroit de la partie, &
qu'on épargneroit les coupables. Selon
nos projets, nous remontames fur le
foir en carofle avec elle, & nous allames chez la Pryde. Mon Valet de chambre & celui du Lord Williams, bien ar-
més & bien inftruits, nous aiant joints
en même tems comme par hazard,
reftèrent à la porte avec mes Valets,
pour amufer celui de la Pryde. Nous
allames droit à fon apartement ; tandis
que Mad. K. . . feignant un meffage
preffé, envoya le Valet de cette femme à l'autre bout de la Ville, & fe
tint

tint avec mes gens dans l'antichambre.
Cette Dame eut encore la précaution
d'en envoyer deux pour garder la Femme de chambre. La Pryde qui ne s'y
attendoit pas, étonnée de me voir si-
tôt rétabli, vint à moi, d'un air tendre, comme pour me faire quelques
reproches sur l'allarme que je lui avois
causée. Moi, sans l'écouter, je la re-
pousse sur sa chaise, & lui présentant en
même tems un pistolet à la gorge :
C'en est trop, Madame, lui dis-je avec
fureur, *je connois enfin vos détestables intrigues ; il faut périr en ce moment, ou
me dire où est Jenny. J'aurai ou ce secret, ou votre vie.* Mally, effrayée de
ce spectacle, voulut accourir pour m'arrêter. Le Lord Williams s'opposant à
ses efforts, lui présenta pareillement le
pistolet, & lui parla du même ton. La
Pryde, sans se déconcerter, s'arma de
douceurs & de complimens. *Point de
raisons, Madame,* ajoutai-je ; *ou Jenny,
ou la vie.* Mally, moins assurée qu'elle
dans le crime, s'abandonna aussi-tôt aux
larmes, & sembla vouloir capituler. Mon
Ami, aussi inexorable que moi, la menaça d'un air déterminé. Ses pleurs nous
empêchant d'entendre ce qu'elle disoit,
& la Pryde affectant de parler toujours
dans la crainte que l'autre ne la trahît,
nous réitérames nos menaces pour obtenir du silence. *Eh bien ! dit Mally, pro-
mettez-moi la vie, & je vous rendrai ma*
mal-

malheureuse Sœur. A ces mots Mad. K.. fortit avec mes gens de l'Antichambre, & vint à elle en difant : *Malheureufe, qu'as-tu fait ?* La Pryde de fon côté, fur-prife de voir tant de témoins de fes cri-mes, s'écria : *Ah miférable ! tu m'as tra-hie !... Achevez, Madame,* lui répondis-je, *ou périffez. . .* Dans ce tumulte, Mally effrayée de l'horreur de fon crime, & de la préfence de fa Mère, s'évanouit entre les bras du Lord Williams. Sa foibleffe fut fi longue, que nous crai-gnimes de la voir expirer avec ce fa-tal fecret. La Pryde, réfolue à tout plutôt que de le confeffer, faifoit des vœux pour que la mort empêchât Mal-ly de nous le révéler. Mad K. . . au contraire faifoit tout ce qu'elle pouvoit pour la ranimer. Cette tendre Mère, doublement affligée, fe fentant déchirer les entrailles par la perte de fes deux Filles, conjuroit la Pryde de lui rendre fa chère Jenny, s'il en étoit encore tems. La cruelle, infenfible à tout, fe faifoit un jeu de nos douleurs, & fem-bloit y infulter par une infenfibilité qui cachoit fa rage & fon defefpoir. Sa fcélérateffe aigriffant ma fureur, je fus prêt à l'en punir, & à me venger. Le Ciel me retint. Mally cependant re-vint de fon évanouiffement, & nous apprit enfin le trifte fort de fa malheu-reufe Sœur. *Allez,* nous dit-elle d'une voix mourante, *allez au fond de la Cave,*

&

& vous y trouverez la pauvre Jenny. En achevant ces mots, elle s'évanouit tout de nouveau. La Pryde entendant ces paroles, fit quelques efforts, pour aller la punir sans doute; mais mon piſtolet la tint en reſpect. Craignant cependant d'en manquer moi-même, & brulant d'envie de revoir ma Jenny, morte ou vive, je donnai la Pryde à garder au Lord Williams; on alluma des flambeaux, & prenant Mad. K... par la main je courus avec mon Valet de chambre à la Cave: je m'y précipitai en quelque ſorte. Nous la parcourumes, en criant les larmes aux yeux: *Jenny, ma chère Jenny, où êtes-vous? parlez, ſi vous vivez encore* . . . Le trouble où nous étions, nous fermant les yeux & les oreilles, nous empêchoit de faire attention à ſes gémiſſemens, & de voir une porte qui étoit dans un coin de la Cave. Mon Valet me la fit remarquer: j'y courus en criant toujours, *Jenny!* & j'entendis enfin une voix qui répondoit foiblement: *Eſt-ce vous, mon cher Mylord?*

Je ne puis, Mesdames, vous exprimer, continua Mylord en ſoupirant, ce que j'éprouvai en ce moment. Ce ne pouvoit être qu'un ſentiment de joie; mais ce fut une joie ſi douloureuſe, que je me ſentis presque évanouir. L'amour & la fureur me ſoutinrent. *Eh oui!* lui dis-je, *ma chère Jenny, c'eſt votre Amant, c'est votre Mère.* Puis courant vers l'escalier pour chercher quelque instrument propre à enfoncer la porte, j'entendis un de mes Valets qui accouroit avec la clé, que la Femme de chambre lui avoit remise. Enfin nous ouvrimes le funeste caveau. Mais quelle affreuse découverte pour un Amant! J'apperçus la malheureuse Jenny couchée sur un matelas, foible, abattue, & presque mourante: ses yeux, ses beaux yeux à demi éteints, ne pouvoient supporter la lumière. *Ciel!* m'écriai-je en me jettant à ses pieds, *est-ce Jenny que je vois?* L'amour ne me permit pas d'en dire davantage. Il falut renfermer en moi-même une multitude de mouvemens, dont la violence étoit au-dessus de toute expression. Le transport où j'étois de retrouver cet Objet chéri, étoit absorbé par la douleur de le voir dans cette déplorable situation. Mad. K... aussi touchée que moi de ce spectacle, se jetta toute en larmes sur le visage de sa chère Fille. Egalement charmés de la retrouver, nous songions à peine à la tirer de ce sépulcre. Tandis que sa Mère l'embrassoit, j'arrosois ses mains de mes pleurs. Jenny elle-même partageant nos sentimens, restoit immobiler & sans parler. Il sembloit que nous fussions tous trois en extase. Il falut enfin que nos gens nous fissent une espèce de violence, pour nous arracher

de

de ce trifte lieu. La pauvre Jenny é-
toit fi foible, qu'elle ne pouvoit fe foutenir ; nous la portames fur fon matelas,
jufques dans l'antichambre feulement,
dans la crainte que la vue de fa Sœur &
de la Pryde ne lui donnât trop d'effroi.

Mally cependant , étant revenue de
fon fecond évanouiffement, connut toute la noirceur du crime dont elle étoit
complice. Elle avoua que deux jours
plus tard, la malheureufe Jenny étoit em-
barquée pour la *Jamaïque*. Il eft vrai
qu'elle rejetta toute l'horreur de cet
attentat fur la Pryde , qu'elle accabloit
de reproches en préfence de mon Ami,
à qui elle demandoit la mort comme u-
ne grace. Son repentir parut d'autant
plus fincère , que dès qu'elle nous entendit remonter avec Jenny , elle fe le-
va comme pour aller l'embraffer. Mad.
K. . . toujours pleine de tendreffe pour
une Fille qui s'en étoit rendue indigne, entra dans le moment , pour fou-
lager l'inquiétude où elle étoit de l'état
où elle l'avoit laiffée. La pauvre Mally , faifie d'une nouvelle frayeur à la
vue de fa Mère , tomba de toute fa
hauteur à terre , dans une défaillance
entière. Au cri que fit Mad. K. . . j'en-
trai pour la fecourir. Nos efforts ne
furent pourtant pas fuffifans pour la relever, & le Lord Williams la voyant
prête à nous échapper, quitta la Pryde
pour venir nous aider. Dans l'inftant

 cette

cette misérable, saisissant le pistolet qu'il avoit imprudemment laissé sur une table à côté d'elle, s'écria d'un ton menaçant : *C'est à présent qu'il ne tient qu'à moi*... Ces paroles nous firent trembler, parce qu'à l'instant j'apperçus Jenny qui se trainoit dans la chambre au secours de sa Sœur. Abandonnant aussi-tôt Mally entre les mains de sa Mére & de mon Ami, je me mis entre Jenny & elle, en criant au Lord Williams de la desarmer. Mad. K . . . saisie d'horreur, se jetta encore entre la Pryde & moi, la conjurant avec larmes d'épargner une tête si chère. On ne peut imaginer une situation plus douloureuse, que celle où nous nous trouvames : mon Ami qui vouloit prévenir la Pryde, dans la crainte d'en être surpris : la Pryde & lui , qui se défioient mutuellement : Mad. K . . . désolée de la perte presque inévitable de ses chères Jumelles, qu'elle ne pouvoit racheter qu'aux dépens de la vie de sa perfide Amie, conjuroit également la Pryde & le Lord Willians de mettre les armes bas. Jugez, Mesdames, continua Mylord, de ce qui pouvoit se passer dans mon cœur en ce cruel moment. Attendant à tout instant de voir Jenny expirer à mes yeux, ou de tomber mort à ses pieds, je la serrois entre mes bras, & je la sentois défaillir de tendresse & de frayeur. Une situation si cruelle ne pouvoit finir que par la mort de quel-

qu'un

qu'un de nous, & peut-être par la perte de nous tous enfemble. Peu fenfible à la mienne, je ne tremblois que pour les jours de Jenny. Je me flattois de les fauver aux dépens des miens, ou de périr avec elle. Mon malheureux cœur, poffédé tout à la fois d'amour, de crainte, de rage, de fureur, & de defefpoir, fouffroit en cet affreux moment plus de maux que je n'en faurois exprimer. Cependant cette fcène fi terrible finit par une cataftrophe imprévue. La déteftable Pryde, touchée peut-être d'un refte de tendreffe pour Mad. K... fon ancienne Amie, & laffée de la patience du Lord Williams qui la tenoit en échec, prit une réfolution digne de fa férocité. Elle m'appella plufieurs fois; mais comme je craignois fes rufes, & que j'appréhendois qu'elle ne m'obligeât de tourner la tête que pour frapper celle de Jenny, je ne daignai pas lui répondre. La malheureufe, defefpérée de mon filence & de mon amour, s'écria d'un ton de rage & de fureur : *Eh bien, te voilà vengé; triomphe, Mylord!* En achevant ces mots, elle tourna fon piftolet contre elle-même; & dans l'inftant nous la vimes expirer en tombant fur le plancher.

Ce coup affreux, en nous délivrant de nos allarmes, ne termina point nos angoiffes. Mad. K.... qui jufques-là avoit foutenu tant de combats, ne put réfifter à cette nouvelle fcène, elle perdit

dit toute connoiſſance. Jenny étoit auſſi en foibleſſe, & Mlle. Mally donnoit à peine quelques ſignes de vie. J'envoyai mon Valet de chambre chercher un Chirurgien de confiance : c'eſt l'unique ſoin dont je fus capable, tant j'étois agité & troublé. Mes gens aidés de la Femme de chambre, à qui nous promîmes la vie, ſecoururent les Dames évanouies. Pour moi, j'étois hors d'état de penſer à rien : j'étois comme un homme frappé de la foudre ; & quoique je reſtaſſe comme inſenſible, mon cœur étoit tyranniſé par un million de ſentimens divers. Mes yeux reſtoient immobiles & fixés ſur ma chère Jenny. Le Lord Williams prit ſoin de me réveiller, en me faiſant remarquer qu'elle étoit pleine de vie, & ſes jours hors de danger. Le Chirurgien arriva ; il ſaigna les Dames, & nous les tirames dès la nuit même de ce ſéjour d'horreur. Mon Ami ſe chargea de tout ; il enferma la Femme de chambre ſous la garde de nos Valets, & alla chez les Juges de Police, qui par égard pour moi, & ſur la confeſſion de la Servante coupable, aſſoupirent cette affaire. On enterra la Pryde, & on embarqua ſa trop fidèle Servante ſur le prémier Vaiſſeau qui alla à la Jamaïque. Nous fumes enſuite par Mlle. Mally tout le ſecret de cette intrigue. Elle nous apprit que feignant de reſter au lit, elle avoit elle-même pris le caroſſe ſous le nom de ſa Sœur,

&

& qu'elle étoit revenue fecrettement au logis. Le Cocher ni le Valet n'avoient point été mis dans la confidence, il n'y eut que la Femme de chambre dans le fecret. Elle nous avoua encore, qu'elle avoit eu la cruauté d'aider la Pryde à conduire fa Sœur au caveau, fous prétexte de lui montrer l'endroit où cette Femme cachoit fes tréfors. Enfin elle nous confirma l'horrible projet qu'elles avoient conçu, d'envoyer l'innocente Jenny à la Jamaïque. Au refte, je dois dire que fes aveux étoient accompagnés des marques du plus vif repentir. Elle ne furvêquit pas longtems à fa barbare Amie : la pauvre perfonne s'étoit donné en tombant un contre-coup, auquel on n'avoit point fait attention ; & elle mourut peu de jours après, dans des regrets inexprimables de fa faute. Sa mort fut très fenfible à Mad. K...., & la trop tendre Jenny eut encore la générofité de la pleurer. Cependant nous la remenames à Hamerfmith, & quelques femaines après, Mad. K.... fe détermina à couronner nos foupirs, dans la crainte de quelque nouveau contretems. Il étoit naturel de les appréhender, après avoir éprouvé des traverfes fi fingulières. Mais ce qui vous paroitra peut-être plus étonnant que tout le refte, c'eft que jufqu'ici rien n'a été capable de troubler les douceurs d'une union contractée fous des aufpices fi funeftes. Permettez, Mesdames,

dames, dit Mylord d'un air attendri, que je borne ici mon récit. Comme Jenny eft mon Epoufe, il me fiéroit mal d'en faire l'éloge. Tout ce que j'en ai raconté en vous peignant ma paffion pour elle, n'eft excufable que par la fingularité de nos amours, & par l'empreffement que vous m'avez marqué pour en apprendre l'Hiftoire.

Dès que Mylord eut achevé fon récit, nos Dames le félicitèrent d'avoir reçu de la Nature un cœur fi judicieux. Cette qualité, qui dans le cours ordinaire des chofes n'appartient qu'à l'efprit, & qui rarement va de pair avec l'amour & la jeuneffe, nous parut à tous une fingularité pour le moins auffi étonnante, que l'exacte reffemblance des Jumelles, & la différence de leur caractère. Mylord n'eut garde de fe faire honneur de ce compliment. Il répondit aux Comteffes, que fon cœur en ce point ne méritoit pas plus de louanges qu'une lame de fer, qui fe joint à l'Aiman dès qu'on l'en approche. Il nous avoua avec beaucoup de candeur, que quoique fa conftance pour Jenny fût fondée fur l'eftime parfaite qu'il avoit pour elle, il y avoit quelque chofe de machinal, & que fes retours vers elle étoient plutôt l'effet d'un inftinct fecret, que d'aucun raifonnement. Je n'aurois jamais cru, dit la Frelle, que la Sympathie, dont on ra-

conte

conte tant de merveilles, pût produire
des effets auſſi réels. Cependant, reprit
Mad. de la Br..., rien n'eſt plus vrai;
& il ſeroit à ſouhaiter que tous les mariages ne ſe règlaſſent que ſelon les loix
d'une vertu ſi puiſſante..... Je ne ſai
combien de belles choſes nous n'aurions pas dites ſur ce texte, ſi nous n'a-
vions été interrompus par une viſite de
Mr. l'Abbé. Il y avoit déja pluſieurs
jours qu'il nous parloit de ſon départ
pour Spa, dont il alloit boire les Eaux
pour achever ſa cure. Il venoit prendre
congé des Dames, qui firent avec nous
mille vœux pour ſon parfait rétabliſſe-
ment. Le reſte du jour ſe paſſa en civilités réciproques entre lui & nous. Il
nous fit même promettre de l'aller voir
dans ſon Abbaye, en cas que nous vinſ-
ſions en France.

Il partit le lendemain ; nous employames la matinée à lui faire nos adieux,
& nous ne nous raſſemblames que l'a-
près-midi chez nos Dames. Il y avoit
Bal; mais il faiſoit trop chaud pour y
aller. Nous reſtames quelque tems à
balancer ſur la deſtination de ce jour.
Cependant, comme l'air ſe diſpoſoit à
nous donner une belle ſoirée, on propoſa une promenade à la Prairie de
Borſet. L'avis fut généralement goûté,
& l'on dépécha un Valet à Mad. la Générale, pour lui donner rendez-vous à
la Prairie. Elle y arriva presque auſſi-

E 5

tôt

tôt que nous. Après lui avoir rendu compte du départ du Prince, nous lui fîmes part des principales circonftances du récit que Mylord venoit de nous faire. Elle marqua beaucoup de regret de n'avoir pu l'entendre, & Mylord fut obligé de lui promettre quelque jour cette fatisfaction. La fingularité de cette avanture en rendoit toujours le récit nouveau, & attiroit de nouvelles réflexions. Celles de la Générale roulèrent fur le caractère doux & aimable de Jenny, qui auroit dû naturellement fe rebuter de la conduite de fon Amant: mais la Sympathie fervit de réponfe à tout. L'article de la reffemblance fut auffi débattu. D. Nugnez avoit peine à comprendre qu'elle fût fi parfaite. A la vérité, Mylord nous avoua que Jenny avoit quelque chofe de plus doux dans les yeux, & qu'elle avoit une petite lentille au deffous de l'œil droit. Mais cette différence étoit fi petite, qu'il étoit presque impoffible de la remarquer. A cette occafion, il ouvrit une Tabatière à deux fonds, dont il tira le portrait de fa chère Epoufe, qu'il eut la complaifance de nous montrer. Si elle n'étoit point flattée, on ne pouvoit rien voir de plus aimable.

Le Comte ne put s'empêcher de remarquer, combien les phyfionomies font trompeufes; puifque Mlle. Mally reffemblant à Mylady M. . . . par des

traits

traits fi marqués, avoit néanmoins des fentimens fi différens. Ces deux Sœurs devoient affurément faire un couple charmant à voir. La Vicomteffe étoit moins frappée que perfonne, de cette conformité de traits ; & elle nous raconta à cette occafion une Hiftoriette affez jolie.

Il y avoit, dit-elle, dans mon voifinage en Poitou un Gentilhomme qui avoit plufieurs Garçons, & deux d'entre eux étoient jumeaux. Deux gouttes d'eau ne font pas plus reffemblantes, que l'étoient ces deux Cavaliers. Le Père & la Mère s'y étoient trompés fouvent dans leur enfance. L'âge ne mit entre eux d'autre différence, que d'en faire paroitre l'un des deux un peu plus grand que l'autre. Cependant, à moins que de les voir enfemble, on s'y trompoit toujours, & on les prenoit l'un pour l'autre. Ils affectoient auffi de s'habiller de même couleur, & il ne fe ¡paffoit guères de femaines, qu'il n'arrivât quelque méprife qui les divertiffoit. Quoiqu'ils fuffent de la Religion Réformée, ils étoient liés avec tous leurs voifins, même avec les Eccléfiaftiques. Un jour qu'ils étoient venus tous deux à Niort pour quelque affaire, celui que l'on regardoit comme l'ainé des deux Frères, fut invité à diner par un Curé de cette Ville. Cet Eccléfiaftique par bonté d'ame avoit en-

E 6   trepris

trepris de le convertir: mais le jeune-homme se tira habilement de ses mains, en substituant son Frère à sa place. Le Curé n'étoit pas de ces Docteurs sévè-res, qui interdisent tous plaisirs: il ai-moit lui-même à boire, & passoit pour être plus habile *Biberon*, que savant Controversiste. Le jeune Huguenot, dit la Vicomtesse, connoissoit ce double mé-rite, & ne s'en effraya point. Il se trouva au diner; on n'y parla d'abord que de choses indifférentes: cependant sur la fin du repas, le Curé entama la Conversion, & pour s'insinuer davanta-ge, il se mit à prêcher la Controverse le verre à la main. Le jeune Gentil-homme, qui avoit plusieurs Ministres pour parens, & qui savoit par consé-quent son *Calvin* par cœur, étoit beau-coup moins embarrassé des argumens du Curé, que du vin qu'il versoit. Il avoit de l'ambition, & auroit été au desespoir qu'il fût dit qu'un Gentilhomme Hu-guenot eût cèdé ni aux raisons, ni au vin d'un Ecclésiastique. Cependant il sentoit déja qu'il avoit du dessous, les vapeurs lui montoient à la tête. Le Curé lui portoit la santé du Pape, & Bacchus commençoit presque à l'em-porter sur tous les argumens de *Cal-vin*. Il lui restoit cependant encore assez de raison pour sentir le danger; il le dissimula, & à l'aide de la res-semblance de son Frère jumeau, il

con-

conçut le deffein de tromper le Curé.
Il feignit un de ces befoins que les plus
grands Buveurs même excufent dans les
plus braves Champions. Le Curé ne
s'en défia point. Le Gentilhomme fortit promtement, & courut à l'Auberge
où étoit fon Frère. Il lui expofa fon
état & fon péril, & le pria de venir à
fon fecours. Il s'agiffoit de l'honneur
du Parti; & la gloire de triompher d'un
Prêtre, n'étoit pas un petit aiguillon
pour faire agir deux jeunes Calviniftes.
Le Cadet s'y prêta de bon cœur, malgré le peu de fuccès qu'il efpèroit d'une
fupercherie qui pouvoit être découverte
par un homme qui les connoiffoit tous
deux. Il prit langue de fon Frère,
qui en deux mots le mit au fait de la
converfation, de la difpute, & des derniers argumens de la Controverfe. Il
entre chez le Curé, fe met à table,
lui fait excufe fur fon abfence, & lui
allègue je ne fai quelles raifons qui furent acceptées. La paix fe fit au moyen
d'un verre de vin. Le jeune Huguenot
qui étoit frais, reprend la Controverfe;
elle fe pouffe vivement, & chaque argument étoit appuyé d'un nouveau verre de vin. Le Curé qui commençoit à
balbutier, oubliant fes *Paffages* & fes
raifons, cherchoit toujours la vérité au
fond de fa bouteille, & fe confoloit
avec elle du malheur de fa mémoire,
qui ne s'en trouvoit pas mieux. Le

E 7

jeu-

jeune-homme profitant de ſes, avantages, preſſe tant ſon Adverſaire, qu'enfin le bon Curé fut obligé de rendre
les armes, & roula ſous la table aux
pieds de ſon Vainqueur. Par ce moyen
les deux Frères ſe délivrèrent du zèle
de ce bon Eccléſiaſtique, qui honteux
de ſa défaite, les abandonna à leur o-
piniâtreté. Cependant, il ignora pendant quelque tems l'artifice dont on
s'étoit ſervi. Le tour paroiſſoit trop
joli aux deux Frères, pour s'en taire;
l'hiſtoire s'en répandit, & alla juſqu'à
l'Evêque, qui voulut d'abord cenſurer
ſon Curé. Mais le Prélat en faveur de
ſon zèle excuſa le tout, & en rit comme les autres. Mon Père, dit en riant
la Vicomteſſe, à qui j'ai ouï faire cette Hiſtoire, avoit connu ces Jumeaux,
& il aſſuroit que leur reſſemblance étoit
ſi parfaite, que s'étant mariés, leurs
Femmes s'y ſeroient trompées, s'ils
n'étoient convenus d'une marque pour
ſe diſtinguer.

Cette petite Hiſtoire égaya toute la
compagnie, & fit dire au Comte en plai-
ſantant, qu'il étoit bien aiſe de voir
avouer à Mad. la Vicomteſſe, qu'au
moins une fois *Calvin* l'avoit emporté
ſur un Prêtre. La Générale & les Dames Suédoiſes pouſſèrent un peu la raillerie; le Chevalier s'en mêla à ſon ordinaire, & il nous parut que la Vicomteſſe avoit quelque regret d'y avoir

donné

donné lieu. D. Nugnez, qui malgré fa délicateſſe ſur cet article, avoit ri comme les autres de l'avanture du Curé, détourna cependant la converſation, en demandant aux Dames, à quoi elles deſtinoient l'après-midi du lendemain. La queſtion fut agitée; l'on propoſa le Bal public, & il fut réſolu d'y aller. Nous fimes encore quelques tours de promenade ſur la Prairie, pour remener Madame la Générale juſqu'à l'entrée du Fauxbourg; & en la quittant, la Vicomteſſe & Mad. de la Br. . . lui firent promettre de venir diner chez elles avec les Comteſſes, un des jours de la ſemaine. La Générale l'accepta, & comme le lendemain matin les Dames devoient prendre les Bains, & que l'après-midi étoit conſacré au Bal, elle choiſit le jour d'après. Mylord, voyant qu'il n'étoit point fait mention de nous dans cette invitation, dit aux Dames, que puisqu'elles faiſoient leur partie à part, il nous retenoit tous à diner ce jour-là, pour nous conſoler enſemble de leur abſence. Comment donc, reprit auſſi-tôt la Vicomteſſe, croyez-vous que nous allions courir les champs? Nous prétendons bien quevous viendrez nous trouver après diner, & paſſer le reſte du jour avec nous. C'étoit ce que nous voulions entendre; car nous étions ſi fort accoutumés les uns aux autres, que

nous

nous étions desœuvrés dès qu'il nous manquoit quelqu'un.

Le lendemain, chacun de nous paffa la matinée en particulier ; les uns allèrent aux Bains, les autres à la Fontaine, & nous ne nous revimes qu'à l'heure du Bal. Nous y eumes fi peu d'agrément ce foir-là, que nos Dames renoncèrent à y revenir. C'étoit une cohuc, plutôt qu'une affemblée. Il y avoit nombre de gens d'affez mince étoffe, & de figure très bourgeoife. Nos deux Parifiens en faifoient les honneurs, avec un jeune-homme encore plus turbulent qu'eux-mêmes ; & prefque tous ceux qui y étoient, n'étoient affortis qu'avec eux. Petits-Maitres la plupart, & fans difcrétion, ils fe croyoient en droit de danfer autant qu'il leur plaifoit, & ne laiffoient aux autres que l'ennui du fpectacle. Nous eumes beaucoup de peine à obtenir un Menuet pour nos Dames. Un jeune Hollandois avec un des Parifiens pouffèrent la groffièreté jufqu'à barrer par un Menuet à quatre, la place à D. Nugnez, qui en commençoit un avec Madame de la Br... Cette Dame ne fit que rire de cette infolence, & fe retira. Les autres Dames en firent autant, dans la crainte de nous engager dans quelque querelle avec ces jeunes-gens. Don Nugnez, tout grave qu'il étoit, eut bien de la peine à fe retenir ; & nous le vimes deux ou trois fois prêt à brufquer

quer quelqu'un de ces Etourdis. Il en
vouloit particulièrement à ce jeune
Hollandois, qu'il ne pouvoit souffrir.
Ses manières étoient à la vérité rebu-
tantes, par les airs qu'il se donnoit ; &
si on les lui laissa passer impunément, ce
fut par mépris, plutôt que par égard
pour les Titres qu'il se donnoit. Don
Nugnez avoit résolu de lui apprendre à
vivre : mais nous lui fimes comprendre
que le meilleur étoit de dissimuler, parce qu'il n'y a jamais d'honneur à se commettre avec ces sortes de gens. Au reste,
ce petit desagrément ne fut pas inutile
à nos plaisirs : il servit à nous donner
l'idée d'une petite Fête, qui divertit
beaucoup les Dames quelques jours a-
près.

Le jour suivant, nous nous rendimes
de bonne heure chez Mylord, où nous
fimes un repas d'autant plus agréable,
que rien n'y gênoit la joie. Chacun y
disoit ce qu'il vouloit, sans se contraindre.
Le Chevalier donna l'essor à sa gaieté,
& nous divertit par quantité de saillies
qui lui étoient particulières. Personne
ne demeura en reste avec lui, & nous
nous livrames tous à certain badinage
d'esprit, qui n'a de charmes, qu'autant
que le vin & la liberté lui prêtent d'a-
grémens. Le repect inviolable que l'on
doit aux Dames, tient presque toujours
l'esprit des personnes polies dans une
espèce de gêne, par la crainte de les
offenser.

offenfer. On eft fouvent obligé d'étouffer des idées, qui tout innocentes qu'elles font , pourroient déplaire aux femmes les plus raifonnables , moins peut-
être par ce qu'elles font en elles-mêmes,
que par la liberté que l'on fe donne de
les rifquer en leur préfence. Entre hommes, c'eft tout autre chofe ; la joie
ne connoit de bornes , que celles que
la raifon & la bienféance mettent aux
plaifirs des honnêtes gens. L'unique
chofe qui troubla les nôtres , fut la néceffité de les abréger pour aller retrouver les Dames. Nous bumes folennel-
lement à leur fanté , & Mylord leur
envoya fon Valet de chambre pour les
en affurer. Ce meffage les divertit, &
comme elles foupçonnèrent que nous
nous trouvions bien , elles fe firent un
plaifir malin de nous troubler, en nous
faifant dire qu'elles nous attendoient
inceffamment pour fortir avec nous.

Nous nous rendines auffi-tôt chez elles ; mais nous vimes bien qu'elles a-
voient voulu badiner. Elles nous raillè-
rent beaucoup fur notre prétendue débauche, & nous firent fervir du caffé, pour
abattre , difoient-elles , les fumées du
vin. Nous nous prêtames à leur plai-
fanterie , & nous leur demandames où
elles vouloient nous mener. L'Echevin
qui nous avoit fervi de Guide , y étoit
auffi : elles l'avoient fait prier de venir
les accompagner. Sa préfence nous fit

com-

comprendre qu'il s'agiſſoit d'aller voir quelques Curioſités, & il me ſembloit que nous les avions épuiſées.   Nous leur demandames tour-à-tour, quel étoit leur deſſein ? Elles ne voulurent pas le dire , & nous firent traverſer toute la Ville ſans s'expliquer. Le Lecteur ne devinera aſſurément point la promenade qu'elles méditoient ; nous n'en avions nous-mêmes aucune idée. Cependant, comme nous approchions de la grande Egliſe , & que les Dames en prenoient le chemin , Mylord preſſa la Frelle de nous inſtruire de leur deſſein. Mais de grace, où allons - nous ? lui dit-il ; je penſe que vous nous menez en Pélerinage. Aſſurément, lui répondit la Frelle en riant de toute ſa force , nous vous menons voir les Reliques: n'eſt-ce pas une partie bien amuſante ? Il eſt vrai qu'il faiſoit trop chaud pour ſe promener ailleurs, & la retraite dans laquelle Madame la Générale vivoit , ne nous permettoit pas de lui propoſer d'aller à l'Aſſemblée. Cette partie cependant ne venoit pas d'elle : c'étoit une eſpèce d'Impromptu, qui avoit été occaſionné par une viſite que ces Dames avoient reçue le matin du gracieux Chanoine qui nous avoit montré l'Egliſe. Les remercimens qu'elles lui avoient faits en cette occaſion , l'avoient porté naturellement à inviter les Dames à voir le *Tréſor des Reliques* ; & il leur avoit marqué

qué l'après-midi. Comme c'eſt une des grandes raretés de la Ville d'Aix, & qu'il n'y a point d'Etranger curieux qui n'y aille une fois, nous ne fumes point fâchés de ſatisfaire auſſi notre curioſité. La Vicomteſſe cependant & Madame de la Br.... nous voyant en train de rire, nous firent promettre d'être ſages; & nous tinmes parole.

En entrant à l'Egliſe, nous trouvames l'officieux Chanoine avec un Eccléſiaſtique à qui le Sacriſtain, qui étoit malade, avoit confié les clés du Tréſor. D. Nugnez ſe proſterna, à l'ordinaire, avec l'Echevin & les autres Catholiques, devant l'Image fameuſe de la Vierge Marie, qui eſt entre le Chœur & le Tombeau de Charlemagne. Nous nous y arrêtames un moment auſſi, dans l'eſpèrance que l'on alloit nous ouvrir la grande Châſſe qui eſt derrière cet Autel, & qui contient les Reliques les plus renommées. Le Chanoine s'en excuſa en diſant, qu'il n'en avoit pas même la clé; que cette Châſſe étoit ſous la garde du Prévôt de l'Egliſe, & qu'elle ne s'ouvroit que tous les ſept ans en faveur des Pélerins: mais que nous pourrions ſatisfaire notre curioſité, ſi nous reſtions à Aix juſqu'au 10 de Juillet prochain. L'Echevin eut grand ſoin de nous inviter à ce ſpectacle. La Frelle, qui eût bien voulu les voir dès-lors, lui demanda au moins le nom de ces

Reli-

Reliques fi précieufes & fi rares. Le
Chanoine lui répondit que cette Châs-
fe, qui eft enrichie de quantité de pierreries, contient quatre Reliques principales.

La prémière, à ce qu'il nous dit, eft
une longue Robe blanche, dont on veut
que la Vierge Marie ait été revêtue
dans l'Etable de Bethléem, lorfqu'elle
enfanta le Sauveur du Monde. Cette
Robe eft, dit-on, tiffue de coton (d'autres difent de laine) & longue de cinq
pieds & demi. On en infère que la
Ste. Vierge n'étoit pas de petite taille;
à moins qu'elle ne l'ait relevée avec u-
ne ceinture, comme il y a bien de l'apparence. Le Chanoine nous dit que la
toile en eft encore fi forte & fi entière, qu'on la montre toujours dépliée.
Il n'en eft apparemment pas de même
des autres, qu'on a plus de raifon de
ménager; car les fuivantes ne fe voyent
jamais qu'obfcurément.

La feconde eft un paquet d'Etoffe,
que l'on appelle les *Langes*, ou *Maillots*,
dans lesquels le Sauveur naiffant fut
enveloppé. On dit que l'on en montre
un morceau, qui paroit de gros drap
d'un jaune obfcur. Le refte, pour des
raifons que l'on ne dit pas, eft enfer-
mé dans un fac de foie noire : c'eft
pourquoi il faut s'en rapporter là-des-
fus à la bonne-foi des Chanoines, qui
n'en montrent que l'enveloppe. Auffi
n'eft-on pas bien d'accord fur le nom

&

& la qualité de cette Relique, que quelques - uns difent être les * *Chauffes* ou *Bas de S. Jofeph.* Les plus fincères avouent qu'on y connoit prefque plus rien, & qu'elles font toutes pourries, & prefque en pouffière. †

La troifième pièce eft un grand *Linge* très fin, fur lequel on veut que S. Jean Baptifte ait été décapité, à caufe des taches de fang que l'on y montre. Il eft peu apparent que l'on y ait apporté tant de façons, dans un tems où les Reliques n'avoient pas encore la vogue. D'autres, moins abfurdes, difent que c'eft le *Suaire* dans lequel fon corps fut enféveli. Je ne fai pourquoi on ne le déplie pas; car on nous dit qu'on ne le montre jamais que plié, & lié avec de petits rubans.

La quatrième enfin, qui, n'en déplaife à Mrs. d'Aix, devroit être la prémière en ordre & en dignité, dans l'idée où ils font de fon authenticité, eft un grand *Linceul*, dont ils prétendent que le Sauveur du monde avoit eu les reins couverts fur la Croix. Il eft, dit-on, d'une toile fort groffe, fur laquelle on trouve des marques fi abondantes de fang, que l'on prétend qu'il en a dû couler fur cette toile plus d'une livre & demie. Mr.

* Voy. *Blondel, Thermar. Aquisgr. defcript.* pag. 16. chez Jaques du Preys, Maftricht 1685.
† Id. ibid.

Mr. le Chanoine nous dit que chacune de ces rares pièces étoit enveloppée dans un taffetas de couleur particulière. La prémière eſt pliée dans un taffetas blanc; les Chauſſes de S. Joſeph dans une ſoie jaune; le Suaire de S. Jean dans un taffetas ponceau; & celui du Sauveur dans une étoffe de couleur de pourpre. On renouvelle tous les ſept ans ces enveloppes, & on partage les anciennes pour l'uſage des perſonnes dévotes. Dans l'idée que l'on a que par leur attouchement elles ont contracté un air de ſainteté, on en fait grand cas. A la recommandation de l'Echevin, D. Nugnez curieux de ces Béatilles en obtint quelques petits morceaux, qu'il paya, à ce qu'il me parut, bien chèrement. Le Sacriſtain nous apprit encore, qu'outre ces quatre célèbres Reliques, il y avoit dans la même Châſſe une petite Caſſette, dont le contenu eſt un myſtère inexplicable. On lit ſur ſon couvercle ces terribles mots: *Noli me tangere:* Curieux, *né me touchez pas.* On juge par cette Inſcription, qu'elle contient des choſes infiniment redoutables; & par proviſion, on bénit ſolennellement le peuple avec cette Caſſette. Nous nous regardames tous à ce trait, ſans oſer rien dire. Cependant le Chevalier, qui pénétra nos idées, nous ſoulagea, en diſant qu'il lui ſembloit que c'étoit un peu hazarder la bénédiction,

tion, en rendant un culte si public à une Cassette dont on ignoroit le contenu ; & qu'il s'étonnoit que personne n'eût encore osé franchir la défense. C'étoit le moins qu'on en pouvoit dire ; cependant nous n'osames relever sa réflexion. Le Chanoine feignit aussi de ne pas l'entendre, & nous fit entrer dans la Sacristie pour en voir le Trésor.

On nous ouvrit des Armoires qui renferment toutes les Reliques, que nous avions vu porter à la suite de Charlemagne dans la Procession de la *Fête-Dieu*. Ces pièces, par des raisons que j'ignore, sont regardées comme de beaucoup inférieures aux quatre prémières, & on les appelle communément *les petites Reliques*. Le Catalogue en est singulier, & tout ennuyeux qu'il paroitra à quelques Lecteurs, il ne déplaira peut-être pas à tous. Je suivrai en le transcrivant, l'ordre que l'on observa en nous les montrant. Ainsi la prémière des petites Reliques, est la cinquième relativement aux grandes. Le Lecteur pourra prendre une idée des riches Reliquaires qui les enferment, en jettant les yeux sur la Planche ci jointe.

N°. 5. Est une Caisse travaillée en forme d'Eglise Gothique, qui renferme bien des merveilles. On nous dit que l'on y conservoit de la *Manne* qui tomba dans le Désert pour la nourriture des Israélites : Des feuilles, & des fleurs de

la

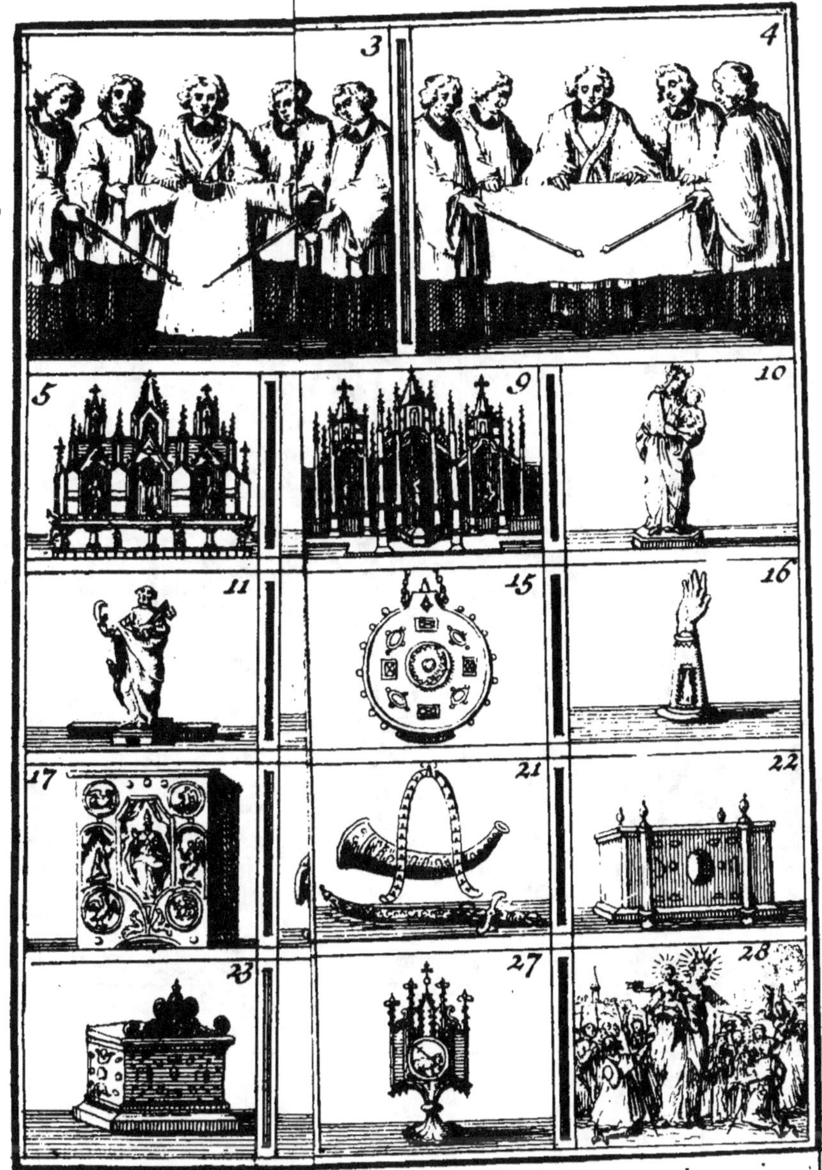

Les Fameuses R. overblyfselen te sien in
Dame d. Kerk van Aken.

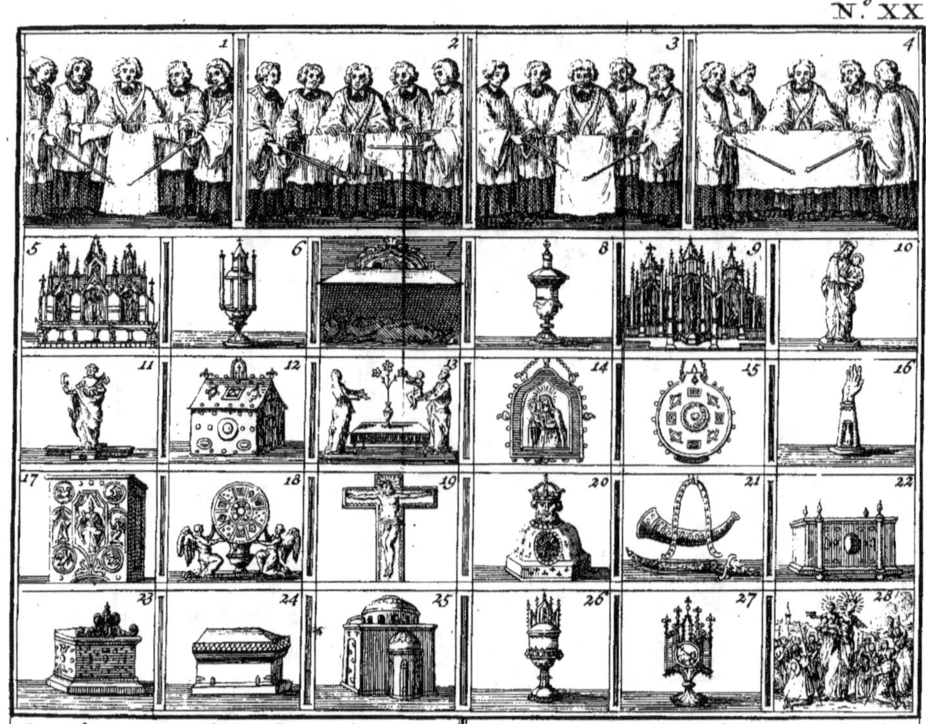

Les Fameuses Reliques de l'Eglise Notre Dame d'Aix-la-chapelle.

De Beroemde overblyfselen te sien in de Kerk van Aken.

A . Forme des Bou
B . Maniere de len .
C . Maniere d'entrhouden .

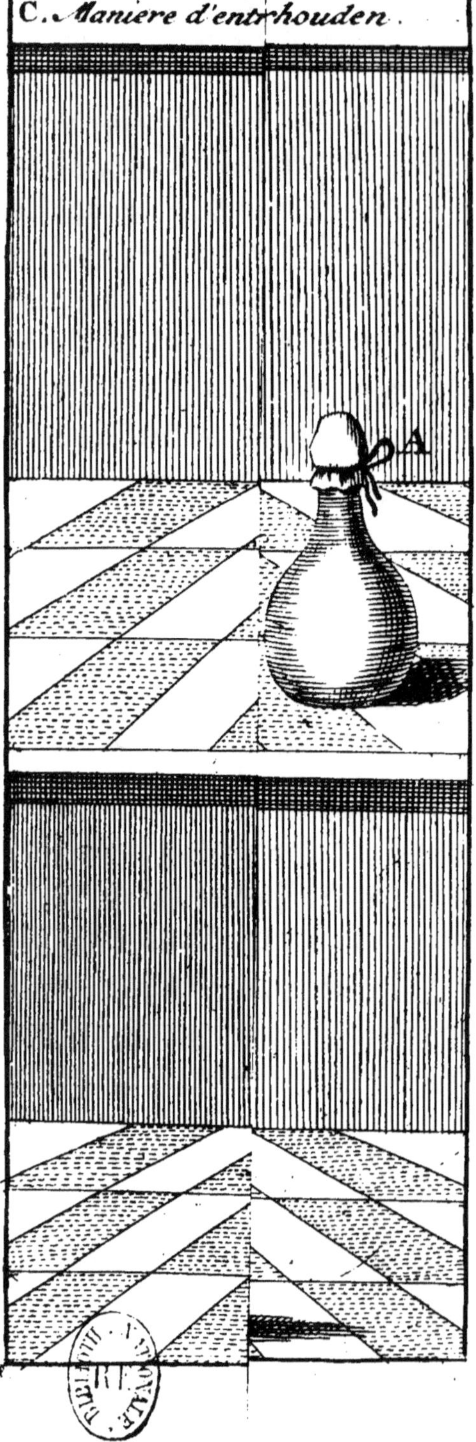

A . Forme des Bouteilles.
B . Maniere de les rechauffer.
C . Maniere d'entretenir le degré de chaleur.

A . Gedaante van de Flessen.
B . Wyse om se warm te maaken.
C . Wyse om de warmte te onderhouden.

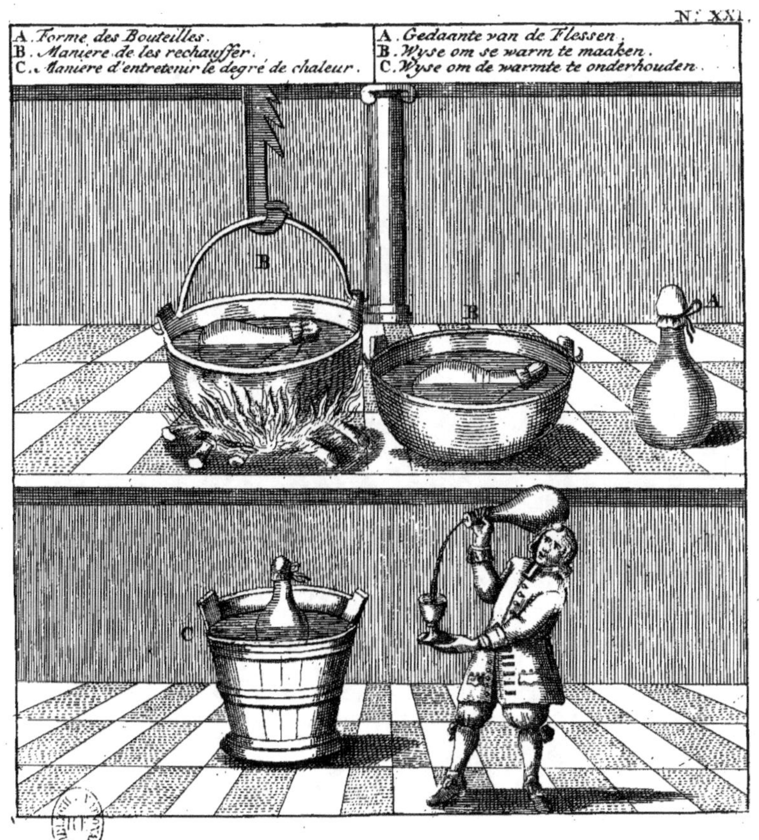

la Baguette d'Aaron, qui fleurit miraculeusement dans le Tabernacle : La pointe des Clouds dont le Sauveur fut attaché à la Croix : Une Dent de Ste. *Catherine*; & le Bras gauche de *Charlemagne*.

N°. 6. *Une Ceinture de cuir*, que l'on assure être la même, dont se servoit le Sauveur du Monde pendant sa vie mortelle.   Cette Antiquité paroit d'autant plus incontestable aux gens de *grande foi*, que l'on prétend que les bouts sont encore scellés du Sceau de *Constantin* le Grand.

N°. 7. On nous parla d'une Châsse placée sur l'Autel du Chœur, dans laquelle on conserve le Corps du Martyr *Léopard*, avec encore d'autres Reliques.

N°. 8. Un bout de Corde grosse comme le doigt.   C'est, dit-on, un morceau de celles dont les Juifs lièrent les mains du Sauveur dans sa Passion.

N°. 9. Une Epine de la Couronne du Sauveur ; un bout du Roseau que les Juifs lui mirent en main ;   & une partie du Linge dont son corps fut couvert dans le Sépulcre ; des cheveux de S. *Jean Baptiste*; & des Reliques de S. *Etienne*.

N°. 10. Une Image d'argent de la Vierge *Marie*.

N°. 11. Une Figure de S. *Pierre*, tenant entre ses doigts un Anneau des fameuses Chaines dont cet Apôtre fut chargé dans sa prison.   Cette pièce paroit encore incontestable, car l'on assure

que ce Chainon eſt de même fabrique
que les Chaines que l'on montre à Rome
ſous le même nom , & de l'authenticité desquelles il eſt défendu de douter.

Nº. 12. Une Caſſette garnie de pierreries , qui contient un morceau de
Terre imbibée du ſang de S. *Etienne*,
prémier Martyr , & quelques petits os
de ce Saint. Cette pièce eſt en ſi grande vénération dans l'Empire , que le
Magiſtrat d'Aix eſt obligé de la porter
au Lieu où ſe fait le Couronnement des
Empereurs , & le Roi des Romains à
ſon Sacre fait ſon ſerment ſur cette Relique.

Nº. 13. Un Reliquaire de vermeil, qui
renferme un Oſſement du Bras de *Si-
méon* , que l'on aſſure être le même
que cet *Homme juſte* , qui ſe trouva
au Temple , lorſque le Meſſie y fut
porté par ſa Mère. On montre au-
deſſus de ce Reliquaire une Phiole
d'Agate , que l'on dit être pleine de
l'Huile miraculeuſe qui découla du Tombeau de Mad. Ste. *Catherine*, enterrée
par les Anges ſur le Mont Sina.

Nº. 14. Une petite Image de la Vierge
Marie, peinte par S. *Luc*. On dit qu'elle
fut trouvée dans le Tombeau de Charlemagne, qui avoit toujours eu tant de
vénération pour ce petit Tableau, qu'il
le fit enfermer avec lui dans ſon ſépul-
cre.

Nº.

N°. 15. Des Cheveux de la Vierge *Marie*.

N°. 16. Le Bras droit de *Charlemagne*.

N°. 17. Un Livre d'Evangiles, écrit en lettres d'or, fur des feuilles bleues, revêtu de plaques d'or fculptées. On prétend qu'il fut auffi trouvé dans le Tombeau de Charlemagne. Il fert encore au Sacre des Rois des Romains, qui font leur ferment fur ce riche volume.

N°. 18. Un Soleil orné de pierreries, qui renferme du Bois de la Croix, des Cheveux de S. *Jean Baptifte* & de S. *Barthélemy*, une Dent de l'Apôtre *Thomas*, & un morceau de l'Eponge qui fervit à abbreuver le Sauveur fur la Croix.

N°. 19. Un morceau confidèrable du Bois de la vraie Croix, richement enchâffé; qui fut, dit-on, trouvé dans le Tombeau de Charlemagne.

N°. 20. La Tête de cet Empereur. On en montre le Crane, & à l'aide des ornemens dont il eft environné, on tâche de prouver la taille énorme de ce Prince.

N°. 21. Le Cornet de chaffe de Charlemagne; & fon Epée, dont on ceint les Empereurs à leur Couronnement, & dont ils fe fervent pour créer des Chevaliers après leur inftallation.

N°. 22. Une Caffette pleine de Reliques de ce Prince, & d'offemens d'autres Saints.

F 2

N°.

Nº. 23. Une Boîte pleine d'Os de divers Saints.

Nº. 24. Une Châffe pleine de Reliques , que l'on a baptifées du nom {de Ste. *Efpèrance.*

Nº. 25. La Tête d'une Ste. *Anaftafe.*

Nº. 26. Une Ceinture de lin , que l'on dit être celle de la Bienheureufe Vierge *Marie.*

Nº. 27. Un *Agnus - Dei* donné par le Pape *Léon* à Charlemagne.

Nº. 28. Une Image de la Vierge, travaillée à l'aiguille, que l'on dit être miraculeufe ; mais , felon toutes les apparences, le miracle confifte dans l'adreffe de l'Ouvrier. C'eft , dit-on , une offrande des Pélerins.

Dès que le Sacriftain eut achevé cette Litanie, D. Nugnez & les deux Dames Parifiennes s'approchèrent pour rendre leurs hommages aux Reliques qui leur avoient paru les plus vénérables. Le Chevavalier fe contentant de les avoir vues, ne paroiffoit point preffé de les imiter. Nous lui en fimes la guerre, & comme il vit que les Dames laiffoient quelque argent dans un plat par manière d'offrande , il prit malicieufement le baffin , & vint nous mettre tous à contribution. Chacun de nous y mit fa pièce , fans trop s'informer à quel ufage on l'emploieroit ; & il nous fembla que le Prêtre trouva notre offrande fort Catholique, quoique partie de mains Hérétiques. Elle

ne

ne fut pourtant pas gratuite abſolument:
pour notre argent, nous voulumes cauſer, c'étoit le moins que nous pouvions
faire; & par manière d'inſtruction, nous
fatiguames les deux Eccléſiaſtiques par
cent queſtions, qui toutes naturelles
qu'elles étoient, ne leur en plaiſoient pas
davantage.

La Comteſſe dit avec beaucoup de
modeſtie, qu'elle étoit charmée d'avoir
vu des Antiquités ſi vénérables, & qu'elle
ne doutoit point que l'on ne conſervàt
dans cette Egliſe des Titres inconteſtables
de leur poſſeſſion, & de la qualité de chacune. Cependant, ajouta-t-elle, j'ai quelque peine à croire que vous en ayez de
bien clairs pour l'authenticité de la
Manne, que vous nous avez dit être de
la même qui tomba dans ie Déſert de
Syn; auſſi-bien que pour la Baguette
fleùrie d'Aaron. La Bible nous apprend,
qu'à la vérité l'un & l'autre furent con-
ſervés dans l'Arche: mais l'Hiſtoire ne
nous dit plus rien du ſort de ces précieux monumens, après la deſtruction
de Jéruſalem, & le triomphe de ſon
Vainqueur. Le Sacriſtain avoua bonne-
ment, qu'il n'avoit jamais fait cette
recherche; mais que la choſe devoit
être, puiſque Charlemagne avoit rapporté ces pièces de Jéruſalem ou de Rome.
La conſéquence ne nous parut pas plus
convaincánte, que les preuves que le
Chanoine ● ajouta. Il nous dit, mais

                    d'un

d'un ton peu perſuadé , que ſi cette *Manne* n'étoit pas de la Manne du Déſert , elle n'en étoit pas moins miraculeuſe. Il nous raconta , ſur la foi de la Tradition, que Charlemagne aiant chaſſé les Sarazins de Jéruſalem, n'avoit voulu prendre pour prix de ſa victoire, qu'une partie de la Couronne d'Epines du Sauveur ; & que dans le tems que le Patriarche *Daniel* lui en préſentoit la moitié de la part de *Conſtantin* VI. du nom , ces branches d'Epine avoient fleuri ſubitement ; & que Charlemagne, étonné de ce prodige , avoit ramaſſé ces fleurs dans une caſſette , où elles s'étoient changées en *Manne* , dont une partie avoit été apportée dans l'Egliſe d'Aix, & l'autre à *S. Denis* en France ... Oh! Mr. le Chanoine, s'écria la Frelle, ne vous mettez pas en ſi grands fraix ; ma Sœur & moi, nous croirons plutôt à la Manne du Déſert. . . . Ma foi , Mesdames , dit le Comte , vous ferez fort bien; car, avec la permiſſion de Monſr. le Chanoine, j'aurai l'honneur de vous dire que le voyage de Charlemagne à la Terre Sainte eſt une fiction toute pure, & * reconnue pour telle de tous les Savans d'aujourd'hui. Je croi même, ajouta-t-il , que Mr. le Chanoine , en nous la racontant, n'a prétendu que nous apprendre une Traditon populaire. Le Cha-

* *Schminke, in Eginhardum* , cap. 10 p. 8. Ultraj. 1711.

Chanoine fourit ; & fa contenance raffurant le Comte, il pourfuivit en difant,
que le voyage de Charlemagne en O-
rient étoit une pieufe fable, dont on s'é-
toit fervi au tems des Croifades, pour
engager les Princes à fe croifer à l'e-
xemple d'un Empereur dont la mémoire
étoit à jufte titre en fi grande vénération.

La Frelle & fa Sœur firent les mêmes
objections fur la Robe & la Ceinture
de la Vierge, celle du Sauveur, & fes
Langes, fur le Suaire de S. Jean Baptifte. A tout cela les Chanoines répon-
dirent par l'autorité de la Tradition &
par nombre de miracles, auffi forts à
croire que les chofes mêmes que l'on
prouvoit. Je fuis furprife, Mefdames,
dit malicieufement la Générale, que
vous vous étonniez de voir ici la Robe
de la Vierge & fa Ceinture : que di-
riez-vous donc d'une *Pantoufle* qu'elle
avoir perdue fur les Montagnes de Ga-
lilée, lorfqu'elle alla voir fa Coufine E-
lifabeth? C'eft une pièce que l'on montre, & que j'ai vue dans la Cathédrale
de Magdebourg. . . Je dirois, Madame, reprit la Frelle, que l'on devoit
bien l'apporter ici, afin de faire une
Toilette entière: c'eft un affortiment
qui manque aux Reliques d'Aix. Enfin
nous épluchames toutes celles que l'on
nous avoit montrées, depuis les *Chauf-*
fes de S. Jofeph jufqu'au *Cornet de Char-*

le-

lemagne. Nos Chanoines , à qui ces réflexions ne plaifoient pas infiniment, les interrompirent pour nous montrer des Reliques dont le prix eft reconnu dans toutes les Religions. Ce font des Ornemens de drap d'or garnis de per-les , donnés par *Charles-Quint :* Une Couronne d'or, ornée d'une trentaine de gros diamans, de plufieurs faphirs &c. d'une groffeur extraordinaire, que *Marie* Reine d'Ecoffe envoya à l'Image de la Vierge : Des Robes de rechange chargées de perles, de rubis & de dia-mans , avec nombre de riches Couron-nes d'or, à l'ufage de la Statue de la Vierge & de fon Fils. Ces Reliques font furement de bon aloi, & portent leurs titres avec elles : il n'y eut perfon-ne de nous qui s'avifât de les contefter. Mylord nous dit même à ce fujet, qu'il eu avoit vu beaucoup de pareilles à Hanover , que l'on conferve précieufe-ment pour cette même raifon dans une Abbaye Luthérienne : c'eft un Tréfor que les Ducs de Brunswick fe réfervent pour le befoin. Enfin après tous ces raifonnemens , auxquels les Chanoines d'Aix font accoutumés, nous les remercia-mes de la patience qu'ils avoient eue, & nous y ajoutames des excufes fur la liberté de nos réflexions.

En fortant de l'Eglife , où nous avions été près de deux heures à examiner ces raretés, nous primes le chemin de la Prairie

de

de Borſet, pour reconduire la Générale &
profiter du frais. L'Echevin, qui n'o-
ſoit plus ſe commettre à diſputer avec
Mr. le Comte, avoit écouté nos réflexions avec aſſez d'impatience, & il s'en
dédommageoit avec la Comteſſe & Mad.
de la Br... qui marchoient devant nous
avec D. Nugnez. Mylord nous le fit
remarquer, & nous entendimes qu'il
s'efforçoit de leur prouver l'authenticité
de ces Reliques. Le bon-homme étoit ſi
plein de zèle pour ſa Ville, que tout
ce qu'il croyoit propre à en relever le
mérite, lui paroiſſoit excellent. Il leur
inſinuoit même que la poſſeſſion de tous
ces objets de piété contribuoit, peut-
être plus que l'on ne croyoit, aux ſalutaires effets des Bains d'Aix, en attirant la bénédiction du Ciel ſur les Fontaines qui, après les Reliques, étoient
le plus grand Tréſor de la Ville. Cette
opinion lui paroiſſoit d'autant plus ſou-
tenable, que ſelon lui, c'étoit une choſe
démontrée, que tant de Saints dont les
cendres & les os étoient honorés en ce lieu
étoient forcés pour leur propre gloire à
s'intéreſſer à ſa conſervation. C'eſt en effet
le raiſonnement commun des Dévots. Mylord qui l'entendoit, ne put retenir ſa vivacité. Permettez, Monſieur, cria-t-il à l'E-
chevin, que je vous demande pourquoi
donc vos Saints & leurs Reliques n'ont
point garanti la Ville & leurs propres E-
gliſes de tant d'incurſions, de ravages &
d'incendies, & ſur-tout du dernier? Oh!

F 5   dit.

dit Mad. de la Br... en badinant, c'étoit pour punir les incrédules qui se trouvoient à Aix, & pour expier les profanations que votre Secte y avoit commises. La vengeance eût été un peu forte, reprit Mylord ; & croyez-vous que *tant de fiel entre dans l'ame des Saints ?* Soit, ajouta le Comte ; mais si les Fontaines d'Aix doivent leur efficace au mérite de ces Saints dont Charlemagne a rassemblé ici les os, comment veut-on nous faire croire que six cens ans avant lui, *Granus* auroit connu la vertu de ces Bains ? En vérité, répondit Mad. de la Br... cela me passe ; & cette réponse termina la Dissertation.

L'Echevin cependant, occupé de ses Reliques, voulut engager les Dames & D. Nugnez à visiter encore quelques autres Eglises où il y en avoit, disoit-il, de fort merveilleuses. En effet, il n'y a si petite Chapelle, Eglise ou Couvent, qui n'en soit rempli, & qui n'enchérisse sur les autres par la singularité des siennes. Aux *Dames Blanches*, par exemple, on montre le Mouchoir avec lequel la Ste. Vierge essuyoit ses larmes au pied de la Croix ; de la Terre imbibée du sang du Sauveur ; un morceau de la Table sur laquelle il célébra la Ste. Cène ; un bout de la Chandelle qui l'éclaira pendant cette Cérémonie ; & je ne sai combien d'autres belles choses. Les Chanoines Réguliers font voir un Crucifix brun, dont le visage est blanc ; mais

ce

ce qu'il y a de merveilleux , c'eſt qu'il
s'eſt, dit-on, formé de ſoi-même dans
la Terre, tel que je viens de le dépein-
dre. Les Dames Suédoiſes avoient aſſez
d'envie de voir encore toutes ces merveilles; mais la Vicomteſſe s'apperce-
vant bien que ce ſeroit leur fournir, &
à nous, des ſujets de raillerie, fit ſigne
à l'Echevin de feindre qu'il étoit trop
tard. Elle gronda auſſi le Chevalier de
ce qu'il rioit auſſi fort que nous de cette
Kirielle de Reliques , & ſur-tout du S.
Bout de Chandelle! Le Chevalier, piqué
de cette petite cenſure, en fit l'apologie
d'une façon aſſez hardie pour un Catholique. Le trait au reſte eſt trop curieux ,
pour en priver le Lecteur. Je vous demande pardon, Madame, répondit-il,
ſi je vous ai ſcandaliſée : je vous aſſure
que ce n'eſt pas mon intention. Mais
je ſuis perſuadé que cette multitude de
Reliques bleſſe la majeſté de la Religion, beaucoup plus que mon badinage.
On rabattroit un peu du reſpect que l'on
nous inſpire pour elles, s'il étoit permis
de juger de toutes celles que nous ve-
nons de voir & que l'on vient de nous
annoncer, par une Tête de S. *Wille-*
brord, Evêque d'Utrecht, que je vis dernièrement dans l'Egliſe des Dominicains de cette Ville. C'eſt, ajouta-t-il,
la ſeconde Tête de ce Saint que je vois:
il y en a encore une conſervée en ſon
entier, dans l'Egliſe de S. *Wulfran*
d'Abbeville. Je peux vous même dire

une Anecdote fort curieuse à ce sujet, & très vraie. Ah ! Chevalier, lui dit Madame de la Br... vous sentez le fagot, & je croi que vous êtes de famille Huguenote : je vous conseille de garder vos Contes, pour réjouir Mylord.

Cette conversation nous avoit mené jusques à la Prairie, & comme les Dames étoient un peu fatiguées, nous nous assimes sur l'herbe, & la Générale ramena doucement l'entretien sur les Reliques, pour avoir occasion de savoir l'histoire du Saint à deux têtes. Le Chevalier n'osoit la dire, par égard pour les Dames & D. Nugnez ; cependant les Comtesses, la Générale & Mylord l'en pressèrent tant, qu'il en obtint la permission des autres Dames, qui dans le fond n'étoient peut-être pas fâchées de la savoir.

Eh bien donc, reprit le Chevalier, j'aurai l'honneur de vous dire, qu'étant allé à Abbeville pour voir deux Chevaliers de mes Amis, qui revenoient de Malthe, j'y fus témoin d'une grande Cérémonie, à laquelle l'Evêque, les Magistrats & tout le Corps de la Ville étoient invités. C'étoit l'ouverture d'une vieille Châsse, qui renfermoit les Reliques entières de S. *Willebrord*, que l'on vouloit mettre dans une Châsse plus riche.

La Cérémonie se fit en présence des Mé-

Médecins & Chirurgiens jurés, qui en dreſſèrent un procès-verbal. On expoſa ces Oſſemens à la vénération publique : on les porta en Proceſſion au bruit du canon : enfin ce fut une Fête qui dura huit jours. Les Chanoines firent une quête dans la Ville, pour ſubvenir aux fraix de la nouvelle Châſſe, & d'un Buſte d'argent où l'on vouloit placer la Tête de leur Saint. J'y fournis comme les autres, & il m'en coûta entre autres choſes une aſſez jolie bague, que Madlle. de M... me prit pour donner au bon Saint. J'allai, comme les autres, voir & baiſer ſes Oſſemens, (& par parenthèſe, Mesdames, dit le Chevalier en riant, vous en conclurez que je ne ſuis point Huguenot.) Dans cette occaſion, on me montra diſtinctement le Crane & la Tête entière de S. *Willebrord*, & je vous avoue qu'en ce tems-là, ni quand je ſuis arrivé ici, je ne croyois pas lui en trouver une ſeconde. C'eſt, dit-il agréablement, un privilège que je croyois affecté à S. *Jean Baptiſte*, dont j'ai déja vu auſſi trois Têtes en ma vie, une à Rome, l'autre à Amiens, & la troiſième à S. Jean d'Angély, où elles ont chacune opéré force miracles. Il n'eſt point étonnant, ajouta-t-il, que vous me trouviez ſi bien inſtruit de ce qui regarde ce Saint, puiſqu'il eſt le Patron de l'Ordre de Malthe. Mad. de la Br... s'écria auſſi-tôt ſur la plaiſan-

F 7

rerie

terie du Chevalier , qu'elle accuſa de s'égayer aux dépens des Saints. Mais D. Nugnez, qui pour ſa part avoit déja vu deux de ces Têtes, eut pour cette fois la générofité d'avouer qu'il étoit fâcheux que l'empreſſement des Chrétiens pour honorer les Sains, eût multiplié ſi fort leurs Reliques, aux dépens de la vérité. Voilà juſtement, reprit le Chevalier, comme on aura donné deux Têtes à S. *Willebrord*. Celle que je vis dernièrement ici, me ſurprit d'abord ; cependant , mon étonnement ceſſa, en réfléchiſſant qu'un Saint qui avoit eu trois Bras, pourroit bien avoir eu deux Têtes. C'eſt l'Anecdote dont je veux vous régaler.

La joie, dit-il, qu'excitent ces ſolennités extraordinaires , ne laiſſe pas toujours aux Spectateurs la liberté de réfléchir. Le cœur ému par des objets que la Religion rend vénérables, féduit ordinairement l'efprit, qui croit tout aveuglément, ſur la foi des ſenſations. Les Médecins & les Chirurgiens appellés à cette Cérémonie, ne furent point à l'abri de cette erreur: ils ſe montrèrent du moins plus dévots qu'habiles , dans la qualification des Reliques. A meſure que l'Evêque tiroit les oſſemens de la Châſſe où ils étoient pêle - mêle, un Médecin, de l'avis des Chirurgiens, nommoit les os que l'on montroit au peuple ; & ſans y penſer , ils ajugèrent trois
bras

bras à S. *Willebrord*. Perfonne ne s'avifa d'y contredire, & fans la bonne-foi
du Doyen qui étoit un homme habile,
l'ignorance des Médecins auroit fait un
miracle étonnant pour la poftérité. Cet
Eccléfiaftique, qui joignoit à une candeur & une politeffe fingulière, des connoiffances rares dans un Prêtre de Province, avoit une teinture d'Anatomie,
qui fauva l'honneur des Médecins. A
force d'expofer ces Reliques, Mr. le
Doyen s'apperçut qu'il y avoit trois
gros os, qui paroiffoient être de trois
bras différens. D'abord fa modeftie lui
fit croire qu'il fe trompoit; mais les i-
dées juftes qu'il avoit de la méchanique
du corps humain confirmèrent fes doutes. Il les communiqua à deux ou trois
des plus anciens Chanoines, qui furent
d'avis d'appeller fecrettement un Chirurgien habile, pour en faire une feconde vifite. Elle fut indiquée pour la nuit
fuivante, & le Chirurgien s'y rendit avec
les Chanoines. Il apporta avec lui un
Squélette, pour vérifier démonftrative-
ment la qualité de chaque os. Il ne s'a-
giffoit que des bras; on confronta ceux
du Saint avec ceux du Squélette, & l'on
trouva par la difpofition des jointures
& de la tête de chaque os, qu'il y a-
voit un bras gauche & deux bras droits.
Mr. le Doyen n'étoit pas homme à
fouffrir qu'on expofât dans fon Eglife
une Relique douteufe. Le meilleur eût

été

été peut-être de fupprimer les trois bras.
Il n'étoit pas aifé de diftinguer celui des
deux qu'il faloit rejetter.   Un miracle,
ajouta le Chevalier en fouriant, eût été
là placé à merveilles.   Cependant on
s'en tint à l'avis de Mr. le Doyen.   Ce
judicieux Eccléfiaftique crut que dans
cette obfcurité, il faloit choifir l'os
qui approchoit le plus du bras gauche,
tant pour la couleur, que pour la foli-
dité.   On les pefa même, afin de mieux
autorifer la conjecture; & après cet exa-
men, on jetta l'os de rebut au fond
de la Châffe. On l'effaça encore adroitement du procès-verbal; & par la prudence du Doyen, une méprife auffi hon-
teufe n'éclata point, & ne fut connue
que des plus graves Chanoines, dont
quelques-uns vivent encore. Cette a-
vanture, dit le Chevalier, n'eft pas un
conte: c'eft un fait réel, que je tiens
de la bouche même du Chirurgien employé à cette vérification. Cet homme,
charmé d'avoir pris fes Confrères, &
les Médecins même, en défaut, nous le
raconta quelques jours après, pour dé-
créditer un d'entre eux qui lui enlevoit
fes pratiques, & qui avoit affifté à l'ouverture de la Châffe.
   Eh bien, Mesdames, dit auffi-tôt Mylord,
ce trait ne vous donne-t-il point envie d'aller voir la Tête de S. *Willebrord*? Avouez
au moins, qu'un petit grain d'incrédulité
ne gâte rien fur cet article. En fuppofant

même

même avec vous le Culte des Reliques, je croi que vous feriez bien fâchées que l'on trompât votre dévotion. Vous voyez cependant que le peuple a honoré pendant quelques jours pour bras de S. *Willebrord*, un os qui ne lui appartenoit certainement pas, à moins d'en faire un monstre ; & sans l'habileté du Doyen, la postérité fût restée dans cette erreur. Bon bon, dit la Générale, s'il faloit y regarder de si près, on vuideroit bien-tôt toutes les Sacristies de l'Univers. En vérité, dit la Vicomtesse, vous êtes tous des incrédules ; & je crains bien que ces Saints dont vous raillez si hardiment les Reliques, ne vous punissent quelque jour ; & vous tout le prémier, dit-elle en s'adressant au Chevalier, vous qui venez d'accommoder si mal le bon Saint *Willebrord*. Ah ! le Ciel m'en garde, Madame ! reprit-il aussi-tôt : c'est un Saint qui fait d'étranges miracles ! il change les pains en pierres, lorsqu'il est en colère. J'en ai vu de sa façon dans le voyage que j'ai fait en Frise. Etant allé à la Messe dans la Chapelle d'un Seigneur Catholique à quelques lieues de Leuwarde, on me montra deux grosses pierres formées en pains, avec toutes les marques du four, & d'une pâte levée ; & l'on m'assura que ce Saint les avoit pétrifiés. Prenez donc garde à vous, lui dit Mad. de la Br... & laissez-le en repos. Là finit une conver-

verſation plus badine que polie, car elle
mortifioit D. Nugnez & l'Echevin, qui
plus ſages que les deux Dames, gardoient
un profond ſilence, pour ne point nous
agacer. Ils ne purent cependant s'empêcher de rire ſous cappe des ſaillies
du Chevalier, à qui rien n'échappoit,
& qui ſavoit une infinité de choſes dont
un homme de ſa profeſſion ne ſe charge
ordinairement pas.

La fraîcheur de la Prairie obligea les
Dames à ſe lever, pour profiter de la
belle ſoirée. Nous abrègeames pourtant un peu le plaiſir de la promenade,
parce que la Comteſſe ſe mettoit le lendemain dans les remèdes preſcrits à la
fin des Bains. La Vicomteſſe & Mad. de
la Br . . . profitant de la retraite des Dames Suédoiſes, employèrent la journée
ſuivante à viſiter avec D. Nugnez les
autres Egliſes que l'Echevin leur avoit
indiquées. Le Chevalier fut exclus de
cette partie, à titre d'*Indévot*; & j'allai
avec le Comte & lui, déjeûner chez
l'Echevin pour les réconcilier. La paix
fut bien-tôt faite : il nous demanda des
nouvelles de notre gros Abbé, qu'il ne
voyoit plus. Nous lui dimes qu'il étoit
parti pour les Eaux de Spa. L'Echevin
parut étonné qu'on lui eût conſeillé ce
petit voyage, vu qu'il y avoit dans le
ſein de la Ville d'Aix une Fontaine froide minérale qui avoit les mêmes qualités que celle du *Pouhon*, ſi célèbre à
Spa.

Spa. Nous n'en avions pas encore ouï parler, & j'avois cru, (je ne fai pourquoi) que la Ville d'Aix n'avoit que des Fontaines chaudes. Il eft vrai que le mérite des Bains l'emporte fi fort fur les qualités de la Source froide, que l'on fait peu de mention de cette Source moderne. Il n'y a, en effet, qu'une cinquantaine d'années qu'elle eft connue. L'Echevin s'offrit de nous y conduire; & comme le Chevalier étoit auffi bien que moi dans le goût de tout voir, nous engageames le Comte à être de la partie.

Cette Fontaine eft fituée fur une Place affez déferte, que l'on nomme le *Drifch*. Elle eft couverte d'un fort joli bâtiment en forme de Dôme, & entourée d'un Plantage fort agréable pour la commodité des Buveurs qui viennent en prendre les Eaux; que l'on appelle communément les *Eaux de Spa*. Les Magiftrats d'Aix ont fait cette dépenfe en 1721, par un effet de leur attention pour les Malades. Il eft vrai que les Habitans de Spa n'ont regardé cette entreprife qu'avec jaloufie, parce que, comme la mode étend fon empire jusques fur les remèdes, ils ont craint que leurs Malades attirés par la nouveauté de ces Eaux, ne quittaffent les leurs. Jusqu'à préfent, leurs craintes n'ont pas été fondées. Cependant, malgré le foin qu'ils prennent de les décrier, il y a toujours dans chaque Saifon quelques perfonnes

de

de la Ville qui s'y rendent, ne fût-ce
que pour y attirer les Etrangers par leur
exemple.　J'ai pourtant fu depuis, même
par les Habitans du lieu, que la Nymphe
du *Drifch* eft fort folitaire, & que le
plus grand ufage que l'on fait de fes
eaux, eft de la mêler en Eté avec le vin
pour le rafraichir. L'Echevin nous avoua,
à la vérité, que cette Source doit fa
réputation aux foins· & aux Ecrits d'un
nommé *Egidius Hufch*, en fon tems Médecin fameux à Aix.　Ce Doƈteur, fuivi
par le Sr. *Tourniel*, & tout nouvellement
par le Sr. *Bresmal* Médecin de Liège,
mit en vogue cette Fontaine froide, &
tous les trois en ont prouvé les qualités
bienfaifantes par des Anaiyfes publiques.
Elle paffe pour *ferrugineufe*, un peu *vi-
triolique*, & *fulphureufe*.　On la vante
pour guérir les Suppreffions, les Pâles-
couleurs & autres maladies du Sexe ; les
Vapeurs, les Vertiges, & fur-tout les
Hémorrhoïdes.　C'eft du moins l'éloge
que l'Echevin nous en fit.　Nous voulumes en goûter, & il fit appeller l'homme qui en a la garde. Dans le tems que
nous l'attendions, nous vimes paffer Mylord à cheval.　Il revenoit du Manège,
où il avoit coutume de prendre quelque
exercice tous les matins. Dès qu'il nous
apperçut, il donna fon cheval à fon Valet, & vint à nous, fort curieux de favoir
ce que nous faifions là.　Nous le lui apprimes, & nous lui infpirames la même

cu-

curiofité qui nous avoit amenés. Comme il revenoit fraichement de Spa, il étoit plus propre que perfonne de nous à juger de la reffemblance de ces Fontaines. Le Portier nous ouvrit, & nous defcendimes dans cette efpèce de Grotte qui eft propre & commode ; nous apperçumes au milieu le baffin de la Fontaine. On nous en préfenta un verre, dont le goût me parut fort agréable & tout femblable à celui des Eaux de Spa. Mylord en porta le même jugement, excepté qu'il lui fembla que l'Eau minérale d'Aix étoit plus foible au goût & avoit quelque chofe de plus fulphureux. Notre Médecin nous manquoit alors, & c'étoit grand dommage. A fon défaut, le Gardien de la Fontaine fit le Docteur ; & l'Echevin lui fervit d'Interprète. Il nous prouva par quelques Expériences triviales, les qualités *ferrugineufes* de cette Fontaine. Il jetta une pincée de Noix de Galle pulvérifée fur un gobelet plein de cette eau, qui fe teignit dans le moment d'une couleur pourprée. Il fit la même opération avec des feuilles & de la râclure de Chêne, dont il a toujours provifion pour amufer les curieux ; & nous en conclumes gratuitement avec lui, que les qualités du *Fer*, ou de *Mars* comme on parle en Chymie, dominoient dans cette eau. Nous lui demandames cependant, où elle pouvoit prendre une teinture de Fer, au mi-

milieu d'un pays où l'on ne voyoit que du Cuivre? A cela l'Echevin répondit, en nous montrant une Montagne voisine, d'où l'on juge que cette Fontaine prend sa source: on présume par la stérilité de cette Montagne, & la couleur du sable & de la terre dont elle est couverte, qu'elle cache quelque Mine de Fer dans ses entrailles. Il nous dit enfin, que la qualité martiale de cette eau étoit si évidente, qu'outre les indices que l'on en avoit par la Noix de Galle, les Médecins avoient découvert des particules de Fer en substance, dans les Analyses qu'ils en avoient faites. Comme personne de nous n'étoit dans le cas d'en faire usage, nous ne nous souciames point beaucoup d'approfondir cette matière: nous nous contentames seulement d'apprendre en général, que le régime que l'on prescrit à ceux qui la boivent, est précisément le même que celui de Spa, tant pour la saison & la durée, que pour les alimens & les précautions. Ce que j'en puis dire de plus positif, c'est qu'égale ou non à celle de Spa, elle est infiniment mieux logée; que sa situation est extrèmement agréable, & que les Buveurs y trouveroient beaucoup d'agrémens. Nous fimes quelques petites libéralités à celui qui avoit la clé de la Fontaine, & j'emmenai toute la compagnie diner chez moi. On s'y divertit assez bien, & on se livra d'au-

tant

tant plus librement à la joie, que nous ne devions pas revoir les Dames le soir. La Vicomtesse & Madame de la Br. . . nous avoient fait dire qu'elles passeroient la matinée à des visites de dévotion, & l'après-midi chez les *Dames Blanches* où elles étoient invitées. La Vicomtesse avoit paru d'autant plus curieuse de connoitre ces Religieuses, que leur coiffure est extrèmement singulière, & n'est guères connue hors de l'Allemagne & des Pays-Bas. C'est une espèce de Bavolet plissé, qui forme en s'élargissant à côté des oreilles, comme deux Eventails. J'avoue que cet ornement me frappa aussi, la prémière fois que je le vis; cependant il ne déplait pas, & sa singularité a quelque chose de galant. On les appelle *Dames Blanches*, à cause de la couleur de leur Habit, qui est fort propre. Ces Religieuses qui, à ce que l'on nous assura, sont toutes *Demoiselles*, ne sont pas astreintes à une Clôture fort rigoureuse. Un Institut si doux devroit être fort nombreux: cependant l'Echevin, à qui nous fimes beaucoup de questions à leur sujet, nous assura que depuis longtems elles n'étoient plus que quatre dans le Couvent, sans qu'il leur soit permis de recevoir des Novices. Elles ont même été obligées de cèder leur Cloitre à des Religieuses *Célestines*, à condition d'y pouvoir rester tout le reste de leur vie. Ce moment d'entretretien monaſtique ne dérangea point la bonne humeur de la compagnie; ce fut un Entre-acte paſſager , qui ne dura qu'autant qu'il faloit pour laiſſer éveiller la gaieté du Chevalier. Il ſe mit en train : il n'étoit jamais plus charmant qu'à table , & je n'ai connu perſonne plus propre que lui à cette agréable débauche d'Eſprit, qu'une pointe de vin ſoutient , ſans aller à la crapule. Il nous fit vingt Hiſtoriettes, toutes plus réjouiſ-ſantes les unes que les autres. Mylord le ſecondoit par cette liberté de penſer, qui n'eſt propre qu'aux Anglois. Chacun à ſa manière fournit à la joie commune. Le Comte& l'Echevin chantèrent; & gra-ces à leur enjouement , nous paſſames une charmante après-dinée. Sur les ſix heures nous allames prendre l'air ſur la Place , & l'Echevin nous quitta pour retourner chez lui. Nous aurions bien voulu nous prome-ner dans les dehors de la Ville : mais l'air qui ſe couvroit nous faiſoit craindre un orage, qui n'éclata que vers les dix heu-res. Après avoir arpenté la Place & les Galleries , nous entrames au Caffé qui en eſt voiſin. En y entrant, le Chevalier apperçut un Mousquetaire de ſes Amis, qui jouoit à une table,& l'a-borda. Il ſe nommoit Mr. *de Sérigny.* L'Officier, qui ne faiſoit que d'arriver à Aix , fut charmé d'y trouver quel-qu'un de connoiſſance. Il étoit malheu-reuſement logé à... avec les deux Pari-ſiens, fiens, dont il étoit déja fatigué. Il nous dit même qu'il auroit quitté l'Auberge dès le lendemain, s'il n'y avoit été retenu par des Dames fort aimables. C'étoient les mêmes que l'Abbé avoit amenées à la Fête que le Prince avoit donnée fur la Prairie de Borfet. C'étoit de-quoi le dédommager, & nous l'en félicitames. Sérigny jugeant par-là que nous ne ferions point fâchés de nous trouver avec elles, pria le Chevalier avec .inftance de venir paffer la foirée chez lui. Il s'en excufa fur ce qu'il avoit déja fait la débauche avec nous, & n'y confentit qu'à condition que je ferois de la partie. Mr. de Sérigny s'approcha pour m'en prier, & je ne fis pas longue réfiftance. Le plaifir de renouer avec ces Dames, dans un jour fur-tout où les nôtres nous manquoient , abrègea les complimens. Le Comte & Mylord aiant pendant ce tems - là entamé une partie d'Echecs, nous redefcendimes fur la Place, où nous reftames à caufer jusqu'à ce que la pluye, & quelques coups de tonnerre , nous obligèrent d'aller chercher le fouper.

Dès que l'on eut fervi, les Dames parurent à table, & nous ne tardames point à renouveller connoiffance. La converfation entre elles & nous roula fur la galanterie du Prince, dont elles regrettoient auffi le départ précipité. Les deux jeunes Parifiens, qui avoient affez

remarqué le peu de cas que Son Alteſſe
faiſoit d'eux, ſouffroient de cet entretien.
Ils s'emparèrent de la converſation , &
nous fatiguèrent bientôt par leurs bruyans diſcours. Il nous falut eſſuyer encore de la part de l'un des deux , une
tirade de Vers eſtropiés , des lambeaux
de Comédie, des Sentences appliquées
à tort & à travers. Nous eumes beau lui
marquer , que nous étions perſuadés de
ſon ſavoir , & de la bravoure de ſon
Frère ; ils avoient réſolu de nous aſſom-
mer de leur mérite. Dès que l'un eut
fini , l'autre nous vanta nombre d'exploits dont il avoit illuſtré la route de
Maſtricht à Bruxelles, en reconduiſant la
Marquiſe & ſa Mère. Enfin ce n'étoit que
caroſſes renverſés , que voitures culbu-
tées, que tapages dans les Auberges pour
avoir les meilleurs lits, que querelles,
qu'avantures : en un mot, un vrai Supplément à celles de *Don Quichotte*. Ces hauts-
faits n'étoient rien en comparaiſon de
leur retour de Bruxelles , où ils avoient
laiſſé leurs Dames : ils y avoient fait l'ac-
quiſition du jeune Hollandois que nous
avions vu au dernier Bal , & qu'ils a-
voient amené à Aix. Ces trois Chevaliers avoient marqué leur route , par
mille exploits dignes d'eux : leurs charmes, s'il faut les en croire, avoient fait
rafle des cœurs ſur la route ; & depuis
Bruxelles juſqu'à Aix , il n'y avoit pas
une jolie Servante dont ils n'euſſent
triom-

triomphé. Ces merveilleux récits étoient entremêlés d'épisodes, & d'expressions toutes semblables à celles qui leur a- voient attiré la colère de la Baronne & l'affaire de Mr. d'Art.... Je fus étonné qu'ils n'en fussent pas devenus plus sa- ges. Leur caquet étoit si incommode & si ennuyeux, que chacun levoit les épaules, & leur rioit au nez. Ces E- tourdis étoient assez stupides, pour croire que c'étoit pour leur applaudir. En-vain nous voulumes leur imposer si- lence, & mettre quelque autre chose sur le tapis : ils élevèrent tous deux la voix si fort, qu'à peine entendions-nous le tonnerre qui grondoit. Les Dames prirent cependant occasion de quel- ques éclairs très violens, pour les prier de modèrer leurs expressions, qui n'é- toient rien moins que décentes. Une de- mande aussi raisonnable ne fit que les agacer davantage. Il manquoit à leurs manières un grain d'irréligion : le bruit du tonnerre, & la frayeur des Dames, leur fournit l'occasion de faire les Es- prits-forts. Un petit air d'incrédulité sur les Mystères les plus respectables, est ordinairement inséparable de ces sor- tes de caractères. Je ne prétens pas dire qu'une crainte aveugle du ton- nerre doive être la marque des hon- nêtes-gens: heureux au contraire les es- prits dégagés des préjugés de l'enfan- ce, qui peuvent admirer ce Phénomè-

ne d'un œil tranquille , & qui ne re-
doutent fon pouvoir qu'autant qu'il eft
dirigé par le fage Auteur de la Nature!
Mais je croi que fes effets font affez
terribles, pour que l'on doive au moins
refpecter le bras qui lance la foudre.
Nos Etourdis cependant faifoient gloire de la braver ; & les raifons dont ils
appuyoient leur fécurité, tenoient du
blafphème. Les Dames, plus effrayées
encore de leurs difcours que des éclats
de tonnerre, voulurent quitter la table.
Un nouvel éclair fuivi d'un coup terrible, leur ôta l'envie de remonter à leur
apartement. Cet orage, dont toute la
journée avoit été menacée, troubla la
joie de notre fouper. Il eft aifé de comprendre que le tonnerre a quelque chofe de terrible dans ces pays monta-
gneux, où il fe multiplie en quelque
forte, par la répercuffion de l'air contre les Montagnes. La Dame Hollandoife en étoit plus effrayée que les autres ; & comme elle n'étoit pas la moins
aimable, fon émotion dérangeoit notre
gaieté. Sérigny en étoit au defefpoir,
& s'expliqua affez hautement fur l'im-
politeffe des Parifiens, dont les éclats
de rire affectés à chaque éclair, redou-
bloient la frayeur des Dames. Le tonnerre continuoit ; & l'orage étoit fi violent, que nous primes le parti d'en attendre la fin, quoiqu'il fût déja affez
tard. Il eft vrai que la pluye abondante

te qui tomboit, contribua à nous retenir. Sérigny vouloit nous faire préparer
des lits. Les Parifiens jugèrent à propos
de le railler fur fa timidité. Il ne daigna pas leur répondre, c'eût été leur
faire trop d'honneur. Mais ce qu'il y a
de curieux, c'eft que celui qui railoit
tant le Rodomont, étoit ce même Brave que le bruit d'un coup de piftolet a-
voit jetté à la renverfe. Un incident des
plus comiques mit un moment après fa
valeur à une nouvelle épreuve; & en
nous apprêtant à rire pour plufieurs
jours, il nous convainquit que pour l'ordinaire, rien n'eft plus lâche que ces
grands parleurs.

Dans le tems que nous étions occupés à raffurer les Dames, le Brave quitta
un moment la compagnie. Nous crumes qu'il vouloit nous perfuader par fes
actions, comme par fes paroles, qu'il
bravoit la foudre & les éclairs. Il fortit par une porte de la Salle qui com-
muniquoit à la Cour, dans le tems qu'un
grand coup de tonnerre fembloit ébran-
ler toute la maifon. A peine eut-il fermé la porte fur lui, que nous l'entendimes crier d'une force extrème, *A moi,
à moi, chers amis, à moi, le Diable
m'emporte!* A fes cris, perfonne ne douta qu'il ne fût frappé de la foudre. Son
Frère s'emparant d'un flambeau, prit
auffi-tôt le chemin de la Cour. Nous
courumes nous-mêmes au fecours de ce

G 3

Brave

Brave: mais la pluye aiant éteint le flambeau de son Frère, & l'obscurité ne nous
permettant point de nous exposer, nous
restames sous un Corridor qui conduit
aux Bains. Nos gens accoururent au
bruit : nous les envoyames avec des
lanternes pour voir ce qu'il étoit devenu. Les Dames le croyoient abîmé, &
les Brabançonnes sur-tout s'écrioient déja *au miracle*, & pensoient avoir vu dans
la personne l'original du *Festin de Pierre*. Le mal n'étoit pourtant pas si grand,
& notre Etourdi n'étoit pas loin. On
le trouva dans la Cour à cinq ou six
pas de la porte, évanoui au pied d'un
tas de fumier, & veautré dans la boue
& l'ordure. Nos gens le prirent, &
nous l'apportèrent dans le plus triste é-
quipage. Nous lui prodiguames chari-
tablement toutes nos Essences, pour le
rappeller au - plutôt à la vie. Enfin il
ouvrit les yeux. Nous attendions ce
moment avec impatience, pour être in-
struits de sa subite avanture. Malgré
l'état dégoûtant où il étoit, nous faisions
cercle autour de lui, & chacun le ques-
tionnoit avec avidité sur son malheur.
,, Hèlas! Messieurs, répondit-il d'abord,
,, il n'est que trop vrai que le Diable
,, même est venu pour m'emporter.
,, Un poil long & puant, & des cor-
,, nes terribles, ne me permettent point
,, d'en douter; & si je ne m'étois prom-
,, tement avisé d'un Signe de Croix, je
,, se-

„ ferois peut-être actuellement au fond
„ des Enfers. ” En prononçant ces
mots il avoit encore l'air ému, les yeux
égarés & la poitrine haletante, comme
un homme qui revient d'une frayeur
mortelle. Nous ne favions que penfer
de ce difcours: un Signe de Croix & la
peur du Diable , étoient fort équivo-
ques dans un homme qui quelques minu-
tes auparavant, ne paroiſſoit pas croire
beaucoup en Dieu. Nous crumes que
la foudre lui avoit offenfé le cerveau;
c'étoit le fentiment général de la compagnie, & nous commencions à en a-
voir pitié. Le jeune Parifien, toujours
perfuadé qu'il avoit vu le Diable, aſſuroit avec des fermens terribles qu'il n'a-
voit point perdu le fens , & que rien
n'étoit plus vrai que ce qu'il nous ra-
contoit. Si nous ne rimes point d'a-
bord de fon récit , nous ne tardames
point à nous en dédommager. L'Hôte
de la maifon , attiré dans la Salle au
bruit de nos gens, nous mit bientôt au
fait: ce ne fut pas fans de grands efforts pour s'empêcher d'éclater de rire. ” Je fuis bien trompé , Monfieur ,
„ dit-il en s'adreſſant au Parifien , fi
„ ce que vous avez pris pour le Dia-
„ ble, n'eſt pas un Bouc que l'on au-
„ ra malheureufement oublié de ren-
„ fermer, & qui fe fera réfugié dans le
„ Corridor pour fe mettre à l'abri de
„ la tempête. ” Toute probable qu'é-
G 4
toit

toit la conjecture, le Parisien n'en voulut rien croire. La frayeur d'un si chétif animal blessoit sa vanité ; & , tant il étoit ridicule ! il lui paroissoit plus glorieux d'avoir passé entre les griffes du Diable, qu'entre les cornes d'un Bouc. Dans cette idée, il juroit toujours qu'il avoit vu *Lucifer* lui-même. Cependant nous ne l'en crumes pas sur ses sermens ; & autant pour le convaincre, que pour nous donner la comédie, nous priames l'Hôte de faire chercher l'animal cornu. Nos gens reprirent leurs lanternes, & se mirent en quête dans la Cour. L'animal fut bientôt découvert, les huées de nos Valets nous annoncèrent sa prise. Ils l'amenèrent en triomphe, & on le produisit sur la scène. Dès qu'il parut, chacun éclata de rire. Les Dames même, malgré leur prémière frayeur, ne purent s'y refuser. C'étoit en effet un Bouc : mais un Bouc de belle taille, armé d'une riche paire de cornes, & dont le menton étoit orné d'une barbe majestueuse. Malgré nos éclats de rire, nous eumes bien de la peine à convaincre le Parisien & à rassurer une des Dames Brabançonnes, qui s'effrayoit toujours au moindre mouvement que faisoit l'animal. Elle étoit imbue de ces vieux contes dont on berce les enfans, en leur faisant accroire que le Diable se fait adorer dans le Sabbat sous la figure d'un Bouc. Sa frayeur

ne

ne forma point la fcène la moins ré-
jouiffante de cette comédie. Cependant, comme on fe familiarife avec les
objets les plus hideux , nous vinmes à
bout de guérir la peur de cette Dame.
Elle ne fut pas la dernière à turlupiner
le brave Parifien, qui ne pouvant tenir
contre des railleries fi bien méritées,
remonta à fa chambre, & nous délivra
de fa préfence , & de l'infection qu'elle avoit apportée dans la Salle. Heureufement, il étoit à portée du Bain : il
n'en eut jamais tant de befoin en fa
vie. Il y a toute apparence que cet é-
tourdi , preffé de quelque befoin , s'é-
toit trouvé par hazard *à califourchons*
fur cet animal. Il n'en falut pas davantage pour éveiller le Bouc, qui probablement voulant s'enfuir , fit tomber le Parifien. Il eft naturel encore
de penfer que ce Brave fe fentant enlever , s'étoit fortuitement accroché
aux cornes de l'animal, qui l'avoit en-
trainé jufqu'au lieu où nos gens l'a-
voient ramaffé fans connoiffance. Quoi
qu'il en foit , cette avanture nous divertit, & nous vengea abondamment
de l'ennui qu'il nous avoit caufé pendant le repas. Sérigny entre autres ne
pouvoit fe laffer d'en rire , dans la per-
fuafion que cette avanture le délivreroit
de ce couple importun. Il fe trompoit:
rien ne corrige de pareilles gens. Cependant leur abfence nous laiffant la li-
G 5 berté

berté de caufer, nous ajoutames à l'Hiftoire du Bouc celle du coup de piftolet. Cette prémière avanture ramena celle de la Baronne, dont les Dames fe divertirent beaucoup. La bonne humeur nous mena fort avant dans la nuit, & l'orage étant entièrement ceffé, chacun alla goûter le calme dans fon lit.

Le jour nous y prit bientôt, & le plaifir d'aller raconter ce trait, l'emporta fur les charmes du fommeil. Je courus dès le matin à la chambre de D. Nugnez, pour le régaler de cette Hiftoire. Jamais je ne l'avois vu rire de fi grand cœur. Il regretta de n'en avoir pas été le témoin, & mouroit d'envie d'en aller réjouir les Dames. Il étoit encore trop matin. Nous allames tous deux en robe de chambre chez le Comte; mais nous n'eumes point le plaifir de le lui apprendre. Le Chevalier, auffi impatient que moi, étoit déja chez lui. Dès qu'il nous vit entrer, il devina ce qui nous amenoit, & les éclats de rire commencèrent. Enfin nous fumes tous enfemble éveiller Mylord, pour lui en faire part. Le tonnerre l'avoit empêché de dormir, & il fe plaignoit de ce que nous venions le troubler de fi grand matin. Il nous le pardonna bientôt, dès qu'il en eut appris le fujet. Il aimoit naturellement ces fortes d'Hiftoires, & comme il connoiffoit déja les Acteurs par l'avanture de Monfieur d'Art. . . . il prit un plaifir

finsingulier au récit que le Chevalier lui en fit, & nous pria d'attendre qu'il fût levé pour aller chez les Dames. Nous conclumes que nous nous partagerions. D. Nugnez & le Comte se chargèrent d'aller chez Madame de la Br. . . & Mylord voulut venir avec le Chevalier & moi chez les Comtesses.

Nous ne tardames point à nous habiller, pour courir chacun à notre département. Les deux Comtesses nous reçurent à leur toilette; & pour excuser une visite qui pouvoit à cette heure leur paroitre indue, nous feignimes d'être inquiets de leur santé, après une journée si fatiguante & une nuit si terrible. Nous leurs fimes la guerre sur l'emploi du jour précédent, qu'elles avoient si religieusement consacré à la Médecine; elles nous demandèrent compte de la nôtre, & ce fut à qui les mettroit le plutôt au fait. Au récit de l'apparition du Bouc, & de la frayeur du Parisien, elles pâmèrent de rire. Les embellissemens que le Chevalier y mettoit en contrefaisant ce Brave, & la frayeur de la Dame à la vue du Bouc, augmentoient encore le mérite de l'avanture. La Frelle en fit cent railleries, que la Comtesse sa Sœur termina par une réflexion bien judicieuse. Je comprens, dit-elle, que les Dames qui sont à cette Auberge ont bien de l'obligation à Monsr. de Sérigny, de vous y avoir amené souper : sans

G 6   vous,

vous, peut-être, la Brabançonne seroit morte de peur, & les autres auroient publié par-tout que sans un Signe de Croix fait si à propos, le Diable eût emporté le Parisien tout vif. Qui seroit à portée d'approfondir comme vous avez fait, toutes les Histoires que l'on débite en ce genre, n'y trouveroit d'autres fondemens que la peur ou la sottise de ceux qui les publient. Le Médecin, qui entra dans le tems qu'elle achevoit cette réflexion, la fit perdre de vue.

On lui fit part de l'avanture, & il en rit aussi de tout son cœur. Venant ensuite au sujet de sa visite, il félicita les belles Malades sur le bon succès des remèdes qu'il leur avoit prescrits la veille, & dit qu'il en jugeoit sur la gaieté qu'il remarquoit chez elles.... Doucement, Monsieur le Docteur, lui dit la Frelle, qui s'ennuyoit de son régime; vos remèdes n'entrent pour rien dans notre bonne humeur; & sans le récit réjouissant que ces Messieurs nous ont fait, j'étois aussi malade qu'auparavant. Tant pis, Mesdames, reprit le Médecin en riant; car j'étois venu vous annoncer que vous étiez guéries, & par conséquent délivrées de ce régime qui vous déplaisoit tant. Oh! je me retracte donc, repliqua la Frelle, car je meurs d'envie de vivre à ma mode. Après quelques badineries de part & d'autre, le Médecin assura sérieusement les Dames qu'el-

les

les pouvoient peu à peu reprendre leur prémière façon de vivre. Cette déclaration fut reçue de la Comtesse avec autant de plaisir, que si ç'avoit été un Oracle d'Esculape même. Elle avoit, comme je l'ai déja remarqué, un petit foible pour la Médecine ; peut-être que si nous avions connu ses maux , nous aurions excusé davantage sa soumission aux avis de la Faculté. Mais comme elle ne jugea point à propos de nous en rien apprendre, nous ne lui fimes aucune question sur cet article. Nous nous contentames de la féliciter, & nos complimens furent d'autant plus sincères, que nous fondames sur la fin de son régime, l'espèrance de prendre nos divertissemens avec un peu moins de contrainte. Cependant , comme nous avions tous envie de guérir aussi , le Chevalier demanda au Médecin, s'il y avoit réellement du danger à quitter brusquement les Bains, & s'il étoit nécessaire d'y apporter des précautions , lors même qu'on ne les avoit pris que par plaisir. Il nous répondit , qu'il ne croyoit pas qu'un homme robuste & sain qui n'auroit pris que quelques Bains , risquât beaucoup à suivre un train de vivre ordinaire, parce que l'eau n'auroit pas eu le tems d'agir sur son tempérament. Il nous assura cependant, qu'il ne voudroit pas garantir qu'il n'en arrivât rien de mal à un homme, qui les auroit pris assidue-

G 7

ment

ment pendant quelque tems , sur-tout s'il s'y étoit préparé par la boisson de l'Eau *Thermale* , ou même qu'il se fût contenté d'en boire quelques verres dans l'intervalle des Bains. C'étoit précisément le cas où nous étions; & la Comtesse , qui eût été charmée de nous assujettir aussi à toutes les Cérémonies des Malades d'Aix , pressa le Médecin de nous donner ses avis. Ils furent en petit nombre. Voici le précis de son raisonnement , qui m'a paru solide.

AVIS UTILES

A ceux qui quittent l'usage des Bains & des Eaux d'Aix.

COmme il n'est point sûr , nous dit-il, de les prendre sans l'avis du Médecin , il est dangèreux de les quitter sans précautions. Tout passage subit d'un remède à un autre , dérange le tempérament le plus robuste. Ce changement est encore plus à craindre dans un corps infirme, en qui les remèdes les plus innocens font une partie de la maladie. C'est ce qui rend les convalescens sujets à tant de rechutes mortelles. Ceux qui sont dans ce cas, ne doivent quitter les Eaux , ou les Bains, qu'avec de grandes précautions , qui doivent être assorties à leurs infirmités passées.

Ceux

Ceux qui par amufement, par plaifir, ou par précaution feulement pour des maux à venir, fe font mis dans l'ufage des Bains ou de la boiffon de l'Eau *Thermale*, ne font pas exemts de ces attentions. Quand même ils fe feroient contentés d'en ufer en boiffon, il eft pourtant naturel de penfer que l'activité de cette eau aura agi fur le fang & fur les humeurs, qu'elle aura mis en mouvement; & cette fermentation ne peut être que très nuifible, fi on l'interrompt avant qu'elle foit achevée. Il eft même facile à concevoir qu'elle ne fervira qu'à enflâmer le fang, & à accélérer quelque maladie, dans un homme qui fans cela fe feroit bien porté. Les mêmes dangers font à craindre pour une perfonne, qui auroit pris les Bains pendant quelque tems : quand il n'auroit à redouter que l'action de l'air fur la peau, dont les pores font ouverts par une eau auffi chaude, il feroit toujours fage de fe précautionner. Les Anciens qui avoient prévu, ou peut-être éprouvé les inconvéniens des Bains chauds pris fans précautions, avoient inventé des chambres plus ou moins échauffées, par où l'on paffoit fucceffivement, foit en fortant du Bain, foit en y entrant. Ils y employèrent enfuite les Parfums, les Effences & les Huiles, dont le but étoit fans doute de refermer les pores, & de défendre la peau de l'impreffion de l'air.

La

La fageſſe de cette précaution à l'égard d'un ſimple Bain d'eau chaude , nous apprend ce que l'on doit craindre à l'égard d'une eau auſſi pénétrante & auſſi ſpiritueuſe que la nôtre. Comme elle s'inſinue ſubtilement dans les pores , & qu'elle y va attaquer les humeurs peccantes qui ſont ſous la peau , on doit craindre qu'elle n'y faſſe quelque dépôt d'humeurs, ſi on quitte les Bains avant qu'elle les ait expulſées, & qu'elle ait achevé ſes opérations. Une ſaignée , ou quelque légère purgation , habilement placées, peuvent prévenir ces inconvéniens.

Ni l'une ni l'autre ne doivent pourtant pas ſe risquer imprudemment , & il en faut laiſſer la déciſion au Médecin. Il eſt vrai que la Nature ſemble avoir pourvu ici aux inconvéniens contre lesquels les Anciens s'étoient précautionnés : les Bains de Borſet ſont excellens pour aſſurer la guériſon des maladies à qui ceux de la Ville ont été ſalutaires ; comme ils ſont très doux , on peut les prendre ſans danger, & ils ſont admirables pour achever les Cures un peu opiniâtres. Je les conſeillerai toujours, dit le Médecin, à ceux qui n'ont point de maux à guérir. Par la même raiſon, ceux qui ſans néceſſité ont pris les Bains de *S. Corneille* ou de *l'Empereur*, trouveront, s'ils en ont le tems, dans ceux de Borſet une précaution presque auſſi

ſure

fure que celles que la Médecine peut inventer. Au refte, quelques Bains que l'on ait pris, il eft très prudent, même en Eté, de fe couvrir le corps pendant quelque tems un peu plus qu'à l'ordinaire, parce qu'il eft alors plus fenfible au froid. On doit pareillement éviter les moindres excès, & du moins pendant quelque tems, ceux que l'on pourroit faire en vin. Faute de ces précautions, quantité de perfonnes fe trouvent mal de nos Eaux, & les décrient à leur retour. C'eft à leur imprudence qu'ils doivent s'en prendre.

La conclufion de tout ceci, Meffieurs, dit Mylord en riant, c'eft que vous ferez purgés & faignés, & dès demain; autrement, point de falut. Le Médecin, connoiffant l'antipathie de Mylord pour tous les remèdes, & craignant peut-être que la Frelle ne fe joignît à lui, prévint la tempête, & prit congé de la compagnie. Mylord ne nous en railla pas moins. En vérité je vous plains, difoit-il, de vous en rapporter aux Médecins. Ne voyez-vous pas qu'il eft de leur intèrêt de vous donner ces frayeurs & de multiplier les précautions ? C'eft une Charlatanerie, dont tout le but eft de vous retenir ici, de débiter les denrées des Apothicaires, & peut-être de vous rendre un peu plus malades que vous ne l'êtes. Je vous l'ai déja dit,
pour-

pourfuivit-il ; j'ai pris en ma vie quantité d'Eaux minérales & de Bains, fans jamais confulter la Médecine : m'en porté-je plus mal ? La Frelle trouva fes maximes admirables, & fit à fon ordinaire cent plaifanteries fur les Médecins. Je croi pourtant que Mylord & elle pouffoient un peu trop loin le mépris de cet Art fi refpectable ; & fans m'amufer à les contredire, je me réfervai la liberté de faire ufage pour moi des avis précédens, & je m'en trouvai bien.

L'heure du diner nous rappella tous à nos Auberges, D. Nugnez me rendit compte du plaifir que l'avanture du Parifien avoit fait à la Vicomteffe & à Mad. de la Br. . . Il m'apprit que le deffein de ces Dames étoit d'aller prendre les Comteffes, pour paffer la foirée chez Mad. de Golftein. Nous nous y rendimes auffi ; & comme nous y allions, nous rencontrames le Chevalier qui menoit Mr. de Sérigny chez elle. Il en fut très bien reçu : la part qu'il avoit eue à l'apparition du Bouc, lui auroit fervi de paffeport, dans un pays où la moindre difpofition à la joie fuffit pour lier des connoiffances. En entrant chez Madame de Golftein, nous fumes fort étonnés d'y trouver le Parifien. Tout autre que lui n'eût ofé reparoitre, après avoir donné une fcène auffi ridicule. Sa préfence nous rappellant l'hiftoire de la veille, donna occafion à la
Frel-

Frelle & aux autres Dames de le railler
cruellement fur fa bravoure. Pour nous,
nous nous contentions d'en rire, & nous
ne fumes pas peu furpris de lui entendre affurer que cette avanture avoit été
concertée entre fon Frère & lui, pour divertir la compagnie.   En ce cas-là, il devoit être content, car il avoit bien réuffi.
Ceux qui comme nous connoiffoient fon
caractère peu complaifant, ne s'amu-
ferènt pas à l'en croire fur fa parole.
Il eft vrai cependant que parmi les Dames qui logeoient à la même Auberge,
il y en avoit une dont fon Frère étoit
amoureux.   Ils aimoient affez à fraix
communs, & fe fervoient mutuellement
dans leurs plaifirs, avec une charité très
fraternelle.   Cette paffion ne tarda pas
à nous fournir encore peu de tems après
une fcène des plus réjouiffantes. A l'iffue
de l'Affemblée, on annonça le Bal public
pour le lendemain.   Nos Dames, qui
craignoient d'y retrouver ces trois Etourdis, déclarèrent qu'elles n'avoient nulle
envie d'y aller.   Elles voulurent profiter
de cette journée vacante, pour aller
toutes enfemble effayer les Bains de Borfet.   Nous eumes beau nous offrir pour
être de la partie, il eft aifé de croire
qu'il ne nous fut pas permis de les accompagner. Toute la grace qu'elles nous
firent, fut de nous donner rendez-vous
fur les fept heures à la Prairie.

Leur deffein étoit d'aller furprendre
la

la Générale à l'heure de son diner, &
de se faire un plaisir de l'embarrasser.
Cette idée nous fit venir celle d'aller
nous-mêmes prendre les Bains de Borset
dès le matin, & d'avertir la Générale du
dessein de nos Dames. Sérigny, dont les
bonnes manières plaisoient à tout le monde, fut de la partie. Nous envoyames
dès le soir un Domestique pour faire
préparer un Bain, & le lendemain nous
nous y rendimes tous six dès la pointe du jour.

Nous allames au Bain le plus renommé, où nous avions fait porter du linge
& nos robes de chambre. Dès que nous
y fumes entrés, nous ne tardames point
à sentir la différence de ces eaux d'avec
celles de la Ville. Quoiqu'également
chaudes, elles n'en ont point l'odeur
desagréable. Elles sont extrèmement
claires, & paroissent uniquement faites
pour le plaisir. S'il étoit constant qu'elles fussent aussi salutaires, on pourroit
être tenté de desirer des maladies, pour
avoir le plaisir d'éprouver un si charmant remède. On croiroit même que
les Médecins d'Aix font prudemment de
ne les conseiller qu'à la fin de la Cure,
parce qu'il y auroit peu de Malades qui
voulussent retourner aux Bains de la
Ville, s'ils avoient une fois essayé ceux
de Borset. Il est vrai cependant, qu'outre la vertu reconnue de l'eau du Puits
de *l'Empereur* & de *S. Corneille*, les Malades

lades trouvent à tous égards, plus
d'agrémens & de commodités dans la
Ville, où les Bains d'ailleurs ont quelque chofe de plus noble. Les maifons
même y font la plupart magnifiques; au-
lieu que celles de Borfet font toutes
fimples, & dans une fituation déplai-
fante. A cela près, les Bains y font
fort propres. Le Comte, qui y avoit
été plus d'une fois, même dès fon prémier voyage, nous dit qu'en revanche
on y trouvoit plus de liberté que dans
la Ville. Depuis longtems, les Hôtes &
les Hôteffes de Borfet ne font pas en
réputation d'être fort févères; peut-être
leur fait-on tort: mais on prétend que
c'eft le rendez-vous de tous ceux qui
cherchent les plaifirs obfcurs. Le Comte nous en dit plufieurs Hiftoriettes ar-
rivées de fon tems; & Mylord nous affura que nos trois Etourdis s'y rendoient
régulièrement avec de jolies Malades,
dans une maifon qu'il nous nomma. Il
eft impoffible qu'un Lieu auffi fréquenté
dans la Saifon des Eaux, manque de ce
Gibier: mais il ne l'eft pas qu'à force de
préfens on ne vienne à bout de gagner
les Domeftiques des Bains, pour favo-
rifer un amoureux myftère, à l'infu des
Hôtes les moins commodes. Ce qu'il
y a de fûr au moins, c'eft que les jours
de Fête & les Dimanches, les Bourgeois
& Habitans d'Aix y courent avec leurs
Femmes & leurs Amis, & qu'ils y font

des

des parties de Bain, (féparément fans doute,) comme on fait ailleurs des parties de promenade. C'eft leur lieu de plaifance ; ils s'y régalent, fe divertiffent & boivent entre eux. Auffi les perfonnes d'un certain ordre n'y vont jamais ni ces jours-là, ni le lendemain.

Il faut avouer que fi les Eaux de Borfet fe trouvoient à portée de quelque Ville auffi voluptueufe que le fut l'ancienne Rome, fes Bains ne feroient pas fi négligés. On pourroit même à peu de fraix les rendre délicieux aux hommes les plus fenfuels. Sans feu & fans fourneaux, l'eau y eft toujours chaude, & l'on pourroit la tempérer en un moment & la réduire au degré de chaleur que l'on voudroit, fi l'on vouloit y amener par des Canaux bien ménagés, les veines d'eau froide qui coulent à côté des Sources bouillantes. Comme on pourroit en tirer de grands fecours pour la fanté, ils feroient préférables à ceux des anciens Romains, qui ne fervoient qu'à la volupté. Ces différentes converfations firent le fujet de notre entretien dans le Bain, & après en être fortis, nous nous repofames quelque tems, & nous nous raffemblames pour faire un léger déjeûner. La fueur que ces Eaux procurent étant moindre que celle que l'on éprouve dans les Bains de la Ville, l'appétit en eft auffi moins éveillé, & nous y fatisfimes à peu de fraix. Les uns
pri-

prirent un bouillon, les autres une taſſe de chocolat, & nous ſongeames à revenir à la Ville avant que le Soleil fût dans ſa force. En paſſant devant la maiſon de la Générale, nous y envoyames un Valet lui faire des complimens de notre part, & l'informer du projet que les Dames avoient fait de venir fondre ſur ſon diner. Elle nous fit remercier de cette attention, & s'excuſa de nous recevoir, ſur ce qu'elle n'étoit pas encore levée.

Notre deſſein n'étoit pas de la voir, & nous primes le chemin de la Prairie, en côtoyant les deux Ruiſſeaux d'eau chaude & froide qui coulent le long du Vallon. Nous avions déja conſidèré plus d'une fois cette différence de qualités en des eaux dont les Sources ſont ſi voiſines, qu'il ſemble qu'elles ont une même origine. Cependant nous primes plaiſir à regarder encore cette ſingularité. Nous fimes même une obſervation, qui nous étoit échapée jusques-là : c'eſt que les Eaux d'Aix & de Borſet conſervent leur limpidité dans leurs Egoûts, comme dans leurs Sources, tandis que la plupart des Eaux minérales chaudes trainent avec elles une grande quantité de boue & de fange. On pourroit dire qu'en cela celles d'Aix ont une bonne qualité de moins pour la Médecine, qui employe avec ſuccès le limon des Bains chauds. A Bourbon, par exemple,

ple, on enduit de ces précieuſes boues
les parties foibles ou paralytiques, &
l'on prétend qu'elles ſont très ſalutaires
pour les ranimer. La pureté des Eaux
d'Aix & de Borſet prouve ſans doute la
ſubtilité des ſubſtances minérales qui les
compoſent. A Borſet on trouve ſeulement aux bords & au fond du Ruiſſeau formé des Egoûts des Bains, une
ſorte de limon noir, qui reſſemble à de
la cendre de charbon de terre détrem-
pée. Elles diffèrent encore en cela des
Eaux d'Aix, qui laiſſent dans leurs E-
goûts une eſpèce d'Argille jaunâtre.
Dans l'un & l'autre Ruiſſeau, ce limon
ne forme qu'une légère ſuperficie ſur
la terre, & s'y trouve en ſi petite quantité, que l'on n'en peut faire aucun uſage. Cette obſervation, qui ne ſervit a-
lors qu'à nous amuſer, ne nous fut pas
indifférente : notre Médecin en fit peu
de jours après une des principales preuves de ſon Syſtème ſur *la cauſe de la
Chaleur naturelle des Eaux*. Ces petites
curioſités naturelles nous occupèrent juſqu'à la Ville. En y rentrant, le Chevalier nous invita tous à diner chez lui.
Nous nous y dédommageames de la gravité de cette converſation. La gaieté
de Mr. de Sérigny y contribua encore
plus que toute autre choſe. C'étoit un
de ces bons vivans, qu'une pointe de
vin met en verve. Le Chevalier, quoique plus réſervé, ſe prêta aiſément à la

vi-

vivacité de son Ami ; & il est aisé de comprendre que Mylord , naturellement vif sur le plaisir , ne leur cèda rien dans une partie où il n'y avoit que des hommes. Ce fut encore une de nos plus agréables journées.

Cependant nous nous ménageames, par considèration pour les Dames que nous devions aller retrouver. Mylord nous proposa d'aller passer une heure au Bal, pour voir ce qui s'y passoit, & nous divertir des extravagances du jeune Hollandois & de nos Parisiens. D. Nugnez marquoit assez de goût pour cette partie, & n'auroit pas été fâché de nous y entrainer pour faire quelque affront à ces jeunes-gens. Un Mousquetaire se refuse rarement à ces plaisirs. Sérigny étoit homme à *tapage* ; & Mylord, quoique déja d'un age mùr, n'auroit pas demandé mieux. L'occasion ne leur eût certainement pas manqué, & sans la sagesse du Comte, ils auroient pu nous engager dans quelque mauvaise affaire. Il nous en représenta les conséquences, & le peu d'honneur qui nous reviendroit, après nous être commis avec de semblables gens ; & il eut le secret de nous en détourner. Il proposa à Sérigny d'aller plutôt voir les Dames qui logeoient à son Auberge. Ce parti plut à tout le monde, & nous en primes la route.

Heureusement pour nous, une de ces

Dames étoit incommodée ; & les autres, peu curieuses de s'exposer aux impertinences des Parisiens, avoient mieux aimé rester au logis avec elle, que d'aller au Bal. Nous les trouvames au Jeu ; elles eurent la politesse de l'interrompre & d'offrir de nous faire des parties. Rien n'étoit plus honnête ; cependant, comme le plaisir de causer convient mieux à une prémière visite, la conversation s'engagea insensiblement. L'avanture du Bouc revint sur le tapis : c'étoit à qui nous en raconteroit les circonstances, & de nouveaux traits de l'extravagance de ces jeunes-gens. Elles nous en dirent des traits beaucoup plus insupportables encore que ce que nous en savions. Ils primoient dans cette seconde Auberge, parce qu'ils n'y avoient trouvé que des Dames, qu'ils lutinoient du matin au soir. La belle Hollandoise sur-tout, en étoit la plus incommodée. Elle avoit eu le malheur de plaire à l'un des deux : les autres Dames lui en faisoient éternellement la guerre ; elle ne s'en défendoit qu'en les menaçant de mettre le Hollandois après elles. Cette menace nous donna la curiosité de lui demander, si elle avoit tant de pouvoir sur lui. Cette question nous attira toute une Histoire sur la fortune, la naissance & la conduite de ce jeune-homme, dont elle avoit connu la famille. Ces Anecdotes rendent ordinairement la conver-

safation fort animée ; & peu s'en falut que le plaifir d'entretenir ces Dames ne nous eût fait oublier que nous devions aller retrouver les autres fur la Prairie.

Cet air de rendez-vous nous valut quelques railleries de la part de celles que nous quittions, & fit naitre à Sérigny la penfée de leur propofer cette promenade. C'étoit le vrai moyen d'augmenter la bonne compagnie, & de nous affurer une autre fociété, en cas que la Vicomteffe & Mad. de la Br. .. fe viffent obligées de partir, comme elles nous en avoient déja menacés. Ces trois Dames acceptèrent la propofition, d'autant plus facilement qu'elles avoient elles-mêmes envie de connoitre les Comteffes. Nous mimes ces difpofitions à profit, & nous nous en trouvames fort bien.

Après avoir fait un tour fur la Prairie, nous vimes arriver la Générale avec fa compagnie. Les prémiers complimens furent pour nos Dames, & les feconds pour nous : mais ils étoient d'une autre efpèce. Elles nous appellèrent *Caufeurs*, *Indifcrets*, *Babillards*, & nous firent mille reproches fur l'avis que nous avions donné à la Générale. Nous voulumes nous en défendre; mais nous avions été trahis par nos Laquais, & il falut avaler la pillule. La paix fe fit pourtant par l'entremife des autres Dames, qui fuppofèrent que notre deffein

H 2

avoit

avoit été de vouloir réjouir Mad. la
Générale de la fcène du Parifien. Ce
n'étoit pas trop bien faire notre apologie : cependant, en faveur de cette Hiftoire , on ne fongea plus qu'à rire & à
badiner. Mylord fe plaignit de ce que
la févérité du Comte nous avoit privé
du plaifir de pouvoir apprendre aux Dames de nouvelles Hiftoires de cet extravagant *Triumvirat.* Elles nous applau-
dirent, & nous affurèrent de nouveau
qu'elles ne retourneroient jamais en lieu
où ils feroient. A ce fujet nous nous
demandames les uns aux autres, fi les
impertinences de trois Etourdis devoient
exclurre les honnêtes-gens d'un Bal public , dont l'exercice eft auffi falutaire
qu'amufant pour des perfonnes condam-
nées aux Eaux.   On agita divers moyens de rendre cet amufement aux Dames. J'eus l'avantage de propofer le
feul qui fut généralement goûté. C'é-
toit de former dans nos Auberges , à
titre de divertiffement particulier , une
efpèce d'Académie de Danfe, & de Mufique, où nous ne laifferions entrer
que les perfonnes de notre fociété. Chacun trouva l'expédient admirable , &
c'étoit à qui commenceroit. Comme
Auteur du projet, les Dames me firent
la grace de m'en accorder la prémière
exécution. Le Comte & le Chevalier
avoient eu le plaifir de les régaler ; D.
Nugnez même avoit imaginé une Loterie
pour

pour les divertir ; toutes les reſſources de galanteries ſembloient être épuiſées, & j'étois le ſeul qui n'eût encore rien fait de bien marqué pour elles.

Notre Auberge n'aiant point de Bains, on n'auroit pu les y attirer ,ſi la néceſſité de renoncer à tous plaiſirs ne les eût engagées à accepter la partie. Elle fut remiſe au lendemain, & pour y amener Mad. la Générale, je n'annonçai qu'un Concert. A ces conditions elle promit d'y venir, & en ſa conſidèration, on convint de commencer à trois heures, pour lui donner le tems de retourner à Borſet. En rentrant chez moi, j'appris qu'il étoit arrivé un Italien fameux Joueur de Gobelets, qui offroit de jouer dans les maiſons. Je lui fis parler, & le retins pour le lendemain, à condition qu'il n'iroit chez perſonne avant d'être venu chez moi. J'allai dès le même ſoir trouver notre Echevin, pour le prier de m'engager le plus de Muſiciens qu'il pourroit. Le Chevalier ſe chargea d'y inviter l'obligeant Chanoine, afin qu'il nous procurât toute la Symphonie de ſon Egliſe. Il s'y prêta de bonne grace.

Nos Dames, afin d'être libres l'après-midi, furent prendre dès le matin les Bains de Borſet ; & la Vicomteſſe les ramena diner chez elle avec la Générale. A l'heure marquée D. Nugnez alla les prendre ; Sérigny amena les Dames de ſon Auberge ; Mylord vint avec les

    Com-

Comtesses; & l'Echevin s'y rendit avec un jeune Baron du Pays de Liège, qui fut bien reçu.

La Musique n'eut rien de fort piquant, ce fut plutôt une Symphonie qu'un Concert : on ne pouvoit guères attendre autre chose de cet assemblage de Voix & d'Instrumens ramassés à la hâte. Cependant, comme les Dames y étoient libres, elles eurent la bonté d'en paroitre contentes. Les Musiciens firent une petite pause, pour donner le tems aux Laquais de servir les rafraichissemens, & ils continuèrent à nous donner diverses Pièces, & même de ces Motets Latins que l'on exécute au Concert Spirituel à Paris. Sur les sept heures je congédiai les Musiciens, & ne gardai que quelques Instrumens ; & tandis que l'on rangeoit la chambre, j'amusai les Dames en leur servant des rafraichissemens. La Salle du *Florentin* est belle, grande & fort commode. Si-tôt qu'elle fut prête, la Symphonie commença un Menuet, & je proposai le Bal. La Générale parla aussi-tôt de s'en retourner, & s'excusa de s'y trouver. Les Dames lui représentèrent, que c'étoit un divertissement particulier. Elle se recria sur la supercherie que je lui faisois. Le Chanoine lui dit obligeamment, qu'avec des raisons pour le moins aussi fortes que les siennes, il ne se faisoit pas scrupule d'y assister, à condition qu'il n'y seroit

roit que fpectateur.   Pendant qu'il tâchoit de la perfuader, je leur préfentai des
billets par forme de Loterie, pour tirer
à qui commenceroit le Bal.   Le fort é-
chut à la Générale & à Mylord.   Elle
étoit en bonne main, & après quelques façons elle fe rendit à fes inftances.   La Générale , pour une femme
qui n'étoit plus jeune, s'en tira avec cette grace & cette dignité qui convenoit
à une perfonne de fon âge.   Elle eut
même la malice d'aller reprendre le Chanoine, de peur qu'il ne lui échapât; pour
fe venger , difoit-elle , de ce qu'il avoit
été le prémier à la retenir au Bal. Le
Chanoine , qui croyoit en être quitte
pour une révérence , ne fe fit pas une
peine de lui donner la main :   mais dès
qu'il eut commencé, la Générale ne lui
fit aucun quartier ; il fut obligé de danfer fon Menuet, & le fit avec une propreté
qui nous fit juger qu'il étoit auffi capable de briller dans le monde , que dans
l'Eglife.   Sa complaifance ne fcandalifa
perfonne :   la Vicomteffe , accoutumée
à voir danfer tous les petits Abbés de
Paris , le loua de fa docilité ; & la danfe
s'engagea.   Le bruit des Inftrumens ne
manqua point de nous attirer des Dan-
feurs de toute étoffe.   Nos trois Etourdis fe préfentèrent comme les autres :
mais nos gens leur refufèrent honnête-
ment la porte, en leur fignifiant que
c'étoit un divertiffement particulier. Ils

fentirent affez par la réponfe de nos Valets, qui les renvoyèrent au Bal public,
que cet ordre les regardoit plus que perfonne. Ils s'en confolèrent, & nous nous
divertimes de cette petite vengeance.
Nous danfames tous plufieurs Menuets,
& les Contredanfes fe firent avec beaucoup d'ordre. Mad. la Générale parut
même s'y plaire : il étoit près de dix heures lorsqu'elle parla de retourner à Borfet. Les Comteffes, qui avoient prévu
cet oubli, l'affurèrent qu'elles avoient fait
avertir à fon Logis qu'elle n'y retourne-
roit pas , & qu'elles avoient mandé fa
Femme de chambre & fa toilette de
nuit. La Générale eut bien de la peine
à approuver cet arrangement ; cependant la crainte de troubler les plaifirs
communs , l'obligea d'accepter un lit
chez les Comteffes.

Pendant que l'on agitoit cette queftion, l'Hôte me fit avertir que le fouper
étoit prêt. On ouvrit la porte de la
chambre voifine , & nous trouvames la
table fervie. Nous nous y plaçames au
fon des Inftrumens , que nous congé-
diames enfuite pour avoir le plaifir de
la converfation. Elle fut des plus gaies ;
le Chevalier, Mylord & Sérigny en firent les fraix. Les Dames chantèrent,
& la joie fut fi vive , qu'il étoit après
minuit, lorfque l'on parla de fe retirer. Je ne preffai pas les Dames de refter plus longtems, parce que j'avois de
quoi

quoi les arrêter encore. En quittant la table, je les fis repasser dans la grande Salle, où elles trouvèrent une efpèce de petit Théatre formé avec des rideaux, fur une grande table que l'on avoit mife de long au fond de la chambre : on avoit rangé autant de chaifes vis-à-vis, qu'elles étoient de Dames.

Cet appareil les étonna, & comme il n'y avoit que D. Nugnez dans ce petit fecret, chacun étoit impatient de voir ce que cette machine devoit produire. J'ordonnai à deux Violons qui étoient reftés dans la chambre, de jouer un Air. C'étoit le fignal. Un petit *Polichinelle* parut auffi-tôt fur la fcène, & falua les Dames avec un compliment des plus co-miques. Il fut fuivi de quantité de pe-tites figures, qui nous donnèrent une Farce muette, entremêlée de Balets & de Danfes, avec une régularité rare dans ces fortes de jeux. Les rideaux étoient ajuftés de façon, qu'ils cachoient abfo-lument les fils & les reff;orts qui faifoient mouvoir ces figures. Cette Farce fut fuivie du fpectacle de quantité d'Ani-maux mouvans, que l'on fit paffer en revue devant nous, & dont l'attitude & les mouvemens naturels amuferent a-gréablement les Dames. Quand le ri-deau fut baiffé, le Maitre vint s'affeoir au milieu de nous, & fit cent tours de Gobelets, tous plus fubtils les uns que les autres. Il ne manquoit à la fatisfac-tion des Dames, que de voir à décou-

vert l'ordonnance des refforts , qui faifoient mouvoir les petites figures. Mais
ce fut un myftère que nous ne pumes
pénétrer,quelque offre que nous fiffions
à cet Italien.   Tandis qu'il jouoit des
Gobelets , deux de fes Garçons avoient
déja renfermé fous la clé toute la famille des *Marionettes*, dans une efpèce
d'armoire platte , qu'ils remportèrent
dès le foir même à leur Auberge. La
forme de cette armoire , qui étoit à
peu près de la grandeur du Théatre qu'ils
avoient dreffé, nous fit juger que toutes
les figures y reftoient attachées à leurs
fils , fur autant de chaffis qu'il y avoit
de décorations. Ce badinage , qui en
foi-même étoit la plus petite chofe du
monde , eut pourtant le mérite de plaire aux Dames , & de les amufer jufqu'à
deux heures du matin. Sans vouloir faire l'apologie de ce divertiffement, j'a-
voue que par-tout ailleurs , il n'eût guères paru digne de l'attention de tant de
perfonnes diftinguées ; j'aurois même eu
honte de le leur propofer : mais aux
Eaux & aux Bains , on eft en poffeffion
de fe réjouir de tout ce qui amufe. Ceux
qui y ont été , fentiront mieux le prix
de cette excufe.

Mylord eût bien voulu engager la
compagnie pour le lendemain ; mais outre que la plupart des Muficiens étoient
retenus chez *Bougy* pour le Bal public,
nos Dames vouloient continuer l'ufage
des

des Bains de Borfet, dont elles fe trouvoient fi bien. Elles avoient d'ailleurs
befoin d'un peu de repos. On pria Mylord de remettre la partie au jour d'a-
près ; & comme il étoit très tard, chacun fe retira, avec parole de fe retrouver le lendemain au foir à la Prairie,
au retour du Bain. La Générale y invita
les Dames que Sérigny avoit amenées :
elles fe difpenfèrent du Bain , parce
qu'elles étoient encore dans l'ufage de
ceux de la Ville ; mais elles promirent
d'aller la faluer chez elle. Chacun de
nous dormit très tard, & nous ne nous
revimes qu'après diner. La Générale
emmena les Comteffes à Borfet, où Madame de la Br. . . . les fuivit avec la
Vicomteffe. Sur les trois heures nous
allames trouver Sérigny , pour favoir
ce que faifoient fes Dames. Elles é-
toient à leur toilette , & parurent un
moment après.

Ces Dames fe plaignirent de la débauche qu'on leur avoit fait faire , la
nuit précédente. La belle Hollandoife
nous demanda à ce fujet, fi nous avions
mené ce train de vie depuis que nous
étions à Aix. Cette queftion nous mit
à portée de rappeller toutes nos parties
& nos divertiffemens. Dans ce détail,
elle ne regretta rien tant que le récit
que chacun avoit fait ou de fes Avantures, ou de quelque Hiftoire fingulière.

H 6   .   Celle

Celle de la Générale , de Mylord , &
de l'Abbé , dont nous lui racontames
les principaux points , excitoient la curiofité de ces Dames fur le refte. Mylord ne paroiffoit pas d'humeur à recommencer ce jour-là l'Hiftoire de fes
amours. Il eût été groffier d'expofer
le Comte, ou D. Nugnez , à rappeller
leurs infortunes. Nous mimes le Chevalier en jeu, pour leur lire l'Hiftoire
de *Brifavo* qu'il avoit commencée. Il
voulut s'en défendre , fur la trifteffe
qu'elle infpire. C'étoit juftement le moyen de piquer davantage l'impatience
des Dames. Mylord, qui ne l'avoit pas
entendue & qui étoit ravi d'efquiver le
récit de la fienne, feconda leur empreffement, & le pauvre Chevalier fut condamné à aller chercher fon Cahier. On
réfolut d'aller faire cette lecture fur la
Prairie , où nous les conduifimes, en
leur racontant les traits les plus finguliers des Hiftoires que l'on nous avoit
faites. Le Chevalier nous quitta un moment pour courir à fon Auberge , &
nous rejoignit à l'entrée de la Prairie.

Pendant ce tems-là, nos Dames fe fou-
vinrent qu'elles avoient promis de faire
vifite à la Générale. Il fut réfolu d'y aller directement , d'autant qu'elle ne feroit peut-être pas au Bain , qu'elle ne
prenoit que le matin. Nous la trouvames en effet. Elle parut charmée de la
vifite

visite des Dames. Après les prémières civilités, elle nous demanda le compte ordinaire de notre journée. Les Dames lui dirent ce qu'elles avoient exigé du Chevalier. Il se croyoit déja quitte de sa lecture : mais comme la Générale, aussi-bien que Mylord, n'en avoient point eu leur part, & qu'ils la méritoient bien tous deux, elle le pria de vouloir leur donner cette satisfaction. C'étoit d'ailleurs de quoi nous occuper en attendant les Comtesses. Le Chevalier obéit, & comme il approchoit de l'endroit où il en étoit resté avec nous, on vint avertir la Générale que les autres Dames sortoient du Bain. Nous allames au-devant d'elles, & nous reprimes le chemin de la Prairie. La Générale leur dit, que la compagnie venoit de conférer au Chevalier le Titre de *Lecteur des Dames.* Vraiment, Madame, dit la Frelle, il y a long-tems que nous en avons signé la Patente ; mais il remplit assez mal son emploi: il nous doit encore la moitié de l'Histoire de *Brisavo* qu'il vient de vous lire, & nous ne l'en tenons pas quitte. Les autres Dames lui marquèrent le même empréssement. Enfin on chercha un gazon commode pour s'asseoir ; il se mit au milieu de nous, & il eut la complaisance de nous lire la continuation de cette étrange Histoire.

 SUI-

❊❊❊❊❊❊❊❊❊❊❊❊❊❊❊❊❊❊

SUITE DE L'HISTOIRE

DU COMTE DE BRISAVO.

VOus vous souvenez sans doute, Mesdames, dit le Chevalier en ouvrant son Cahier, que nous en sommes restés à l'endroit où *Brisavo* prend parti dans une Troupe de Voleurs. Il n'en restera point en si beau chemin. Ce Comte, si peu digne de sa naissance & de son nom, ne fut pas plutot aggrègé à cette Troupe infame, qu'il se sentit de l'impatience de signaler son entrée par quelque coup digne de lui. Cette criminelle ambition lui fit accepter sans répugnance l'horrible commission de punir un de ses Camarades, qui avoit été infidèle à la Troupe, & comme tel, jugé digne de mort. Brisavo brigua cet indigne emploi, & devint le ministre de la barbarie de son Chef, & le Bourreau d'un de ses Compagnons. Ce misérable avoit été soupçonné de se lasser de sa profession, & convaincu d'avoir par trop de compassion laissé échapper quelques passans, en se contentant de les dévalifer. Il n'en falut pas davantage pour que l'on crût devoir s'assurer de son secret par sa mort. Il fut condamné

né à périr, & l'infame Brifavo prêta fes mains à cette exécution. Trouvez bon, Mesdames, dit le Chevalier, que j'en fupprime fe détail : il fait horreur.... Le Chevalier, après avoir fauté quelques lignes, reprit ainfi le fil de l'Histoire... Ce coup d'effai fit connoitre à fon Maitre tout ce qu'il devoit attendre d'un Elève auffi courageux, & ce trait égala fa valeur à celle des plus vieux & des plus déterminés de la Troupe : fa fcéléerateffe lui tint lieu de mérite parmi eux, & fes Compagnons accoutumés à affronter les plus grands dangers, ne purent s'empêcher de l'admirer & de le craindre. Le Comte foutint en fcélérat confommé les efpèrances qu'on avoit conçues de lui, & ne fe borna point à cette expédition domeftique. Il courut les chemins & les forêts, & fit des coups dont le fouvenir fait encore frémir ceux qui les ont appris. Jamais perfonne n'a mieux fu que lui, l'art de dévalifer les Voyageurs. C'étoit un Protée, il changeoit tous les jours de figure ; tantôt en Mendiant, tantôt en Valet, en Pélerin, en habit de Moine ; quelquefois en Marchand, en Payfan, ou en Voyageur ; il favoit guetter fa proie, & jamais il ne la manquoit. Le moufquet, le poignard, le ftilet, lui étoient fi familiers, qu'il favoit employer l'un ou l'autre avec un pareil fuccès. Il tuoit, voloit, pilloit, égorgeoit tout ce
qui

qui tomboit fous fa main : il fit tout
feul plus de maſſacres , que toute la
Troupe enſemble ; & malgré fon amour
pour les femmes, il n'épargna ni âge,
ni fexe. Si quelque infortunée perſonne
tomboit entre fes mains , elle payoit
tout à la fois de fon honneur, de fa
bourfe & de fa vie. Il fut même plus
heureux que ne le font d'ordinaire fes
pareils: il échappa pluſieurs fois à la Jus-
tice. Son adreſſe & une forte de valeur (ſi l'on peut donner ce nom à fa
barbare agilité) le fauvèrent toujours.
Un jour pourtant il eut de la peine à fe
tirer des mains d'une Troupe de Seigneurs Allemands qui voyageoient, &
qu'il attaqua imprudemment. Il avoit
mal pris fes mefures; il y reçut un coup
de fabre fur la joue, qui lui emporta u-
ne oreille , & lui défigura le viſage
pour le refte de fes jours. Son Chef
même y perdit la vie, parce que la mefure de fes crimes étoit comblée.

Cette mort, ſi utile au Genre-humain,
fut une perte pour la Troupe fcélérate;
& elle ne s'en confola que par l'élection
de Brifavo , qui feul fut jugé capable de
remplir cette place. Il fit bientôt voir
qu'il en étoit digne. La Troupe fleurit fous fes loix. Elle ravagea tout le
Royaume de Naples , qu'il diviſa en
Départemens, dont le rendez-vous étoit
dans un endroit qui n'étoit connu que
d'eux. On n'entendit parler alors que
de

de maſſacres & de tueries. Il n'y avoit aucune ſureté ſur les routes, & toutes les Relations de Voyageurs de ce tems-là ſont pleines de rencontres fâcheuſes, d'avis & de précautions à prendre pour éviter les malheurs. On n'oſoit preſque ſortir des Villes ſans armes & ſans eſcorte, & l'on fut obligé pendant deux ans d'y voyager par Caravanes, à la manière des Orientaux. On eut beau faire marcher des Détachemens de Soldats pour leur donner la chaſſe, on n'y put réuſſir: Briſavo ſavoit ſi bien cacher ſa marche, ſes routes & ſes retraites, qu'il ne perdit que deux de ſes gens qui furent exécutés, & de la confeſſion deſquels on ne put tirer aucunes lumières. Il comprit bien cependant que ſon impunité n'auroit qu'un tems, & que tôt ou tard il pourroit ſe brouiller avec la Juſtice, ou qu'il périroit dans quelque expédition de grand-chemin. Il ſongea à s'aſſurer une retraite, & à vivre dans ſon infame métier, comme un Marchand qui travaille pour s'enrichir. Il mit à profit ſes crimes, & ſon rang de Capitaine. Cet abominable Emploi lui donnant ſur ſes Compagnons des prérogatives & des droits, il les accoutuma à lui cèder une part privilégiée ſur les captures & le butin. Par ce moyen Briſavo amaſſa des ſommes d'autant plus conſidèrables, qu'il n'avoit pas d'occaſion de dépenſer, & que les grands-che-
mins

mins fourniffoient toujours affez de tristes victimes à fes débauches , fans qu'il
lui en coutât. Dans ces vues il eut foin
de placer fous un nom emprunté de
grandes fommes fur la Banque de Venife ; il méditoit de fe retirer un jour en
cette Ville, pour y vivre en Epicurien.
C'eft ce qu'il exécuta enfuite. - Mais il
étoit décidé que l'infortunée *Rafta* re-
tomberoit entre fes mains, & cette vertueufe perfonne éprouva d'une manière
cruelle, avec fon Epoux, l'horrible effet des menaces que Brifavo leur avoit
faites.

Après le mariage de *Vanelli*, la Mère de ces heureux Epoux, accoutumée
à la retraite, étoit retournée à fa Campagne, malgré les inftances de fes Enfans, qui vouloient la retenir à Naples.
Ce tendre couple avoit coutume d'aller
paffer quelques mois tous les ans avec
elle , pour la rendre témoin des douceurs de leur union. Ils vivoient E-
poux comme Amans , & l'hymen n'a-
voit fait qu'augmenter leur tendreffe
par fes innocens plaifirs. Il ne manquoit à leur félicité, que de voir quelques doux fruits de leur mariage. Rasta, fi digne d'être Mère, n'avoit point
d'Enfans. Elle defiroit paffionnément d'en
donner à fon Epoux, qui ne le fouhai-
toit pas avec moins d'ardeur. On attribuoit fa ftérilité à la frayeur qu'elle a-
voit eue dans le tems de fon enlèvement.

ment. Elle avoit été fans fuccès aux Eaux & aux Bains renommés pour cet effet, & les Médecins lui avoient confeillé d'efpèrer tout de fa jeuneffe. Rasta cependant, par amour pour fon Epoux, fouhaitant de lui donner un héritier, crut en hâter la naiffance en recourant aux Pélerinages. Elle fit un Vœu à S. *Janvier* Patron du Royaume, & voulut aller vifiter un Lieu confacré à ce Saint à quelques milles de Naples : elle partit avec fon Epoux de grand matin de chez fa Mère, parce qu'elle vouloit fe trouver le lendemain à Naples pour affifter au fameux Miracle de la *Liquéfaction* du fang de ce Saint, qui fe fait tous les ans.

Il faloit pour arriver à la Chapelle célèbre, prendre une route un peu détournée, afin de pouvoir arriver à Naples au jour de la Fête. La Mère, par un preffentiment fans doute de ce qui arriva', fit tout ce qu'elle put pour détourner Rafta de ce Pélerinage, & l'engager à le remettre à un autre tems. Mais la pieufe Rafta occupée de fon Vœu, & pouffée peut-être par fa deftinée, demeura ferme dans fon deffein. Les chemins d'ailleurs étoient affez fûrs de ce côté, & c'étoient les feuls où l'on n'avoit jusques-là parlé d'aucun accident. Le malheur voulut que Brifavo, après avoir défolé tous les quartiers du Royaume, eût dreffé ce jour-là fon embuf-
cade

cade de ce côté, attiré peut-être par l'efpoir des captures qu'il pourroit faire fur les Pélerins qui viendroient à la Chapelle. Les Epoux, après avoir fait leurs dévotions, reprenoient tranquillement le chemin de Naples, fans autre efcorte qu'un Guide & un Valet à cheval. Leur voiture avoit quelque apparence, elle donna dans les yeux du Comte qui la guettoit. Il donne un coup de fifflet : auffi-tôt on vit fortir de tous côtés une troupe de fcélérats qui parurent comme par enchantement. Brifavo range fon monde, le fait tenir fur fes gardes, & environne la voiture. Le Cocher voyant le danger, voulut rebrouffer chemin ; mais il n'y eut pas moyen d'échapper. Les Brigands fondent fur le Guide & l'affomment, maffacrent le Valet, égorgent le Cocher, prefque en un clin d'œil, & avant qu'ils euffent pu fe reconnoitre ni fe mettre en défenfe. Ils fe faififfent auffi-tôt de la voiture, en ouvrent les rideaux, & alloient maffacrer en même tems les deux Epoux, qu'ils trouvèrent à demi morts de frayeur. Vanelli, malgré fa valeur, ne fe voyant pas en état de réfifter à cette Troupe, tenoit entre fes bras la tendre Rafta, & tâchoit de parer les coups qu'on alloit lui porter. Hèlas! en voulant lui conferver quelques momens de vie, fa cruelle tendreffe préparoit à fon Epoufe & à lui-même un traitement mille

le fois plus rude que la mort. L'efpèrance de mourir plutôt que de voir expirer Rafta, augmenta leur commun
malheur; & dans les maux affreux qu'ils
furent prêts de fubir, l'amour fit leur plus
horrible fupplice.

La tendreffe & la frayeur les a-
voient rendus comme immobiles, & à
la vue du danger inévitable qu'ils cou-
roient, ils fe difputoient à l'envi la
trifte confolation de mourir le prémier,
pour s'épargner réciproquement la douleur d'une féparation fi cruelle. Les
Voleurs auffi fe trouvant animés par la
préfence de leur Chef, s'envioient entre eux la gloire de leur porter les prémiers coups. Brifavo, pour les accorder, s'avance lui-même; la Troupe re-
cule, & lui défère les honneurs du crime. Il voit une femme dans la chaife :
c'en fut affez pour fufpendre fa fureur
pendant quelques momens. Il l'arrache
des bras de Vanelli, l'envifage, & re-
connoit la malheureufe Rafta. *Ah ! c'eft
donc toi*, s'écria-t-il avec tranfport, *digne
objet de ma vengeance & de mon amour !* Ces
paroles, qui auroient pu être l'effet d'un
fentiment amer à la vue d'un Objet dont
il auroit été épris, n'étoient que l'ex-
preffion du plaifir que fon ame fcélérate goûtoit d'avance dans les horreurs
dont elle vouloit fe repaitre. *Qui que
tu fois*, ajouta-t-il en s'adreffant à Vanelli qu'il ne reconnoiffoit pas encore,

foit

foit Epoux, foit Amant, ou Frère, tu vas juger de l'ardeur de mon amour pour celle que tu accompagnes. En achevant ces mots, qui furent comme l'Arrêt de leur fupplice, Brifavo ordonne à fes gens d'arracher Vanelli de la voiture, avec défenfes expreffes d'attenter à fa vie. Le tendre Epoux, prévoyant toutes les horreurs qu'on lui préparoit, effaya de fe défendre. Il tenoit Rafta d'une main, & tâchoit avec fon épée d'écarter les Affaffins, ou de fe percer lui-même. Rafta reconnoiffant alors fon Raviffeur, tomba évanouie ; & fon cher Epoux trop foible pour réfifter, fut bientôt mis hors de défenfe. Le Comte, après avoir fait mutiler les trois cadavres, fit conduire la voiture à l'entrée du Bois, qu'il choifit pour fervir de fcène à la barbarie qu'il méditoit. Elle alloit commencer par Vanelli ; mais Brifavo l'aiant reconnu pour avoir été l'un de ceux qui avoient arraché Rafta à fa brutalité, & aiant compris par fes triftes plaintes qu'elle étoit devenue fon Epoufe, il conçut l'abominable deffein de fatisfaire tout à la fois fa jaloufie, fa vengeance, & fa lubricité. Il fit d'abord dépouiller l'Epoux, & pour empêcher fes cris & fes plaintes, il lui mit dans la bouche ce que les Voleurs appellent entre eux *la Poire d'angoiffe.* C'eft une efpèce de Cadenat à reffort, fait en forme de figue, qui fe place fur la langue, & dont

les

les deux parties en se relevant pressent la mâchoire inférieure, & tiennent la bouche ouverte sans que le Patient puisse articuler de paroles, ni rendre qu'un son obscur. Il le fit lier en cet état contre un arbre, & se tourna ensuite vers l'infortunée Rasta. Les charmes de cette Belle mourante eurent encore quelque pouvoir sur son barbare cœur. Il tâcha d'obtenir par ses infames caresses, ce qu'elle avoit autrefois refusé à sa violence. Il lui promit même la délivrance & la vie de son Epoux, si elle vouloit consentir à sa passion. L'offre étoit séduisante: Rasta n'aimoit rien tant que son Epoux: Vanelli adoroit Rasta; & Brisavo qui mesuroit les sentimens des autres sur ceux de son infame cœur, se flattoit que Rasta risqueroit tout pour conserver son Mari , & que Vanelli consentiroit à tout pour assurer sa vie & celle de son Epouse. L'infame connoissoit mal ces vertueux Epoux! Il eut beau faire tenir le poignard sur la gorge au tendre Vanelli , tandis qu'il pressoit Rasta, en l'avertissant que son consentement ou sa répugnance décideroient de la vie de son Mari ; il n'en put rien obtenir. La vertueuse Epouse jetta un tendre regard sur son malheureux Epoux, moins pour consulter ses yeux sur la condition proposée, que pour lui faire remarquer la dure nécessité où elle étoit de le sacrifier à la conservation de son

hon-

honneur. Après ce triste adieu, Rasta ranimant ses forces, se tourna vers Brisavo, & tâcha par ses larmes & ses prières d'amollir encore ce cœur scélérat. „ Comte, lui dit-elle, je sens tout vo-
„ tre pouvoir sur mon Epoux & sur
„ moi ; mais ne craignez-vous pas que le
„ Ciel qui m'a déja sauvée de vos mains,
„ ne m'en arrache encore ? Le traite-
„ ment que vous nous faites, & celui
„ dont vous nous menacez, ne peut
„ rester impuni. Mon Epoux ne vous
„ a fait aucun tort, en m'arrachant de
„ chez vous à Naples ; & quand il n'au-
„ roit pas eu plus de droit sur moi que
„ vous n'en aviez, son exemple devroit
„ aujourd'hui faire votre règle. Vous
„ lui devez la vie: il pouvoit vous l'ô-
„ ter, & vous savez, Comte, qu'il n'a-
„ busa point de votre état. Si cepen-
„ dant votre vengeance a besoin d'une
„ victime, contentez-vous de ma mort;
„ j'y souscris: mais respectez mon hon-
„ neur, & conservez mon cher Epoux.
„ Je l'aime, je l'avoue; mais je chéris
„ encore plus la vertu. Ne croyez donc
„ pas que je consente jamais à rien de
„ contraire à ce que je lui dois. Nous
„ mourrons, s'il le faut : mais nous
„ mourrons vertueux ". Le Comte,
loin de se laisser fléchir aux courageuses instances de cette femme, & aux larmes que ce discours arrachoit au tendre Vanelli, redoubla ses sollicitations; &
lassé

laffé de tant de réfiftance , la menaça
d'ufer de force. Donna Rafta voyant le
péril de plus près, implora le fecours du
Ciel. "Jufte Dieu , s'écria-t-elle, daigne
„ me fecourir ! Et toi, barbare, ajouta-
„ t-elle en s'adreffant à Brifavo, tu peux
„ m'outrager : mais fois affuré que tu
„ n'auras que mon exécration, & que je
„ ne ceflerai jufqu'au dernier foupir d'at-
„ tirer par mes vœux les foudres du Ciel
„ fur ta perfonne." Le Comte, infenfible à ces malédictions , n'y répondit
que par des blafphèmes. L'infortunée
Rafta, prête à expirer de douleur & de
confufion , s'épuifoit en efforts & en
cris; elle appelloit fon cher Epoux,com-
me fi elle eût dû en attendre encore une
feconde délivrance. Hèlas ! il ne pouvoit que pleurer lui-même , & augmenter par fes gémiffemens une douleur
qu'il ne reffentoit déja que trop. Quel
fupplice en effet pour un Epoux ! quelle
affliction pour une femme vertueufe !
quel defefpoir pour tous les deux ! On ne
peut fans s'attendrir, fe repréfenter cette affreufe fituation. Elle fut cruelle
fans doute pour la chafte Rafta ; mais le
fpectacle en fut accablant pour l'infor-
tuné Vanelli. Il eft impoffible d'exprimer ce qu'il en dut couter à fon tendre
cœur , lorfqu'il vit fa malheureufe E-
poufe prête à être deshonorée à fes yeux
par les monftres les plus odieux que la
Terre ait jamais produits. S'il avoit eu

la trifte confolation de périr en la dé-
fendant, ou le pouvoir de fe dérober à
cette odieufe fcène, fon fupplice eût
été adouci.   Mais il ne lui étoit pas même permis de former ces plaintes fi douces aux miférables, ni de répondre aux
gémiffemens de fa chère Rafta. Sa douleur dut être d'autant plus violente, qu'il
ne pouvoit l'exprimer , & qu'il étoit
forcé de la tenir concentrée dans fon
propre cœur.   Les larmes , les foupirs,
les tendres regards , & les vains efforts
de fa chère Epoufe, devoient encore
augmenter fon defefpoir.   Tout étoit
accablant pour lui dans cette fituation.
L'innocence même de Rafta redoubloit le
fupplice de fon Epoux ; on fe confole de
la perte d'une Epoufe qui fe prête à
fon deshonneur: il n'en eft pas de même
d'une femme qui défend fa vertu au milieu des horreurs de la mort. Un Epoux
temoin de ce fpectacle , fi confolant en
foi-même , ne peut rien éprouver de
plus cruel ; fon cœur doit fe déchirer de
tendreffe & de douleur.   Plus Rafta marquoit de vertu , plus le traitement dont
elle étoit menacée devoit être affligeant
pour Vanelli ; parce qu'elle devoit alors
lui paroitre & plus aimable, & plus digne
que jamais de fa tendreffe.   Sans doute
qu'en ce cruel moment , il regretta la
vie qu'il lui avoit confervée dans le prémier inftant de l'attaque. Hèlas ! s'il en
avoit pu prévoir les fuites, il lui eût été
plus

plus doux de voir expirer entre ſes bras
ſa chère Moitié, que de la voir expoſée
à cette infamie. L'innocente Raſta n'é-
prouvoit pas des ſentimens moins douloureux. La ſituation cruelle où elle
voyoit ſon Epoux, augmentoit ſes an-
goiſſes. Briſavo s'en prenant à Vanelli
des réſiſtances de Raſta, eut la cruauté
de le faire maltraiter, pour arracher
par pitié le conſentement de cette vertueuſe femme. Donna Raſta n'en devint pas plus traitable à l'égard de Briſavo ; elle tâchoit au contraire de l'irriter par ſes injures, afin qu'il lui ôtât la
vie plutôt que l'honneur. Enfin ce couple ſi chéri & ſi heureux quelques heures
auparavant, ne pouvant plus vivre qu'avec
ignominie, ne trouvoit plus de douceur
qu'à ſe ſouhaiter réciproquement la mort.
Cette idée, ſi capable de les faire frémir
en d'autres tems, faiſoit leur unique reſſource en cette extrémité.

L'infame Briſavo, toujours inſenſible
à ce ſpectacle ſi touchant de tendreſſe
& de vertu, n'auroit point balancé ſur
la mort de cette innocente perſonne, ſi
ſa paſſion y eût trouvé ſon compte, autant que ſa barbarie. Piqué cependant
d'une réſiſtance ſi opiniâtre, il rappella
ſes gens qui gardoient Vanelli, & leur
ordonna de lier auſſi-tôt Raſta. C'en
étoit fait. Mais le Ciel toujours propice
à la Vertu, ne tarda point à exaucer les
vœux des deux Epoux. Il ſemble même
I 2 qu'il

qu'il n'avoit différé à fauver l'innocence
de Rafta, que pour rendre plus éclatan-
te la protection qu'il accorde toujours
aux vertueux opprimés.   Un moment
de plus, Rafta perdoit l'honneur & la
vie. Les Compagnons de Brifavo étoient
occupés à la dépouiller , lorfqu'on entendit le bruit d'une troupe de chevaux
& de Cavaliers qui accouroient à toute
bride , & qui étoient déja à portée du
Bois.   C'étoit la Maréchauffée de Naples , qui étoit depuis deux ans occupée à courir après la Troupe de Brifavo.
La Fête du *Sang de S. Janvier* avoit obligé la Juftice à renforcer les Détachemens,
pour affurer la liberté des chemins, &
défendre les Pélerins contre les brigan-
dages de Brifavo. Deux Archers qui de-
vançoient la Brigade pour obferver les
chemins , aiant vu de loin une voiture
arrêtée , & quelques mouvemens dans le
Bois , donnèrent le fignal à leurs gens.
Le Capitaine auffi-tôt coupe avec fon
monde à travers les broffailles , & voyant fur le chemin des cadavres égor-
gés , ils vont droit à la voiture pour
furprendre les Brigands morts ou vifs.
Les gémiffemens de Rafta qu'ils enten-
doient les animent, & au hazard de tuer
pêle-mêle les coupables & les innocens,
ils font en arrivant au Bois une décharge générale à travers les arbres , & en-
foncent le taillis en criant , *Tue , tue.*
Brifavo furpris oublia fa vengeance & fa
bru-

brutalité, pour fonger à fa vie. Ses compagnons l'imitent , & courent aux armes. Le combat s'anime, plufieurs des gens de Brifavo déja bleffés de la prémière décharge , fuccombent fous le nombre des Archers ; & lui-même ne voyant pas jour à vaincre , profite du tumulte & s'évade par des détours inconnus à tout autre qu'à lui & aux fiens. La Maréchauffée aiant pris & lié trois de fes gens , courut au fecours des infortunés Epoux. Rafta déja demi-morte des horreurs dont elle avoit été menacée, étoit reftée fans connoiffance. Vanelli, pénétré du trifte état de fa chère Epoufe, avoit encore eu le malheur de recevoir dans la mêlée un coup de moufquet qui lui avoit caffé le bras. Les Archers le délièrent , & lui ôtèrent de la bouche le fatal inftrument qui l'empêchoit de parler. Dès qu'il fe vit libre , il courut malgré fes douleurs & fon épuifement auprès de l'infortunée Rafta, & fuccombant lui-même à fa foibleffe, il tomba évanoui fur fes genoux. Rafta revenue à elle-même , eut encore à effuyer cette douloureufe fcène : heureufement, la foibleffe de Vanelli ne dura point ; elle eût expiré de regret, s'il n'eût parlé. La connoiffance lui revint affez tôt pour calmer les allarmes de Rafta. Les deux Epoux fe trouvant dégagés du péril qu'ils avoient couru, bénirent le Ciel du fecours inopiné qu'ils ve-

 noient

noient de recevoir. Les Archers les remirent dans leur voiture, & les ramenèrent à Naples, avec ceux des Brigands qu'ils avoient pris. Donna Rafta fe remit de fes allarmes : on y panfa les bleffures du Signor Vanelli, & ils vêcurent plufieurs années enfemble, avec une tendreffe que leurs malheurs avoient rendue plus étroite & plus précieufe, parce qu'ils avoient plus clairement dévoilé leur vertu. Les compagnons de Brifavo furent exécutés, fans que les indices qu'ils donnèrent de fa retraite, puffent faire découvrir leur Chef.

Brifavo, que fon adreffe n'abandonnoit guères au befoin, avoit eu la fineffe de s'échaper dans la mêlée. Malgré le danger qui le menaçoit, il n'avoit point oublié fes tréfors. Comme il étoit déterminé à tout plutôt qu'à perdre des biens amaffés avec tant de périls, il courut à l'endroit qui lui fervoit de magazin, & qui n'étoit connu que de deux de fes plus fidèles ; & prenant avec lui ce qu'il y avoit de plus précieux, il chargea du refte un Venitien, qui ce jour-là étoit refté au bagage, & fe retira avec lui fur les Terres du Pape. Il alla d'abord à Rome, où à force d'argent il obtint la franchife du Cardinal de . . . . . qui lui donna afyle dans une de fes Terres. Il ne put être fi bien caché, qu'on ne foupçonnât fa retraite, quoiqu'il y fût fous un troifièfième nom.   Ces foupçons parvinrent au Pape même , qui le redemanda au Cardinal.   Ce Prélat intèreffé nia le fait: mais craignant enfin quelque violence de *Clément XI*, qui vouloit être obéi , il fit évader le coupable Brifavo , qui prit avec fon Compagnon la route de Venife.

Il n'y devint pas meilleur , & cette retraite fut une nouvelle trace de crimes d'une autre efpèce. Il y débuta cependant par les apparences les plus féduifantes d'homme d'honneur & de probité.   Le Venitien qu'il avoit amené , lui donna la Carte du Pays , & lui indiqua les Affemblées , & la manière de s'y produire.   Il y fit d'abord très grande figure , & parut avec éclat dans les *Redoutes*, & les autres lieux où l'on jouoit. Il prit le nom de Marquis de *Civitella*, (c'étoit le quatrième qu'il fe donnoit, & celui qu'il garda toujours depuis.) Il ne lui fut pas difficile d'en foutenir le rôle: fa taille, fon air de grandeur & de naiffance, fon tour d'efprit, & fa dépenfe ne laiffèrent aucun doute fur fa qualité.   La vie errante & fauvage qu'il avoit menée dans le Royaume de Naples, n'avoit pas altèré fes manières, qu'il avoit naturellement polies. Certain air de libertinage qui plait extrèmement à Venife, & que le Comte avoit fingulièrement cultivé par fes débauches, fervit encore à le diftinguer des autres Etrangers.   Il brilla dans les Carnavals,

I 4   s'in-

s'introduifit chez les Nobles, & charma
plus d'une Venitienne. Il y eut plufieurs
galanteries, mais il fe vit plus d'une
fois expofé à les payer chèrement. La
jaloufie des Epoux eft terrible en cette
Ville, & peu s'en falut que les dangers
que le Comte y courut, ne le corrigeaf-
fent enfin de fes débauches. Le bruit
qu'y firent fes exploits amoureux, l'expofant à tout moment au ftilet ou au
poifon, l'obligea d'affecter plus de réferve; fes débauches, pour être plus
fecrettes, n'en furent pas moins outrées.
Laffé cependant de ce train, moins par
dégoût que par inconftance, il rentra
dans le monde, & n'ofant plus y fré-
quenter de femmes mariées, il fe re-
trancha aux Veuves. Il en chercha quelqu'une qui pût le fixer du côté des ri-
cheffes; car du côté du cœur, on eût
plutôt fixé le Mercure. Son Compagnon
lui en indiqua une qui étoit jeune & belle, & qui avoit la réputation d'être très
riche. Elle n'étoit pas moins vertueufe, & c'étoit-là l'embarras.

Brifavo, ou plutôt le Marquis de Civitella, s'infinua chez elle; il affecta beaucoup plus d'honneur en fa préfence,
qu'il n'en avoit jamais eu : il n'eût pas été
Italien, s'il n'eût fu feindre. Il l'étoit en
ce point, plus que pas un de fes com-
patriotes; & de cette façon il ne lui
fut pas difficile de tromper la riche Veuve. Comme elle étoit jeune encore, el-

le

le n'avoit pas toute l'expérience néceffaire pour démêler le caractère du prétendu Marquis. Quoique fage, elle aimoit le plaifir, & il paroiffoit naturel
qu'elle fe dédommageât pendant fon
veuvage, des caprices & de la févérité
de fon défunt Mari, qui étoit vieux,
& par conféquent brutal & jaloux. Il
eft vrai que le bruit public lui avoit appris quelque chofe des avantures du prétendu Marquis : mais à Venife, où la
plus craffe débauche s'appelle galanterie,
un galant-homme de cette efpèce n'en
eft pas moins eftimé par les Dames les
plus vertueufes. Plus un homme eft
bruyant, plus il a de mérite auprès des
Venitiennes. Les plus févères ne peuvent fe défendre de cette prévention na-
tionale; elles croyent affez généralement,
que la vertu la plus auftère ne perd rien
par un peu d'eftime pour des Cavaliers
de cette efpèce ; d'autant qu'elles re-
gardent ce que l'on publie des Etrangers, comme une rufe des Maris jaloux
qui ont intérêt à les décrier.

Quoi qu'il en foit, la bonne Veuve
fut cruellement la victime de ce préjugé.
Elle fouffrit les vifites du Marquis, elle
s'y accoutuma, par vanité peut-être, d'a-
voir pu fixer un cœur qu'elle ne croyoit
que volage, & qu'elle fe flattoit d'avoir
mis dans le goût de s'attacher à d'honnêtes femmes. L'adroit Marquis s'apperçut de ce foible: il rappella tout
fon efprit & fon adreffe, ou plutôt fes

I 5   four-

fourberies, pour diffimuler fes vices, & affecter du goût pour la vertu. Ce rôle fans doute lui coûta extrèmement: la vertu n'a de douceurs, que pour ceux qui l'aiment véritablement ; & elle fait le fupplice des hypocrites, qui en affectent l'extérieur. Cependant il s'y foumit, & contrefit fi bien l'honnête-homme, que la bonne Veuve ne s'effraya que médiocrement de la déclaration qu'il lui fit. Elle la rejetta d'abord ; cependant elle fe familiarifa avec fes foupirs ; & comme rien n'eft fi contagieux, furtout quand on croit que la vertu eft de la partie, la Veuve au bout de quelques mois lui avoua fous le nom d'eftime, une véritable tendreffe. Le Marquis la ménagea fi bien, que fes foupirs furent couronnés deux ans après.

Il faut avouer que dans le cours ordinaire de la vie, deux années d'épreuve & de fréquentation fuffiroient pour démasquer un cœur moins fcélérat que celui de Brifavo ; & il n'y a que fa qualité d'Italien, qui puiffe faire taxer la Veuve d'imprudence. Elle étoit fimple & vertueufe ; elle aimoit un homme aimable, dont elle excufoit des défauts qu'elle croyoit réparés ; elle ne voyoit en lui que des fentimens d'honneur & de probité : fa deftinée enfin l'entrainoit à fon malheur ; elle eft excufable de s'y être prêtée. Le changement de vie du Marquis avoit d'ailleurs étonné tout

le

le monde, & on en faifoit honneur à
la belle Veuve. La vertu n'exclud pas
toujours l'amour-propre; elle fut la dupe du fien, & elle ne fe contenta pas
d'époufer Brifavo ; cet habile fcélérat
fut encore l'amener au point d'en obtenir une Donation totale de fes biens.
Hèlas ! par le même Acte la trop crédule Veuve fignoit auffi l'Arrêt de fa
mort.

Que l'on devroit bien à quelque marque reconnoitre des cœurs auffi pervers
& auffi criminels ! la peu foupçonneufe innocence s'en garderoit peut-être. Mais il
n'eft pas de l'effence de la vertu, qu'elle
foit toujours heureufe : il eft très fûr du
moins qu'elle n'eft jamais plus aimable
que dans le malheur. Celle de la Mar-
quife étoit réfervée à plus d'une épreuve, avant d'être opprimée : elle devoit
être alternativement en butte à la fcélérateffe du Marquis fon Epoux, & à
celle de fon infame Compagnon. L'un
& l'autre, accoutumés aux plus grands
crimes, fe laffoient de l'extérieur même de la vertu: il leur faloit des for-
faits d'éclat, & l'attrait du crime les
entraina fi puiffamment, qu'ils fe trahi-
rent réciproquement l'un l'autre.

Le Venitien compagnon du Marquis
regardoit la fortune de fon Chef comme fon ouvrage; & la Veuve même qu'il
avoit époufée, comme un butin fur lequel il avoit fes droits. Il réfolut de

les faire valoir, & les charmes de la Marquise .furent le prémier objet de ses prétentions. Il sentit quelque tendresse pour elle, & il voulut s'établir son Galant. Il avoit jusques-là partagé si parfaitement les plaisirs & les allarmes de Brisavo, qu'il se crut autorisé à prendre quelque part au cœur de la Marquise. Il se flattoit d'ailleurs que le secret dont il étoit le dépositaire, obligeroit son Ami à quelque complaisance, en cas qu'il découvrît son intrigue. Le titre d'Ami que Brisavo lui conservoit, lui donnoit les entrées libres à la maison. Aussi-bien que son Maitre, il n'étoit pas homme à soupirer longtems; & dans l'idée qu'il s'étoit faite qu'une Dame capable d'épouser Brisavo ne devoit pas être fort délicate sur son devoir, il ne tarda point à déclarer nettement sa passion. Il eût raisonné juste, si la Marquise avoit connu le détestable caractère de son Epoux. Mais il fut bientôt détrompé : la jeune & vertueuse Dame, offensée d'une proposition si odieuse, le menaça de toute son indignation, & de la fureur de son Epoux, s'il osoit encore lui parler de tendresse. Elle cacha néanmoins au Marquis la perfidie de son Ami. Le Venitien revint à la charge une autre fois, & lui déclara nettement qu'il avoit des droits sur sa personne & sur ses biens. La Marquise, qui ignoroit parfaitement sur quoi

ils

ils pouvoient être fondés, ne lui répondit que par les noms de *traitre* & de *perfide*, qu'elle croyoit lui convenir à l'égard du Marquis son Epoux. Le Venitien, irrité par l'inébranlable vertu de la Dame, croyant d'ailleurs qu'il n'y avoit de différence réelle entre lui & Brisavo, que celle qu'il plaisoit à la Marquise d'y mettre, se répandit en invectives. Il s'oublia dans son dépit jusqu'à lui dire, *que ce qui faisoit le mérite d'un Chef parmi ses semblables, n'étoit que l'exécration du reste des humains.* Tant il est vrai que le vice le plus outré ne sauroit se dissimuler à soi-même l'horreur qu'il inspire! Le Venitien s'imaginoit peut-être que Brisavo se seroit abandonné à la confiance qu'on peut prendre en une Epouse, & qu'il auroit fait à la Marquise des aveux nécessaires à l'intelligence de ce discours. Il se trompoit. Aussi n'y comprit-elle rien. Elle ne regarda ces paroles, assez claires pourtant, que comme les égaremens d'une passion insensée. Son aveugle tendresse pour un Epoux indigne d'un cœur si simple & si vertueux, ne lui permit pas d'user de son jugement : elle ne réfléchit même que sur l'insolence de ce téméraire Amant, sans avoir le moindre soupçon du caractère de son Epoux.

Comme le Venitien avoit pris le tems de son absence, Brisavo fut surpris de trouver encore la Marquise toute émue

à son retour. Elle lui en dit elle-même le sujet: elle l'informa de la passion du Venitien, & lui raconta ingénument tout, jusqu'au discours embrouillé qu'il lui avoit tenu, & le pria tendrement d'éloigner cet insolent de sa maison. Le Marquis le lui promit, & lui tint parole; comme il craignit avec raison, que le Venitien ne poussât l'imprudence plus loin, il le fit massacrer dès le soir même, moins pour le punir de sa perfidie, que pour assurer son secret. La sureté fait la souveraine loi des scélérats, & il n'est point de liens qu'ils ne brisent quand il s'agit de se la procurer. Aussi Brisavo ne s'en tint pas à ce crime. La vertu de sa trop malheureuse Epouse l'importunoit. Cette Dame, dont la douceur & la simplicité faisoient le caractère, ne voyant plus reparoitre le Venitien, se défia de la vengeance de son Mari. L'idée d'un meurtre dont elle auroit été la cause innocente, troubloit sa conscience. Elle importunoit à tous momens le Marquis, pour en savoir la vérité. Brisavo, tout accoutumé qu'il étoit à ces exploits sanguinaires, ne put se résoudre à avouer celui-ci. Le respect que la vertu de cette Dame lui inspiroit malgré lui, l'accabloit de remords. Il tâcha d'étouffer les questions de la Marquise, par un air de jalousie sur ses inquiétudes pour le Venitien. Mais comme il ne put y parvenir, il falut se défaire

faire de fa trop vertueufe Epoufe. Il craignoit que tôt ou tard elle ne réfléchît fur le difcours du Venitien, & qu'un jour ou l'autre fon Hiftoire éclaircie ne le privât des biens immenfes qu'il attendoit avec impatience. Le perfide compofa lui-même un poifon infernal, qu'il lui fit avaler. Il en connoiffoit l'effet; & tandis que ce mortel venin minoit fecrettement les entrailles de fa malheureufe Epoufe, il arrangeoit fourdement fa fucceffion, pour pouvoir la tranfporter après fa mort.

La belle Venitienne tomba infenfiblement dans une langueur incurable, dont elle ignoroit la caufe. Il fembloit même que les progrès du poifon augmentoient fa tendreffe pour Brifavo. Un cœur vertueux & droit n'eft pas ordinairement foupçonneux. La pauvre Dame, fervilement efclave de fa prémière eftime pour Brifavo, n'avoit garde de fe défier de fa probité. Auffi elle fut occupée de lui jusqu'au dernier foupir, & avant d'expirer, elle voulut confirmer par un nouvel Acte la donation qu'elle lui avoit faite. Elle mourut vertueufe, dans le centre même du vice; & le crime qui avança fes jours, ne fut qu'une aveugle générofité pour le plus indigne des hommes. Ce monftre d'ingratitude affecta pourtant une douleur exceffive fur la mort de fa malheureufe Epoufe, & feignant de ne pouvoir demeurer en des
lieux

lieux qu'elle avoit habités, il ne resta à Venise qu'autant de tems qu'il lui en falut pour dénaturer sa succession. Il voyagea pendant quelques années, & revint enfin quinze ans après briller à Naples, sous le nom qu'il avoit arboré en arrivant à Venise.

Personne ne l'y reconnut sous ce masque. Outre qu'il avoit une grande coupure au visage qui le défiguroit, plus de vingt années d'absence en avoient changé les traits. D'ailleurs il avoit eu la précaution de faire longtems auparavant payer ses dettes sous main; & supposé que quelqu'un l'eût soupçonné, ses immenses richesses le mettoient à l'abri des dangers que la prémière partie de sa vie pouvoit lui faire craindre. Comme il avoit tant de fois changé de personnage & de nom, tout le monde ne savoit pas la part qu'il avoit eue à tous les crimes confessés par ceux de sa Bande qui avoient été exécutés. Le Signor Vanelli & sa chère Rasta étoient morts; & ce couple vertueux avoit évité, autant qu'il leur avoit été possible, de donner les indices qu'ils avoient contre Brisavo, tant pour assoupir cette étrange avanture, que pour ne pas irriter ce monstre qu'ils connoissoient capable de tout entreprendre, en cas qu'il vécût encore. Ce fut peut-être là le fondement de sa sécurité. Quoi qu'il en soit, on ne peut s'empêcher de reconnoitre en ce point l'effet

d'un

d'un jugement divin , qui voulut qu'il revînt expier ſes crimes dans le lieu même où il avoit commencé de les commettre.

Sa conduite y fut aſſez honnête. L'âge avoit amorti le feu de ſes paſſions, ou peut-être l'avoit réduit à l'impuiſſance de les ſatisfaire. Ses plaiſirs furent moins groſſiers , & ſa vie reſſembloit à celle d'un homme ſur le retour, & de ce qu'on appelle un *agréable Débauché*. On ne fuit pas d'ordinaire ces ſortes de gens, dans le commerce du monde ; chacun s'empreſſa à le voir & à le connoitre. Il n'étoit mention que du Marquis de *Civitella*. C'eſt tout dire , il faiſoit grande figure, il avoit dequoi la ſoutenir : dans les grandes villes on s'aveugle aiſément ſur le reſte : de grands biens ſuppoſent preſque toujours un mérite infini. Il donnoit des Fêtes , il tenoit bonne table , ſa maiſon étoit le rendez-vous de tous les Etrangers. Il y a vécu pendant quelques années dans cette ſplendeur , ſans autre inquiétude que les remords qui pouvoient le déchirer. Ce fut peut-être pour les calmer, qu'il inventa une Secte nouvelle & commode. Il s'aſſocia pour cet effet un Moine Eſpagnol, chaſſé de ſon Cloitre pour ſes crimes ; & ces deux ſcélérats s'érigèrent en Réformateurs de Religion. Ils raſſemblèrent les Erreurs de toutes les Sectes & de toutes les Communions;
cha-

chacun fuivant fon génie y plaça fon article: le Marquis n'oublia point ce qui pouvoit flatter ou nourrir fes infames penchans. Comme il n'étoit plus jeune, l'idée de pouvoir par fa Doctrine porter les autres au crime, le confoloit apparemment de l'impuiffance de le commettre. Il femble qu'il étoit né pour toutes les horreurs, que tout devoit être criminel en lui, & qu'il devoit épuifer toutes les reffources que le cœur, le corps & l'efprit peuvent offrir à la débauche la plus outrée. Sa Doctrine étoit un monftrueux affemblage de tout ce que le Paganifme, le Judaïfme, & l'Alcoran ont de plus fenfuel; ils y avoient ajouté les infamies des plus fales Hérétiques des prémiers tems, & y avoient laiffé quelques Dogmes de l'Eglife Chrétienne, pour ne pas révolter d'abord leurs Difciples. En un mot, l'efprit d'indépendance & de fenfualité étoit la bafe de cette Secte impure. Des Dogmes de cette nature ne manquent jamais de Profélytes. Le Marquis de Civitella s'en fit en peu de tems un grand nombre, à l'aide des Concerts qu'il donnoit fréquemment. Il ne les endoctrinoit cependant qu'avec réferve, parlant à chacun felon fes préjugés, & leur accordant à tous, les points auxquels ils paroiffoient attachés. Juifs, Turcs, Grecs, Arabes, François, Anglois, & Allemands, étoient d'accord

avec

avec lui, parce qu'il fe les attachoit tous par les liens du libertinage. Il les partageoit par Claffes, & les inftruifoit alternativement, fous prétexte de les régaler tantôt à la Ville, tantôt à la Campagne. Perfonne ne s'en défioit, parce que la bonne chère & la Mufi que paroiffoient être l'unique motif de ces Affemblées. L'Inquifition même, tout alerte qu'elle eft, en fut longtems la dupe.

Civitella, qui la craignoit, crut cependant devoir fe précautioner contre fes attentions. Il nomma des Chefs à toutes les Claffes qu'il avoit formées, leur donna le pouvoir d'inftruire ; & pour affurer les progrès de fa Doctrine, il en fit imprimer fecrettement les principaux Articles, que le Moine Efpagnol avoit rédigés. Cette Politique, qui fembloit devoir affûrer fon fecret, le trahit. La mefure de fes crimes étoit comblée; il avoit offenfé toute la Nature par fes excès, & il avoit ofé en attaquer l'Auteur par fa déteftable Doctrine. Le Ciel confondit fes vues: il permit qu'un de fes Difciples perdît cet abominable Livre. Un Mendiant le trouve, le porte à l'Inquifiteur; on va fur le champ chez tous les Libraires, on en trouve encore des feuilles chez le nommé *Ripa* qui l'avoit imprimé. Cet homme, en vrai Napolitain, en déclare auffitôt l'Auteur. Civitella fut pris à l'heure même.

même. On arrêta quantité de gens qui le fréquentoient; les autres prirent la fuite, & quantité d'Etrangers disparurent. Son procès fut bientôt fait: il fut condamné aux flâmes avec son Espagnol, & tout ce qu'on put trouver d'Exemplaires de son Livre, qu'il avoit intitulé *Microscope de la Religion*. La fermeté qu'il marqua dans sa prison & à la mort, a quelque chose d'incroyable. Il souffrit les Questions les plus rudes sans rien avouer, ni découvrir ses complices. Il s'étoit fait une espèce d'Héroïsme du crime, & il le poussa jusqu'au dernier période. Peut-être que s'il eût été moins excessif, ce monstre se fût encore attiré la compassion. Les procédures de l'Inquisition sont toujours si odieuses, dans les pays même où elle est la moins sévère, que ses injustices connues font toujours gémir les honnêtes-gens sur le sort de ceux qui tombent entre ses mains. A Naples sur-tout, où il y a toujours quantité d'Etrangers de diverses Religions, Civitella auroit trouvé des gens qui l'auroient plaint, puisque la plupart étoient ses Disciples. Ses richesses immenses auroient autorisé la prévention d'injustice, & il eût été naturel de penser que ses biens avoient fait son crime. Ceux qu'il avoit régalés, le menu peuple qui s'étoit ressenti de ses profusions, auroient sourdement murmuré de sa mort; & ses Disciples

au-

auroient pu faire valoir ſes Dogmes, à l'aide de ce préjugé. La Providence permit que ce miſérable décréditât lui-même ſa Doctrine par l'excès de ſon intrépidité. Avant de monter ſur le bucher, il déclara qu'il étoit prêt à dire volontairement ce que les tourmens n'avoient pu lui arracher: qu'il étoit ce même Comte de *Briſavo* ſi fameux par ſes excès, le raviſſeur de tant de filles vertueuſes, le corrupteur de tant de perſonnes de naiſſance, l'agreſſeur de l'innocente Raſta & du Signor Vanelli, & l'empoiſonneur de la trop tendre Venitienne. Il ajouta à cette confeſſion, l'horrible catalogue de ſes crimes. Il s'en applaudit, & avoua qu'il ne regrettoit la vie, que parce que s'il avoit vécu un an davantage, il ſe flattoit de pouvoir élever ſa Secte ſur les ruïnes du Chriſtianiſme & du Mahométiſme. Chacun frémit de cet aveu; & l'Inquiſiteur effrayé de ſes blaſphèmes fit allumer le bucher, qui conſuma ce monſtre infernal. Cette confeſſion irrita tellement les ſpectateurs, que l'on regrettoit preſque de ne pouvoir lui faire ſouffrir qu'une mort, pour venger le Ciel & la Terre des crimes de ce miſérable. Sa Secte fut diſſipée avec ſes cendres; mais ſa Doctrine ne s'eſt que trop répandue. Quantité de jeunes Voyageurs qu'il en avoit empoiſonnés, ont porté ſes impiétés dans leur Patrie;

&

& c'eft fans doute à lui que l'on doit le nombre prodigieux de Libertins que l'on trouve dans toutes les Cours.

Ici, dit le Chevalier en pliant fon Cahier, finit l'horrible Hiftoire des crimes de Brifavo. J'en ai abrègé la lifte, pour ménager la délicateffe de la compagnie; & j'ai choifi exprès l'article de Donna Rafta & de la belle Venitenne, pour vous en donner une idée. La vertu de ces deux malheureufes perfonnes eft fort propre à dédommager l'imagination, de l'horreur que les vices de Brifavo lui caufent. Au refte, Madame, ajouta poliment le Chevalier en s'adreffant à la Générale, fi dans la lecture de cette Hiftoire il m'étoit échappé quelque chofe contre le refpect que l'on doit aux Dames, je vous prie de vous fouvenir que vous m'avez ordonné de vous la lire.

Nous aurions tort de nous en offenfer, répondit la Générale; & je vous avoue pour ma part, que le Crime le plus heureux ne me donne que de l'averfion ; & que la Vertu malheureufe me paroit infiniment plus admirable dans cet état, que lorfqu'elle triomphe. Il me femble même que le Vice & la Vertu pouffés à l'excès, & rapprochés dans un même point de vue, empruntent l'un de l'autre les couleurs qui leur conviennent le mieux, & qu'enfin la Vertu
n'y

n'y perd jamais rien. Il faut convenir, dit D. Nugnez, que fi le Crime a fes Héros auffi-bien que la Vertu, les effets qu'ils produifent font bien différens. La Vertu fait des prodiges que tout le monde admire ; mais le Vice ne produit que des monftres que chacun détefte... Je trouve, ajouta la Frelle, toutes ces réflexions merveilleufes ; mais il me femble que nous devrions bien dire un mot de la pauvre Rafta. Son fort m'a paru bien déplorable, & malgré le bonheur qu'elle a eu d'être arrachée une feconde fois à fon Ravifleur, je ne faurois m'empêcher de la plaindre... Eh bien, reprit la Vicomtefle, nous la plaindrons fi vous voulez ; mais avec votre permiffion, Mesdames, ce fera à condition de nous lever d'ici. La place n'eft plus tenable, la fraicheur devient un peu trop forte. Elle avoit raifon ; le fércin commençoit à fe faire fentir, & l'herbe étoit déja mouillée. Une féance fi longue fur le gazon, n'étoit pas fort faine pour des perfonnes qui fortoient du Bain. Nous nous promenames à grand pas, pour empêcher l'impreffion du froid, & nous rentrames dans la Ville.

Mylord ne manqua pas de nous régaler le lendemain, du Concert & du Bal. Il nous donna auffi un magnifique fouper ; mais la Générale fe retira de bonne heure à Borfet. Sérigny en fit autant

tant deux jours après; mais comme il vouloit éviter les Parisiens, il emprunta la Salle de notre Auberge, & pria les Dames de s'y rendre. Je ne sai où elles n'auroient pas été, plutôt que de se retrouver avec ces jeunes-gens. Enfin le Comte, le Chevalier & D. Nugnez voulurent avoir aussi leur tour; & par ce moyen nous abandonnames absolument le Bal public. Quand l'Echevin, la Générale, ou le Chanoine nous manquoit, le jeune Baron Liègeois, ou Sérigny, nous amenoient d'autres personnes pour remplir le nombre que nous nous étions prescrit. Nous employames ainsi une quinzaine de jours à prendre alternativement le plaisir du Bal, ou celui des Bains délicieux de Borset. Nous n'interrompions ces exercices que les Dimanches, dont chacun de nous employoit la matinée aux devoirs de sa Religion, & l'après-midi à la promenade, ou à quelques visites.

Un de ces jours que nous étions allés chercher les Dames avec qui Sérigny logeoit, nous trouvames la belle Hollandoise fort occupée à écrire. Elle nous parut avoir l'air chagrin, & nous lui en demandames le sujet. Elle nous répondit qu'une de ses Parentes d'Amsterdam l'aiant priée de lui envoyer une centaine de bouteilles de l'Eau *Thermale* d'Aix, on lui faisoit sur cela mille chicanes, & que le Garde de la Fontaine

taine

taine refufoit de lui en donner fans la permiffion du Magiftrat. Je ne connois point ces Meffieurs, dit - elle, & je mande à ma Parente que je ne faurois faire fa commiffion. . . . Le Chevalier qui étoit avec nous, n'eut pas plutôt appris fon embarras, qu'il la pria de fufpendre fa réponfe jufqu'au lende-main, en l'affurant qu'il fe flattoit de lui faire délivrer autant de bouteil-les qu'elle en fouhaiteroit. Il ne dou-toit pas que l'officieux Echevin, qu'il avoit trouvé prêt à toute heure à obli-ger la compagnie, ne fe chargeât avec plaifir de cette commiffion. L'offre du Chevalier fit plaifir à la Dame ; & com-me l'Echevin ne demeuroit qu'à quatre pas de là, il fortit dans l'inftant pour lui en faire la propofition , & revint une demi-heure après avec lui.

La Dame lui préfenta fa requête, & nous l'appuyames tous en nous plai-gnant des chicanes du Fontenier. L'E-chevin l'excufa d'abord, en nous affu-rant que le Magiftrat d'Aix avoit dé-fendu le tranfport de ces Eaux, dans la crainte que les Malades étrangers qui viennent dans la Ville, n'en trouvaffent point auffi abondamment que leurs be-foins l'exigeoient. L'excufe étoit trop flatteufe pour la rejetter. Nous ne pri-mes pourtant point le change, & nous comprimes tous, que le vrai motif de cette défenfe étoit la crainte d'accoutumer les Malades à reſter chez eux, par la facilité qu'ils auroient de s'épargner le Voyage d'Aix. La Ville alors ne s'en trouveroit pas mieux. L'Echevin pourtant, pour adoucir la ſévérité de cette défenſe, nous dit que rarement on refuſoit le tranſport des Eaux pour les perſonnes qui prouvoient par bons Certificats, l'impuiſſance de les venir boire ſur les lieux. Ordinairement même cette permiſſion s'accorde aux Etrangers, ſur la ſimple Atteſtation d'un Médecin, ou des Magiſtrats des Lieux où les Malades font leur réſidence. Cette impuiſſance de voyager ne ſe borne pas à la maladie ſeulement; elle s'étend encore à ia ſituation d'affaires dans laquelle un Malade ſe trouve.

C'étoit juſtement le cas dans lequel ſe trouvoit la Dame, qui demandoit cette grace; & l'Echevin pour la lui accorder ſe contenta du témoignage de la belle Hollandoiſe. Il prit ia commiſſion ſur lui, & deux jours après il lui fit porter cent bouteilles, qu'elle envoya en Hollande, en payant les droits ordinaires, tant pour la Ville que pour les bouteilles. Le nombre de perſonnes à qui Mrs. d'Aix accordent le tranſport de leurs Eaux ſur le moindre prétexte, nous fit ſoupçonner que la défenſe d'en laiſſer ſortir pourroit bien n'être qu'une politique pour en maintenir

tenir la réputation. C'est cependant un petit dédommagement pour la Ville, dans les saisons peu fréquentées; quoique malgré le débit qui s'en fait dans les pays voisins, & en Hollande surtout, ce commerce ne lui rapporte pas un grand revenu. Chaque bouteille coûte quelque chose de plus que celles de Spa, c'est-à-dire, environ treize ou quatorze sols, monnoye de France.

Quelque puissantes qualités que l'on suppose dans la plupart des Eaux minérales, je croi qu'il est incontestable qu'elles ne sont jamais plus efficaces que lorsqu'on les prend à la Source. Il est aisé de comprendre par conséquent, que de toutes celles que l'on transporte, il n'y en a point qui doivent moins conserver leurs vertus, que celles des Fontaines chaudes d'Aix-la-Chapelle. Si les moins spiritueuses d'entre les minérales froides dépérissent dans le transport, il est indubitable que celles d'Aix ne doivent presque plus se ressembler à elles-mêmes dans les pays éloignés. On prend à la vérité beaucoup de précautions pour captiver leurs vertus, tant par le choix des bouteilles, que par la manière de les sceller. On se servit d'abord de flacons de verre, tels que ceux de Spa; mais on s'apperçut bientôt qu'ils étoient incapables de soutenir l'agitation des esprits dont les Eaux d'Aix sont remplies. Ou ces bou-

teil-

teilles crevoient toutes dans le tranſport; ou celles qui réſiſtoient, ne contenoient plus qu'une eau évaporée & ſans force. On eſſaya enſuite des bouteilles faites exprès d'un gros verre double ; & l'on a encore été obligé d'en abandonner l'uſage, pour ſe ſervir de gros flacons de terre cuite, vernie, & dure comme du grès. Deux de ces bouteilles ſont à peu près la doſe ordinaire de ceux qui les boivent, à moins que des raiſons particulières ne les obligent à en prendre plus ou moins.

Peu de jours après avoir appris ce qui regardoit le tranſport de ces Eaux, je trouvai le Médecin chez Mad. de la Br. . . où je m'étois rendu avec la compagnie ordinaire, en revenant de Vaels. J'en pris occaſion de le queſtionner ſur la manière de réchauffer les bouteilles. Je croi que ceux qui ſont dans le cas de ne pouvoir aller à Aix, ne ſeront point fâchés d'en trouver ici la méthode.

Manière de rendre aux Eaux d'Aix transportées, le degré de chaleur dans lequel on doit les boire.

1. Il faut avant de s'en ſervir, examiner ſi les bouteilles ſont entières & bien bouchées; & ne ſe ſervir que de celles qui paroiſſent bien & duement

ſcelfcellées: les autres ne produiroient que peu d'effet.

2. Une demi-heure avant de s'en fervir, il faut placer le nombre de bouteilles que l'on veut boire, fur un lit de paille ou de foin, au fond d'un chauderon; pour empêcher qu'elles ne s'agitent. On doit enfuite verfer de l'eau froide dans le chauderon, jufqu'à ce que les bouteilles bien bouchées en foient toutes couvertes.

3. On doit mettre ce chauderon fur un feu modéré, & l'y laiffer jufqu'à ce que l'eau dont il eft rempli ait atteint un degré de chaleur fupportable à la main. Ce foin mérite quelque attention; car un degré de chaleur de plus feroit crever les bouteilles, par l'effervefcence qu'elle cauferoit dans les fubftances fpiritueufes de cette Eau *Thermale*.

4. Quand l'eau du chauderon eft parvenue à ce point de chaleur indiqué, il faut en retirer les bouteilles, les déboucher à demi, & les placer dans une cuvette dans laquelle on verfera l'eau chaude du chauderon. On la trouvera chaude à peu près au même degré, que l'on a coutume de la prendre à la Fontaine. On doit auffi commencer à la boire alors, en verfant de fort haut, afin d'en mêler tous les efprits, qui fans cette précaution fe réfugient au fond de la bouteille.

K 3

5. A

5. A proportion de la diſtance que l'on met entre les verres, il eſt bon de renouveller l'eau chaude dans la cuvette, pour entretenir les bouteilles dans le même degré de chaleur.

6. Pour leur rendre l'activité qu'elles peuvent avoir perdue dans le tranſport, & ſuppléer s'il eſt poſſible à la déperdition à laquelle elles ſont ſujettes, il eſt bon de jetter dans les prémiers verres une pincée de ſel commun.

Le régime préparatoire, & celui qu'il faut ſuivre pendant tout le tems de la boiſſon, doit être le même que celui que l'on preſcrit à Aix.

Le Médecin de qui je tiens ces précautions, nous apprit à cette occaſion une particularité fort curieuſe. Il nous dit, que *l'Eau Thermale priſe à la Fontaine, & miſe ſur le feu, n'y ſauroit bouillir un moment plutôt que l'eau commune déja chaude au même degré,* quoiqu'expoſées toutes deux ſur un feu égal, & dans des baſſins de même eſpèce. Ce qui rend encore cette obſervation plus ſingulière, c'eſt que cette même *Eau Thermale expoſée à l'air,* (pourvu qu'elle n'ait pas bouilli ſur le feu,) *conſerve ſa chaleur beaucoup plus longtems, qu'une Eau commune échauffée au même degré.* Ce fait qui paroit contradictoire, étonna véritablement nos Dames, qui ſe donnèrent le plaiſir de le vérifier par l'Exl'Expérience. Le Médecin n'en fut pas quitte pour nous l'avoir indiquée : elles le preſſèrent de nous expliquer la contradiction apparente de cette obſervation. La choſe ne paroiſſoit pas aiſée, & j'avoue que les raiſons qu'il nous en donna étoient moins claires que l'Expérience même. Voici comme il s'en tira.

Quelle que ſoit, dit-il, la cauſe de la chaleur naturelle de nos Fontaines, il eſt certain qu'elle eſt très différente de celle que la flàme excite dans l'eau d'un chauderon expoſé ſur le feu. Cette différence de principes, en met auſſi dans leur action. Une eau déja échauffée par l'ardeur d'un feu ordinaire, doit ce ſemble bouillir plus vîte en la laiſſant ſur ce feu, qu'une même quantité d'Eau *Thermale* chaude au même degré. Avant que la flàme puiſſe agir ſur les parties de notre eau, quoique déja chaude, il faut aſſurément qu'elle ait le tems de s'y inſinuer de toutes parts. Le paſſage n'eſt pas aiſé. La viſcoſité du ſouphre dont elle abonde, la défend quelque tems contre l'action du feu. Je ne connois point d'autres raiſons, ajouta-t-il, qui puiſſent retarder l'action du feu ſur cette eau déja chaude. Le ſouphre dont elle eſt imprègnée, produit ſans doute ſur elle-même un effet tout ſemblable à celui qu'il produit ſur la langue & le palais de ceux qui la boivent ſans ſe bru-

K 4   ler,

ler. La même raison, continua le Médecin, sert à expliquer pourquoi lorsqu'elle n'a point bouilli, elle refroidit plus tard que l'eau commune échauffée au même degré. Dans la supposition que ce souphre liquéfié rend les parties de l'Eau *Thermale* plus gluantes, elles en deviennent plus capables de conserver la chaleur qui leur est naturelle. Par une suite de ce raisonnement, on conçoit encore que l'Eau *Thermale* doit refroidir plutôt lorsqu'elle a bouilli, parce que l'évaporation qui s'est faite du souphre & des substances minérales dont elle est chargée, laisse un accès plus libre à l'air froid.

Je conviens, poursuivit le Médecin, que ceux qui, comme Mr. le Comte, attribuent la chaleur des Fontaines uniquement aux vapeurs chaudes de la Terre, se servent de ces deux effets pour le prouver. Ils disent * que l'Eau *Thermale* n'est si longtems à bouillir, que parce qu'avant qu'elle parvienne à ce degré de chaleur qui lui est étrangère, l'action de la flâme doit en chasser ces exhalaisons chaudes que cette Eau a apportées du sein de la Terre. Ils prétendent aussi que ces vapeurs qui sont incorporées, & comme identifiées avec elle, la défendent plus longtems de l'impression de l'air. Ils soutiennent même que cet air

froid

* *Duclos, Observat. de Aquis Mineral. Gall.* Lugd. Batav. 1685. pag. 220.

froid, en les comprimant, les force de rester plus longtems dans cette eau. Mais avec la permiſſion de Mr. le Comte, ajouta le Médecin, je dirai que ces exhalaiſons (de l'aveu même de ces Philoſophes) ſont ſi légères, que ſans le ſecours du ſouphre liquéfié, elles ſont incapables d'une telle réſiſtance. Le Comte ſe ſentant attaqué, en revint aux Expériences qu'il avoit citées pour les *Vapeurs chaudes*; la Frelle fit valoir la *Fermentation*; les Dames & D. Nugnez rappellèrent le *Feu central* & les Fournaiſes ardentes: chacun enfin voulut avoir raiſon. La diſpute s'engagea de nouveau, & le Médecin pour nous accorder fut ſommé d'établir le Syſtème dont il nous avoit parlé.

Je ne prétens point, dit-il, Mesdames, me faire honneur du Syſtème que je dois vous expliquer. La gloire en eſt dûe à un célèbre Médecin † du Roi de Pologne. C'eſt le ſavant & curieux Mr. *Berger*, qui à fait des obſervations ſur les Eaux de *Carlsbadt*, que l'on peut appliquer à toutes les Eaux minérales chaudes. Son Syſtème, quoique nouveau, a l'avantage de ſe former des débris de tous les autres. Il ſemble même qu'il ait eu envie de les concilier, en les rappellant tous au ſien. Il n'y a malheureuſement que le *Feu central*, auquel

K 5

il

† *J. Gothofr. Berger. De Thermis Carolinis. Wittemb.* 1709.

il donne formellement l'excluſion. Je lui
en veux du mal , ajouta malicieuſement
le Médecin : je voudrois qu'il eût été
aſſez galant, dit-il en regardant la Comteſſe , pour penſer comme ces Dames.
Il eſt vrai qu'en rejettant le *Feu central,*
il lui ſubſtitue une certaine chaleur dans
le ſein de la Terre , qui lui eſt comme
innée. Il admet auſſi des *Exhalaiſons,* auxquelles il donne une tout autre cauſe
que celle que Mr. le Comte leur aſſigne. Il
ſouffre encore en faveur de la Frelle, &
de Mr. le Chevalier, une ſorte de *Fer-*
mentation qui aide cette chaleur interne
à ſe déveloper. Ainſi, Mesdames & Meſſieurs, pourſuivit le Médecin , vous ſe-
rez bientôt d'accord enſemble , & avec
lui, pour peu que vous vouliez relâcher
de vos idées.

Un début ſi modeſte charma toute la
compagnie : car perſonne n'aime à être
contredit , ſur les choſes même les plus
indifférentes. Chacun de nous, attentif
aux intèrêts de ſon petit Syſtème , attendoit avec impatience celui que l'on
alloit expliquer. Le Médecin continua .... Quoique l'Auteur dont j'adopte le ſentiment, dit-il, rejette les Fournaiſes de feu que le P. *Kircher* a placées
dans la Terre, il admet pourtant, comme j'ai eu l'honneur de vous le dire ,
certains principes de chaleur, qui ſe dé-
veloppent plus ou moins ſelon les oc-
currences, & ſe manifeſtent en divers
lieux

lieux avec fureur. C'eſt une vérité dont on ne peut douter ; les Volcans de Sicile & d'Italie, les Grottes, les *Sudatoires* du Royaume de Naples, & les Fontaines chaudes qui ſont en tant d'endroits de l'Univers, en ſont des preuves. Mais cette chaleur dont quelques-uns rapportent la cauſe au *Feu central*, d'autres aux *Exhalaiſons*, nôtre Auteur l'attribue à une ſorte de Pierre à feu, dont on trouve des veines dans preſque toutes les Mines, ſoit de métaux, ſoit de minéraux, ſoit de charbon de terre. On en découvre preſque par-tout : au milieu des campagnes, dans les arbres, ſur le bord de la Mer, dans le ſable, & juſques dans les coquilles. Cette pierre s'appelle communément *Pyrite* ; on la connoit cependant mieux en France ſous le nom de *Mondique*, ou de *Pierre d'arquebuſe*. C'eſt une eſpèce de *Marcaſſite* qui eſt comme la Matrice des métaux, dont elle contient les principes. Il y en a en qui l'on trouve des parcelles d'Or & d'Argent : mais le vrai *Pyrite*, dont il s'agit ici, ne renferme pour l'ordinaire que des particules de Fer & de Cuivre. C'eſt une pierre brune, chargée de petites paillettes ; elle donne du feu, & rend une odeur ſouphrée, lorsqu'on la frappe ſoit contre l'acier, ſoit contre une autre pierre. A cauſe de ces différentes qualités, on la nomme encore *Pierre métallique*, ou *Métal de fer* ; &

il eſt ſi vrai que cette pierre en contient,
que lorſqu'elle eſt calcinée , ou ſimple-
ment pulvériſée , ſa pouſſière s'attache
à la pierre d'Aiman.   Cette pierre eſt
auſſi fort abondante en Souphre & en
terre d'*Ocre* , & c'eſt de - là que l'on
tire en Italie le *Vitriol Romain*. Voilà,
Mesdames, dit le Médecin , à quoi Mr.
Berger attribue la chaleur des Fontaines,
& la cauſe même des Volcans. Avant
de vous détailler ſes preuves , j'ai cru
devoir vous faire connoitre une pierre à laquelle il attribue tant. de pouvoir.

Vous avez très bien fait, lui dit la Vicomteſſe ; mais juſqu'à préſent je ne vois
pas où cela nous mènera. Nous avons
vu de ces pierres-là , que l'on a tirées
dans les terres graſſes de *Paſſy* près de
Paris , ſans que j'aye jamais ouï dire
qu'elles en aient échauffé les Fontaines. . . . Je n'ai pas prétendu vous inſinuer auſſi, reprit le Médecin , que ces
Pyrites aient par-tout les mêmes qualités , ni qu'ils produiſent le même effet
en tous lieux. J'ai même onblié de vous
dire qu'ils paroiſſent froids de leur nature la plupart , quoiqu'il s'en trouve
dans les Mines, qui ſont tièdes ou chauds
au toucher , & très inflammables. La
Médecine a ſi bien obſervé leurs pro-
priétés , qu'elle employe avec ſuccès
dans les Emplâtres *digeſtifs* , ces *Pyrites*
mêmes qui paroiſſent les plus froids.
L'expé-

L'expérience prouve qu'ils font propres à deffécher les plaies ; & c'eft une preuve qu'ils contiennent des principes de chaleur. Les Mines de Mifnie , de Bohème , & de Hongrie, font remplies de veines de *Pyrites* chauds , qui y occafionnent ces *vapeurs chaudes & ces inflammations fubites* , dont Mr. le Comte a parlé. On en trouve de pareils entre Leipfic & Wittemberg ; & Mr. *Berger* affure que ces pierres s'échauffent & s'enflâment quelquefois d'elles-mêmes, lorfqu'elles font mifes en monceaux. Enfin ce Savant rapporte un fait , qui fert admirablement à établir la probabilité de fon Syftème. Il dit qu'au commencement de ce fiècle , il avoit vu dans la Mifnie quelques Puits d'où l'on tiroit des *Pyrites* , qui étoient fi fulphureux, que pendant quatre années de fuite on en faifoit chaque femaine plufieurs milliers de livres de Souphre. Ces *Pyrites* paroiffoient froids dans leurs minières ; mais peu à peu les Mineurs s'apperçurent que cette matière s'échauffoit fi fort dans fa veine, qu'ils ne pouvoient plus y tenir la main , ni refter un quart d'heure au travail. Cette chaleur confuma infenfiblement tout le Souphre & l'on n'en retira plus que du Vitriol, qui eft , comme l'on fait , une forte d'excrément qui fe forme de la calcination du Souphre & des métaux. Enfin la chaleur augmenta fi fort , qu'elle

K 7

fit

fit enfoncer les voûtes & les étayes de
la Mine, qui eſt demeurée inacceſſible à
cauſe du chaud inſupportable qu'on y
éprouve.   Il ajoute qu'en approchant
de l'ouverture qui s'eſt faite au-deſſus,
on ſent une vapeur chaude qui s'en ex-
hale, & une violente odeur de Souphre
& de Vitriol.   Cette obſervation jointe
à quelques autres, fait toute la baſe de
ſon Syſtème.

Il poſe pour vrai, que dans tous les
lieux où il y a des Volcans, ou des Fontaines chaudes, il y a auſſi de ces pierres
à feu. Si on ne les y trouve pas diſtinctement, elles y ſont indiquées au moins
par des ſubſtances qui leur reſſemblent,
comme l'*Ocre*, ou quelque gravier mê-
lé de Souphre & de Fer. . . Il eſt vrai,
dit le Chevalier, & je ſuis d'aſſez bonne
foi pour l'avouer, que l'on débite à Naples, que ſouvent l'on trouve des particules de Fer, d'Or, d'Argent, de Cuivre, & d'autres métaux dans les cendres
du Véſuve. . . Auſſi, reprit le Médecin, notre Auteur ne l'oublie pas ; il
rapporte même que dans le fameux in-
cendie qui penſa abîmer Naples en 1694,
le Véſuve vomit une eſpèce de fleuve
de métal fondu, dans lequel on trouva
enſuite des particules d'Or & d'Argent
en ſi grande quantité, que des prémiers
Seigneurs de Naples offrirent des ſommes conſidèrables au Gouvernement,
pour ſe l'approprier. Ils ſe flattoient d'en

pou-

pouvoir démêler les pailles d'Or & d'Argent, quoiqu'elles y fuſſent confondues dans une plus grande quantité de Fer & de Souphre.

Je croi tout cela facilement, dit la Frelle; & cette chaleur ſubite des Mines de Misnie fait juſtement la preuve de la *Fermentation*, que *Brunker* a démontrée par ſes Expériences. A peu près, reprit le Médecin : vous me permettrez cependant de dire, que ce n'eſt pas tout à fait la même choſe. Voici comme je la conçois. La pierre nommée *Pyrite* étant mêlée de Fer & de Souphre, demeure froide, jusqu'à ce que l'humidité de la terre vienne développer les principes de chaleur, qui ſont comme aſſoupis en elle. Cette humidité s'inſinuant peu à peu dans la minière de cette pierre, & ſéparant le Souphre d'avec le Fer qu'elle contient, ranime leur activité, qui étoit en quelque ſorte captive. En détachant ces parties les unes d'avec les autres, elle les dégage de l'oppreſſion dans laquelle elles étoient reſſerrées dans la Mine, par leur propre poids; & leur rend cette *élaſticité* naturelle, qui les met en action. La chaleur inſéparable de ce mouvement, produit en même tems des vapeurs qui la communiquent tôt ou tard à toutes les veines de *Pyrites*; & cette chaleur augmente à proportion de la réſiſtance qu'elle rencontre. Les Mines de cette pierre, re, qui fe trouvent plus proche de la fuperficie de la Terre, peuvent emprunter leur chaleur, ou de l'ardeur des rayons du Soleil, ou de l'humidité de la pluye, qui parvient jufqu'à la minière, & la met en mouvement. La pluye en ce cas produit fur cette *Marcaffite* le même effet, que l'eau dont Mr. *Brunker* a détrempé en votre préfence le Souphre & la limaille d'Acier. Par-là on peut expliquer également, ajouta le Médecin, l'origine des Volcans & des Fontaines chaudes. Tant que l'humidité, ou la pluye, ne pénètrent que peu ou point les veines de *Pyrites*, ou de pierres à feu, leur chaleur demeure comme concentrée dans la Terre; mais elle s'enflâme au moindre air qui s'infinue, & fouvent elle fait bien s'en procurer par ces éruptions fi fréquentes dans les Volcans. Il eft bon même, pourfuivit le Médecin, de remarquer à ce fujet, que les Volcans font prefque tous voifins de la Mer ou de quelques amas d'eaux, qui entretiennent la chaleur de cette pierre à feu, en baignant continuellement leur minière.

Je vous avoue, Monfieur, lui dit alors le Chevalier, que j'aimerois autant dire tout court, que c'eft une *Fermentation* produite par le mêlange des fubftances oppofées. . . Don Nugnez au contraire prétendoit qu'il valoit mieux adopter le *Feu central.* Il me paroit
bien

bien plus aifé , difoit-il, de comprendre qu'il y a fous nos pieds des Fournaifes de feu , que de concevoir que
l'eau & le feu puiffent habiter enfemble
dans le fein de la Terre. Il s'enfuit, a-
joutoit-il, du raifonnement de Monfieur,
que l'eau s'enflâme , que le feu devient
humide , & que ce feu agit pourtant
& fe conferve fous Terre, fans flâmes,
fans cendres & fans charbons... Je vous
demande pardon , lui repliqua le Médecin, & j'en appelle à la Frelle, à ces
Dames, à vous-même. Mr. *Brunker* a
dû vous convaincre du contraire, en
vous faifant voir que l'eau froide mêlée
avec le Souphre & la limaille d'Acier,
pouvoit s'échauffer d'elle-même. Cette
Expérience eft ici décifive , & je fuis
prêt à la renouveller, fi vous le fouhai-
tez. . . Les Dames l'en difpenfèrent,
en le priant d'expliquer enfin l'action
de ces pierres à feu par rapport aux
Fontaines chaudes; & il en reprit l'explication.

Après ce que j'ai eu l'honneur de vous
dire, continua-t-il, il eft aifé de concevoir que la chaleur naturelle des Fontaines n'eft caufée que par le voifinage des
Mines de *Pyrites*. Les veines d'eau qui
paffent fur les minières de cette pierre
métallique, les pénétrant par leur humidité, en augmentent néceffairement l'action & la chaleur. Les vapeurs chaudes qui s'en exhalent, doivent confé-
quem-

quemment échauffer la veine d'eau à proportion de la diſtance où elle ſe trouve des *Pyrites*. Ainſi par un commerce mutuel, les Fontaines froides dans leur origine, échauffent les *Pyrites*; & ces pierres communiquent aux eaux leur chaleur, leur odeur, & leurs qualités minérales.

Je ne ſai, dit le Comte, ſi tout cela eſt bien prouvé; mais en faveur des *Vapeurs chaudes* que Monſieur adopte, je ſuis prêt à l'en croire. Il me reſte pourtant une difficulté. Je voudrois ſavoir, ſi l'on trouve de ces pierres à feu, ou *Pyrites*, aux environs d'Aix... J'en doute, dit Mad. de la Br... & voilà où j'attendois Mr. le Docteur. On a bien eu ſoin de nous montrer toutes les Mines qui ſont aux environs d'ici, & je ne me ſouviens pas qu'on nous ait parlé de cette pierre ſi merveilleuſe... J'en ſuis étonné, Madame, repliqua le Médecin; car rien n'eſt plus commun. Il n'y a point de Mine où il ne s'en trouve, même dans celles de Charbon de terre, & dans celles de Cuivre ſur tout. C'eſt même une eſpèce d'Axiome en Chymie, qu'*il n'y a point de Métaux ſans Pyrites, ni de Pyrites ſans Métaux*. Il eſt vrai que je n'ai jamais ouï dire qu'ici l'on ait trouvé de ces ſortes de pierres qui fuſſent chaudes; mais elles n'en contiennent pas moins les principes d'une chaleur prochaine & prête à ſe déve-
lop-

lopper. D'ailleurs , quand même on n'en trouveroit pas dans nos Mines, il n'en feroit pas moins vrai qu'il y en a au deffous de nos Sources. Cette efpèce de craffe jaune qui fe trouve dans l'Egoût des Bains d'Aix, & qui eft une véritable terre d'*Ocre*, en eft un indice infaillible. L'Ocre eft une production de cette Marcaffite, & les Chymiftes l'aplent *Fille des Pyrites*. Le limon noir, que vous vites dernièrement dans le Ruiffeau de Borfet, & qui vous parut comme de la cendre de Charbon de terre, en eft encore une preuve. Cette boue eft plus brune, parce que les Eaux de Borfet font moins fouphrées. Le Fer domine apparemment dans la veine de *Pyrites* fur laquelle fes Eaux coulent; & de-là vient la différence de fes qualités. La diverfité de ces pierres métalliques varie également le degré de chaleur, & la vertu des Eaux qu'elles échauffent. Tel eft le fentiment de l'Auteur que j'ai eu l'honneur de vous citer, & je vous protefte, que c'eft ce que j'ai trouvé de plus raifonnable & de mieux fondé. Les obfervations de Mr. *Blondel* font, à la vérité, plus féduifantes. Mais malgré la vénération que j'ai pour lui, je ne rougis point de l'abandonner en ce point; d'autant plus que fon Syftème un peu rectifié, reviendroit peut-être à celui du Médecin Saxon. . .

En vérité, dit la Frelle, je ferois tentée

tée de vous imiter, malgré notre antipathie ; mais je crains le Chevalier, & Mad.
de la Br... qui m'ont reçue à bras ouverts, après être échappée aux Fournaises du *Feu central*. . . Ce seroit être
bien volage, répondit galamment le Chevalier ; mais dûssiez-vous retomber dans
ces Fournaises souterraines, je suis obligé de vous y suivre. C'est être bien com-
plaisant, ajouta Mad. de la Br..., &
dans la crainte de pis, je vous conseille
de vous en tenir aux Mines de *Pyrites*.
Je me sens d'ailleurs fort disposée à vous
y faire compagnie. Aussi-bien ne seroit-
il pas séant à une Dame de rester seule.
Cependant, pour ne paroitre pas se rendre à la légère, cette Dame fit encore
une objection au Médecin. Je ne suis
plus embarrassée que d'une chose, lui dit-
elle ; c'est de savoir où nous trouverons
assez de *Pyrites*, pour entretenir tant
de feux, & depuis si longtems. La Nature y a pourvu, Madame, repliqua le
Médecin. Outre qu'il s'en trouve par-
tout, comme j'ai déja eu l'honneur de
vous le dire, c'est que les Mines de
Pyrites, qui demeurent échauffées dans
la Terre, s'y conservent bien plus longtems, que dans les lieux où elles cau-
sent des éruptions. Quoique les Volcans
y soient sujets, nous ne voyons pas
que leur feu s'éteigne. Il semble même
qu'il y renaisse de ses propres cendres.
La Campagne, de *Solfatara* près de Naples,

ples , n'a pu encore être épuifée ; quoique depuis plufieurs fiècles on en ait tiré du Souphre, du Vitriol, de l'Alun, & du Sel Armoniac , dequoi former des Montagnes prodigieufes. C'eft dequoi nous raffurer à l'égard de la chaleur des Fontaines d'Aix , où jusqu'ici le *Pyrite*, qui la caufe, ne s'eft encore manifefté par aucune inflammation extérieure. Vous m'en direz tant , repliqua Mad. de la Br... , qu'il faudra me rendre auffi. Le Comte fe rangea au même avis. D. Nugnez en eût peut-être fait autant; mais il demeura ferme fur le *Feu central*, ne fût-ce que par galanterie pour les deux autres Dames , qui reftoient attachées au Syftème des Fournaifes fouterraines. La Comteffe parut même un peu piquée des variations de fa Sœur, elle la railla de ce qu'elle étoit toujours de l'avis de celui qui parloit le dernier. Elle auroit bien voulu mettre Mylord dans fes intèrêts, en lui demandant ce qu'il feroit de fa *Chaux*, & de la *Craie* de fes Bains de *Bath*. Mylord , ennuyé peut - être de cette Differtation , lui répondit affez vivement : Ma foi, Madame, j'en ferai auffi des *Pyrites*. Je me rappelle même que cette efpèce de Marcaffite eft fort commune en Angleterre. J'en ai vu dans la Vallée de *Lautherden* près de *Bently-Hall*, parmi les Charbons de terre. On m'en montra auffi parmi les pierres

res d'Alun que l'on tire près de *Whitby* dans la Province d'York. Les *Pyrites* de ce canton font très inflammables, on en allume des monceaux confidèrables avec un feul charbon de feu ; & l'on en retire beaucoup de Souphre. Peut-être y a-t-il auffi de ces *Pyrites* près de *Bath*, & que la Craie qu'on y trouve, malgré le démenti qu'il a plu à Monfr. le Médecin de me donner, s'y calcine par la chaleur de ces *Pyrites*, & y forme cette *Chaux* naturelle dont j'ai parle.

Je vous demande très humblement pardon, Mylord, reprit le Médecin ; ce n'eft pas moi qui rejette la *Chaux* de Bath, j'ai eu l'honneur de vous citer mon garant. Il doit même vous être d'autant moins fufpect, que *Berger*, qui abandonne ce fait, emprunte les meilleures preuves de fon Syftème, des obfervations d'un habile Médecin Anglois. Longtems avant que *Berger* eût écrit, Mr. *Lyfter* * avoit attribué la chaleur des Fontaines aux exhalaifons des *Pyrites*. La feule différence qui fe trouve dans leurs idées, eft que le Médecin Anglois prétend que le *Pyrite* ne peut feul produire cette chaleur, & il lui affocie la *Chaux* de Bath. Cette explication adoucit Mylord, qui exhorta la Comteffe à renoncer aux *Feux fouterrains*. Elle n'en

vou-

---

* *Mart. Lyfter, Defcript. Therm. ac Fontium Medi- cat. Angliæ,* cap. 9.

voulut rien faire, & D. Nugnez affecta
de demeurer dans ſes principes. L'atta-
chement de cette Dame à ſes prémières
idées nous parut d'autant plus extraordinaire, qu'elle avoit toujours marqué
une ſoumiſſion aveugle aux déciſions du
Médecin. Il eſt vrai qu'en cela il s'a-
giſſoit de ſa ſanté, à laquelle on peut
faire bien des ſacrifices. La queſtion que
nous agitions étoit moins importante
ſans doute, mais elle intèreſſoit l'amour-
propre, qui n'aime point à avouer ſa
défaite. La Vicomteſſe nous fit aſſez
comprendre que les raiſons du Médecin
l'avoient convaincue: mais elle feignit
de trouver tant de probabilités de part
& d'autre, qu'elle vouloit reſter indéci-
ſe. Elle ajouta, que par cette neutra-
lité elle vouloit nous réconcilier tous
enſemble, & nous retenir à ſouper, ſans
en excepter le Médecin. Il jugera, dit-
elle, de la frugalité avec laquelle ſes
Malades vivent ici.

Cette Dame s'étant apperçue que la
converſation s'engageoit, & qu'elle pourroit durer longtems, s'étoit abſentée un
moment pour ordonner le ſouper. Ses
ordres avoient été ſi bien exécutés, que
nous ne nous apperçumes preſque point
que l'invitation n'avoit pas été prémé-
ditée. La table étoit bien ſervie, elle
fut même égayée par une petite Symphonie, qu'elle avoit mandée exprès.
On ne parla plus de Chymie, la gaieté
réunit

réunit tous les esprits; on chanta, nous dansâmes après le souper, & nous fimes danser le Médecin. Cette partie de plaisir, qui fut poussée assez avant dans la nuit, fut une espèce d'adieu que la Vicomtesse & Mad. de laBr. . .nous firent sans le savoir. Le lendemain, comme nous allions les inviter au Bal que D. Nugnez devoit donner pour recommencer le tour, elles nous dirent qu'elles venoient de recevoir des Lettres qui les rappelloient à Paris.

Cette nouvelle nous consterna véritablement, & dérangea la partie. D. Nugnez, qui avoit toujours eu quelque prédilection pour la Vicomtesse, ne put se résoudre à donner le Bal sans elle : quelques instances qu'elle lui pût faire, il fit contremander tout son monde. Le prochain départ de ces Dames répandit la tristesse dans toute notre Société. Les Comtesses, le Chevalier, Mylord, Sérigny & ses Dames accoururent chez elles pour en savoir la vérité. Nous nous empressâmes tous à leur marquer le regret que nous avions de les perdre si-tôt. Toute la compagnie tâcha de les engager au moins à rester encore une semaine. Elles nous accordèrent trois jours, qu'elles employèrent à faire leurs adieux & leurs petites emplettes. Autant qu'il fut possible, nous fumes de leurs visites, & nous les accompagnames dans celle qu'elles firent à Borset pour prendre

congé

congé de la Générale.   Enfin la veille de leur départ , la Frelle mit en tête à fa Sœur de venir avec nous les conduire jufqu'au Village de *Galop* , où elles comptoient de dîner, parce qu'elles prenoient la route de Maftricht. La Comteffe ne s'y oppofa point : elle y engagea même la Générale , qui vint exprès coucher à Aix. Sérigny demanda la permiffion de le propofer à fes Dames,pour groffir le cortège. On l'en chargea; les Dames en furent charmées. Nous fîmes retenir des chevaux , & le lendemain toutes nos voitures vinrent fe ranger à la porte des deux Dames.

Ce cortège les étonna d'autant plus que nous leur avions fait myftère de cette partie, & que nos Dames pour la mieux cacher , avoient pris congé d'elles le foir précédent. Au bruit de nos voitures & de nos chevaux, elles accoururent aux fenêtres, & nous prièrent d'entrer. D. Nugnez monta à leur apartement , pour leur déclarer que dans la crainte de les retarder, perfonne de nous ne defcendroit ni de chaife , ni de cheval, qu'elles ne fuffent dans leur berline. Mad. de la Br. . . vint à la portière des Dames, les prier au moins de venir déjeûner avec elles. Pas une ne fe rendit à leurs inftances : tout ce qu'elle obtint, c'eft que les deux Comteffes paffèroient avec la belle Hollandoife dans la berline de la Vicomteffe. Mad. de la Br...

monta dans celle des Brabançonnes, &
l'on empaqueta les Femmes de chambre
dans la voiture qui reſtoit vuide. Chaque Maitre avoit pris un Domeſti-
que à cheval: nous les envoyames devant, & nous eſcortames les voitures.
Dans cet ordre nous ſortimes d'Aix à
grand fracas, & nous vinmes diner à
Galop, Village qui eſt entre Maſtricht &
Aix. Comme nous étions partis de
bonne heure, & que nous étions venus
grand train, nous y arrivames avant dix
heures. Nous nous mimes d'abord à
table. Tout ſe trouva prêt en arrivant,
graces aux attentions de Mylord & de
D. Nugnez.

Ces Meſſieurs avoient eu ſoin d'envoyer dès la veille leurs Valets de chambre, avec des proviſions pour y faire
préparer le diner. C'eſt une précaution
fort utile ſur cette route, quand on y
vient avec beaucoup de monde, à moins
que l'on ne veuille s'y contenter de poiſ-
ſon. Ce Lieu eſt renommé par ſes Ecre-
viſſes & ſes excellentes Truites. Nos
Pourvoyeurs nous en avoient choiſi de
ſi belles & de ſi groſſes, qu'à moins
d'être à Genève, je doute que l'on pût
en trouver de plus magnifiques. Elles
étoient la plupart ſaumonées, & rouges
comme du vin. Il eſt vrai qu'on les fait
bien payer à *Galop*, mais on les y man-
ge excellentes. On nous en ſervit à toutes ſauces, & on les trouva ſi bonnes,
que

que l'on ne toucha point au reste, si ce n'est aux Ecrevisses, qui nous amusèrent beaucoup.

Le Comte s'étant apperçu qu'à la fin du repas chacun s'attristoit, comme il arrive lorsqu'on est prêt de se quitter, eut l'adresse de proposer une promenade au Château. Il mérite bien d'être visité des passans. Il est plus orné, & ses Jardins plus magnifiques, que ne le font la plupart des Campagnes de ces cantons. Sa situation est riante, à cause de son élévation, & des Eaux qui coulent au pied de la Montagne. Il est vrai que ce qui fait l'agrément du Château, rend l'abord du Village fort incommode aux voitures qui viennent du côté d'Aix : elles sont obligées de remonter un Ruisseau qui coule en forme de Ravine le long du chemin. Le plus sûr, si l'on ne veut pas se mouiller même dans les voitures en certains tems, c'est de mettre pied à terre & de côtoyer le Ruisseau. C'est une précaution que le Chevalier avoit indiquée aux Dames ; & la petite fatigue qu'elle leur avoit causée, avoit servi à écarter les tristes idées de notre séparation.

Par le même motif, nous les amusames dans les Jardins du Château, aussi longtems qu'il nous fut possible. Cette journée cependant nous parut très courte ; & nous fumes surpris de voir accourir un Valet qui venoit annoncer que

L 2

les

les Cochers vouloient partir, & qu'il ne reſtoit qu'autant de tems qu'il en faloit pour gagner Maſtricht avant qu'on en fermât les portes. Ce meſſage rappella toute la triſteſſe, que chacun de nous s'étoit étudié d'écarter. Un ſilence général en fut la preuve. Nous rentrames au Village, ſans presque dire un mot. Enfin, lorsque nous vimes mettre les chevaux à la voiture, & qu'il falut ſe quitter, les adieux furent des plus tendres. Les Dames ſe saluèrent les larmes aux yeux, & promirent de s'écrire, pour entretenir une liaiſon ſi douce, & formée ſur des ſentimens d'eſtime réciproque. La Vicomteſſe & Mad. de la Br. . . nous firent à tous en particulier mille remercimens, pour les petits divertiſſemens que nous leur avions procurés. Enfin, par un reſte de cette aimable liberté que l'on ne trouve qu'aux Eaux & aux Bains, elles nous firent l'honneur de nous embraſſer. Tandis que nos gens apprêtoient les autres voitures, nous remontames à cheval, pour eſcorter encore celles de la Vicomteſſe jusqu'à quelque diſtance du Village, où leurs ordres réitérés nous obligèrent de les quitter, pour pouvoir arriver nous-mêmes à Aix.

L'éloignement de ces deux aimables Dames ne nous les fit pas oublier. Le plaiſir que nous avions goûté dans leur ſociété faiſoit le ſujet de notre entretien

tien & de nos regrets. Nous parlions continuellement de leur mérite, de leurs manières aifées, de leur politeffe, & de leur gaieté. D. Nugnez, qui en avoit été frappé plus que perfonne, en rappelloit continuellement le fouvenir; & pour le perpétuer entre nous, nous établimes en leur honneur une fanté de fondation, que les Cavaliers devoient boire en cérémonie, lorfque nous nous trouvions enfemble. Leur abfence dérangea cependant nos parties de Bal, tant par la difficulté de les remplacer agréablement, que parce que les Dames Hollandoifes & Brabançonnes étoient encore dans le train du Régime, qui ne leur permettoit pas ces fréquens exercices.

Nous y fuppléames par des promenades, & de petites parties aux environs de la Ville. Le voyage que nous avions fait à *Galop*, nous remit dans le goût de ces petites courfes. Nous menames les Dames au Château de *Kalkhoven*, & nous les conduifimes aux Mines, & aux Fonderies de *Stalberg* où le Prince s'étoit diverti à nous furprendre. Enfin, après avoir épuifé tous les environs, nous fumes réduits à leur faire grimper les Montagnes qui font auprès d'Aix. Comme la vue eft charmante fur ces lieux élevés, Sérigny s'avifa un jour d'y faire porter une jolie collation, & d'y faire venir des Hauts-bois & des Cors de chaf-

fe,

fe. Cette partie avoit fon agrément , mais on n'y retourna point ; la peine paffoit le plaifir.

Ces petites courfes , entremêlées de parties de Jeu, & des promenades que nous faifions régulièrement à Borfet tous les deux jours, pour y prendre le Bain, varioient infiniment nos plaifirs. Nous avions befoin de cette diverfité d'amufemens , pour nous dérober aux triftes idées de notre prochaine féparation. Depuis le départ de la Vicomteffe, chacun parloit de retourner chez foi. La Comteffe fe trouvant rétablie, & licentiée dans les formes par le Médecin, fongeoit férieufement à repartir pour la Suède, malgré le goût que la Frelle fa Sœur fembloit prendre au féjour d'Aix. Rien ne la retenoit, que la parole qu'elle avoit donnée à la Générale d'attendre fa guérifon, pour faire enfemble une partie du voyage. La Générale fe trouvoit mieux de jour en jour, & elle ne s'appercevoit plus que rarement des étincelles de fes jambes. Ainfi tout menaçoit notre Société d'une prochaine diffolution. Quoique ce fût une chofe à laquelle on devoit s'attendre , perfonne n'étoit infenfible à cette féparation, & nous tâchions de nous étourdir fur cette-néceffité. Ce fut dans cette vue que nous multipliames nos plaifirs, & nos courfes. Mylord aimoit infiniment ces petits voyages, parce qu'il avoit une

paffion

paſſion pour les chevaux. Il arriva cependant à celui qu'il montoit dans le voyage de *Stalberg*, un accident fâcheux, qui donna lieu quelques jours après à une épreuve auſſi ſingulière que le ſuccès en fut heureux.

Il eſt vrai pourtant que nos plaiſirs, malgré leur variété, avoient quelque choſe de miſanthrope. Au milieu d'Aix, notre Cercle faiſoit comme un monde à part, parce que nous évitions ſcrupuleuſement le Bal public qui eſt le rendez-vous de tous les Malades. La délicateſſe de nos Dames à ce ſujet fut inviolable depuis le retour des Pariſiens, & de l'Ami qu'ils avoient amené de Bruxelles. Le nom de ce jeune-homme avoit quelque choſe de ſi hétéroclite, que les Dames Françoiſes qui n'avoient pu parvenir à le prononcer, s'étoient accoutumées à ne le déſigner que ſous le nom de *Hollandois*. Comme il avoit demeuré en Hollande, & qu'il étoit connu de la belle Hollandoiſe, il paſſoit parmi nous pour être de cette Nation. Il ne lui faiſoit pas honneur : la conduite inſolente que les Pariſiens & lui tenoient avec les Dames, juſtifioit parfaitement l'averſion qu'elles avoient conçue pour leurs manières. Je me croi même fondé à penſer que nos Dames, par diſcrétion, n'avoient point voulu nous dire jusqu'où ces jeunes-gens leur avoient manqué de reſpect. La ſuite

de leur conduite nous le fit foupçonner.

Indépendamment de ce détail, leurs
airs de fuffifance & d'autorité les rendoient infupportables aux honnêtes-gens:
mais leurs manières libres & leurs ex-
preffions cavalières les avoient rendu
odieux aux femmes les moins prudes.
Il fuffifoit qu'ils fe fuffent trouvés ou qu'ils
euffent danfé avec une Dame, pour fe
croire autorifés à prendre avec elle les
libertés les plus indécentes, & jusques
à ofer aller les lutiner dans le Bain.
C'eft l'excès de l'impudence à Aix, &
un attentat contre la Liberté publique.
Steinfleifch fur-tout étoit le fleau des
Dames. *Steinfleifch* eft le nom de celui
qui avoit jusques-là paffé pour Hollandois, parce que nous l'avions fouvent
entendu parler en cette Langue à la
belle Hollandoife. Elle nous détrompa
bien-tôt fur cet article. Cette Dame ne
pouvoit fouffrir qu'on foupçonnât fa Nation d'avoir produit un pareil Sujet. C'é-
toit la dépiter, que de lui parler de Mr.
Steinfleifch comme d'un homme de fon
pays.

Ce jeune-homme en effet avoit des
manières de Corps de garde, & fous
l'habit d'un homme de qualité, toutes
fes allures fentoient celles d'un Libertin qui n'auroit fréquenté que les * *Mu-*
fiquaux

* *Mufiquaux*, Maifons privi égiées, où l'on
danfoit tous les foirs, & qui étoient dégénérées
en

fiquaux d'Amſterdam. C'étoit cependant le compoſé le plus bizarre que
j'aye jamais vu. Il étoit grand, aſſez
bien pris dans ſa taille, ſon viſage n'é-
toit point desagréable, il étoit toujours
richement mis ; & avec tout cela, ſa
figure n'avoit ni façons ni graces. Au-
lieu de ce phlegme raiſonné qui ſied ſi
bien à la Nation Hollandoiſe, (& qui
n'eſt pas le moindre préſent que la Nature lui ait fait,) on découvroit à travers ſa vivacité affectée, un caractère
ſtupide & peſant. Il avoit fait un voyage à Paris, & avoit été aſſez habile
pour prendre tout le ridicule des expreſſions Pariſiennes. Sous prétexte d'a-
voir des manières aiſées, il ſe croyoit
tout permis avec les Dames ; parce qu'il
jugeoit de toutes les femmes de l'Univers, par les Veſtales d'Opéra qu'il a-
voit fréquentées. Un faux air de Petit-
maitre, & des manières Françoiſes mal
copiées, jettoient ſur toute ſa perſonne
un ridicule inexprimable. Il eſt certain
que de toutes les petites façons que les
hommes ont adoptées pour ſe *ridiculi-
ſer*, il n'en eſt point où l'affectation
doive moins paroitre que dans les manières de Petit-maitre. C'eſt encore
une de ces choſes où il n'eſt point permis

en lieux de débauche. Les Magiſtrats les ont in-
terdits depuis quelques années.

L 5

mis de ne réuſſir qu'à demi. L'on ne fait grace dans le monde à cette eſpèce de Ridicule, qu'autant qu'il paroit naturel. Notre Mr. *Steinfleiſch* ne l'étoit en rien. Ses Amis les Pariſiens avoient en cela quelque choſe de moins inſupportable. On ne pouvoit à cela près, rien voir de mieux aſſorti. Ils n'avoient tous trois ni cœur ni honneur. *Steinfleiſch* ſur-tout n'avoit pour tout mérite que beaucoup d'arrogance & de vanité. Ses biens étoient, dit-on, immenſes ; cependant il avoit ſoin de montrer beaucoup plus de Ducats qu'il n'en dépenſoit. Avec ces riches talens, il ne croyoit pas devoir trouver de cruelles. Souvent en plein Bal il oſoit attaquer les Dames les plus ſages. Cette liberté ne demeura pas longtems impunie, & il ſe trouva enfin quelqu'un qui vengea le Public.

Il étoit arrivé depuis huit ou dix jours à Aix un Eccléſiaſtique d'Anvers, fort infirme : il avoit amené une Parente pour avoir ſoin de lui. Cette jeune perſonne étoit fiancée à un Cavalier nommé Mr. *de Marcines*, garçon ſage & plein de cœur, ſans en faire parade. Il étoit auſſi du voyage. La Demoiſelle, qui étoit très jolie, avoit donné dans les yeux de Mr. *Steinfleiſch*, qui ne ceſſoit de la harceler au Bal, & partout où il la trouvoit. Un matin qu'elle étoit à la Fontaine avec ſon Oncle,

elle

elle le quitta un moment, pour paſſer
dans l'apartement ſecret deſtiné aux Dames. *Steinfleiſch* qui étoit ſous la Gallerie à l'obſerver, crut avoir trouvé
l'heure du Berger. Il s'aviſa de la ſuivre, & prit juſtement le moment que la
Gardienne de ce Réduit ſacré étoit à
cauſer avec quelqu'un. Ce matin là,
nous étions allés par hazard nous promener ſur le Quarré d'arbres avec les
Comteſſes : Sérigny nous y avoit joint
avec ſes Dames, & nous fumes tous
enſemble témoins d'une ſcène qui égaya
merveilleuſement les Eaux.

Nous nous promenions tranquillement,
& notre converſation étoit aſſez ſérieuſe.
Tout à coup nous fumes interrompus
par les huées de ceux qui étoient ſous
la Gallerie. En tournant la tête pour
voir de quoi il s'agiſſoit, nous apperçumes l'aimable *Steinfleiſch* aux priſes a-
vec la Gardienne. Aux cris que la jeune
Demoiſelle avoit faits en ſe voyant ſui-
vie, la femme étoit accourue ; & ſaiſiſ-
ſant le téméraire, elle lui avoit ôté le
chapeau, ſur le refus qu'il avoit fait de
payer la petite amende. Tout autre que
lui auroit prévenu par quelques libéralités l'éclat qu'elle fit. Ce ne fut point
l'avis du prétendu Hollandois. Le dépit
d'avoir perdu ſa peine, & d'être encore obligé de payer ſa ſottiſe, lui fit prendre le parti de retirer ſon chapeau *gratis*. La conteſtation fut vive & le com-

bat férieux; *Steinfleifch* fut peigné, & la Gardienne décoiffée. Cette femme craignant enfin que ce Duel ne fût point à fon avantage, jetta adroitement le chapeau dans le lieu dont *Steinfleifch* avoit voulu violer la clôture. Les fpectateurs célébrèrent par de nouvelles huées la victoire de la femme. Les Dames furtout applaudiffoient à une action qui vengeoit leur Sexe. Elles fe rangèrent en haie pour voir paffer le coupable. Il avoit la tête nue, les cheveux dérangés, & la pofture humiliée. Nous primes part à ce fpectacle : mais ce qui nous réjouit le plus, fut d'entendre des femmes qui demandoient juftice de cet attentat. Elles marquoient autant d'animofité que ces Dames Romaines, qui avoient vu violer les Myftères de la *Bonne Déeffe*. Il eft vrai que c'étoit un peu profaner ceux de l'amour, que de chercher à les célébrer dans un lieu pareil. La colère de ces femmes fe changea pourtant en huées & en éclats de rire, qui auroient couvert de confufion un homme qui eût été capable du moindre fentiment.

Il n'en fut pas quitte pour cet affront: il lui falut effuyer encore une litanie d'injures dont il fut accablé par cette femme, auffi zèlée pour le refpect dû au beau Sexe, qu'inexorable fur le payement de la petite amende. Dès les prémiers jours que nous étions à Aix,

nous

nous avions eu lieu de remarquer ſa ſévérité, qui ſur ce point ne fait grace à
perſonne. Je croi cependant que l'avanie qu'elle fit à certain Moine qui s'é-
toit mépris, étoit moins fondée que
l'affront qu'elle fit à *Steinfleiſch*. A travers les reproches dont elle accabla ce
dernier, nous comprimes qu'il s'agiſſoit
moins d'une mépriſe, que de l'inſulte
la plus outrageante à l'égard de la Demoiſelle. Il eſt certain même que ſi cette jeune perſonne en eût voulu porter
ſes plaintes, le Magiſtrat, toujours attentif à la ſureté des Etrangers, n'eût pas
manqué d'en faire bonne Juſtice. Son
Amant la lui fit dès le ſoir, mais ce ne
fut qu'après une nouvelle inſulte.

Malgré l'avanie du matin, *Steinfleiſch*
oſa ſe montrer encore au Bal dès le ſoir
même. La jeune Demoiſelle y étoit
auſſi, avec ſon Amant. La préſence de
cette aimable fille réveilla toute la paſ
ſion de *Steinfleiſch*; il eut la hardieſſe
de vouloir la prendre à danſer. La Demoiſelle le refuſa avec indignation, &
donna un moment après la main à *Marcines*. A l'égard de tout autre que *Steinfleiſch*, elle eût peut-être commis une
imprudence, parce que c'étoit expoſer
ſon Amant: mais il y avoit peu de choſe à craindre de la part d'un homme
qui oſoit reparoitre après la ſcène du
matin. Auſſi le jeune-homme ſouffrit
patiemment la préférence, & danſa a-

vec d'autres. Il paroitra étonnant qu'il ait trouvé des Dames affez faciles pour lui faire cet honneur : mais cette indulgence chez la plupart étoit moins un défaut de délicateffe, qu'une marque de la crainte qu'elles avoient de fe commettre avec lui. Quoi qu'il en foit, le refus de la Demoifelle ne fit qu'irriter fa tendreffe. Il en eut même un accès fi violent, que prenant occafion des divers mouvemens qui fe font dans les Contredanfes, il tâcha de joindre la Demoifelle, lui donna effrontément un baifer, & eut l'audace de lui couler la main fur la gorge. *Marcines* qui la fuivoit de près, aiant remarqué cette impudence, appliqua publiquement un rude foufflet à cet infolent. Il auroit redoublé; mais *Steinfleifch* l'appella dernière les Capucins, & il crut devoir fufpendre fon reffentiment par refpect pour cet Appel public. Cette querelle dérangea le Bal. Les Dames cachèrent les cannes & les épées, dans la crainte qu'il n'arrivât quelque malheur. *Steinfleifch* menaçoit beaucoup; il n'ofa cependant ni fortir de la Salle, ni fuivre *Marcines*, qui fe retira tranquillement avec fa Fiancée. Son éloignement réveillant le courage de *Steinfleifch*, il reprit le ton menaçant. Les deux Parifiens, gens auffi braves que lui lorfqu'ils ne voyoient perfonne, l'exhortoient à tirer raifon de l'affront qu'il

avoit

avoit reçu. Ranimé par les discours de ces deux Amis qui lui reprochoient sa modération, mais plus encore par l'absence de son Rival, il se résolut à se montrer sur la Place, qu'il arpentoit à grands pas. Il arrêtoit tous ceux qui s'y promenoient, pour leur dire qu'il étoit venu là pour attendre *Marcines*; mais qu'il avoit à faire à un lâche qui n'osoit paroitre. Plus il le disoit, moins on le croyoit.

Cependant *Marcines*, instruit de ses Rodomontades, se crut engagé à les faire cesser. Il se déroba secrettement de chez lui, & vint se promener tranquillement derrière les murs des Capucins; c'étoit le lieu désigné dans l'Appel. Il fit dire en même tems à son Champion, *que s'il étoit homme de parole, il ne devoit point tarder à s'y rendre.* Steinfleisch étoit sur la Place, au milieu d'une troupe de personnes qu'il entretenoit de sa bravoure, lorsqu'on vint lui signifier l'Appel. Ce message le déconcerta. Il pâlit, & prit la compagnie à témoin du piège qu'on lui tendoit, prétendant que c'étoit un assassinat médité. Il parla même de déférer *Marcines* au Magistrat, & de demander une Garde. La déroute du matin lui paroissoit apparemment de mauvais augure : le bon garçon ne se sentoit pas heureux en Duels. Cependant sa proposition ne fut approuvée que des Parisiens, & révolta ce qu'il y avoit
d'hon-

*d'*honnêtes-gens. *Steinfleifch* s'en étant apperçu, demanda tout effrayé, *ce qu'il faloit donc qu'il fît ?* Un vieil Officier qui avoit vu commencer la querelle, & qui ſe trouvoit là, le prenant par le bras, lui dit avec indignation en remuant ſa canne : *Il faut, mon Ami, aller de ce pas trouver votre homme, vous battre ; ou vous réſoudre à ſortir d'ici comme un infame.* Il n'y eut plus à balancer après cet Arrêt, rendu par un homme du métier, & capable de ſoutenir ſa déciſion. *Steinfleiſch* fit bonne contenance , & partit d'un air aſſuré. Le vieil Officier le ſuivit de loin, pour être en état de les ſéparer. Il n'en eut pas la peine : dès que *Marcines* ſe fut mis en poſture de preſſer ſon homme , *Steinfleiſch* , le pauvre *Steinfleiſch*, qui de ſa vie n'avoit tiré l'épée , put à peine dégainer. *Marcines,* pour l'encourager , eut beau lui repréſenter que tous ceux qui ſe battoient n'en mouroient pas : *Steinfleiſch* qui aimoit la vie, ne put ſe réſoudre à la riſquer. Le courage de ſon Rival le pénétra d'effroi : il ſe jetta à ſes pieds tout tremblant, lui rendit l'épée, & lui demanda humblement pardon & la vie. *Marcines* indigné d'une ſi étrange baſſeſſe, lui dit avec mépris : *Va, miſérable, ma canne te feroit encore trop d'honneur ; & pour te punir, je ne connois point d'armes plus infames que les tiennes.* En diſant ces paroles ſi outrageantes, il donna au brave

Stein-

à *Steinfleifch* quelques coups fur les épaules, de fa propre épée , la rompit enfuite fous le pied , & lui en jetta les
morceaux au vifage.   Le vieil Officier
qui l'avoit fuivi , fe donna tout à loifir
le plaifir de ce fpectacle.   Il étoit arrivé
affez tôt pour être témoin de cette cérémonie.   Il courut à *Marcines* , l'em-
braffa, le loua de fa modération , & le
ramena chez lui , en publiant par-tout
la honte de *Steinfleifch*.   Ce fut par cet
Officier que nous apprimes ces circonftances , que la modeftie de *Marcines*
auroit cachées.   L'Officier nous dit que
ce qui l'avoit le plus indigné , c'eft qu'il
avoit trouvé *Steinfleifch* plus affligé de
la perte de fon épée , que fenfible à
l'ignominie dont il fe voyoit couvert.
Cette avanture nous en délivra : la crainte de pis le fit partir.

Nous n'eumes pas plutôt appris cette
Hiftoire, que nous allames après fouper
chercher les Comteffes pour nous en
réjouir avec Sérigny , & en féliciter les
autres Dames.   Perfonne ne plaignit
Steinfleifch, on le trouva trop doucement
traité ; & comme nous étions accoutumés à parler de ce Brave fous le nom
de *Hollandois*, il nous parut fingulier que
la belle Hollandoife fût affez généreufe
pour ne pas chercher à l'excufer.   La
Comteffe lui fit à ce fujet un petit compliment, dont elle parut s'offenfer.   Je
ne fai pourquoi, lui répondit-elle, vous
vou-

voudriez m'intèreſſer aux ſottiſes de ce jeune-homme : je croi vous avoir déja dit qu'il n'eſt ni mon parent , ni mon compatriote. C'eſt gratis que vous l'honorez du Titre de *Hollandois* : il ne l'eſt en vérité pas plus qu'il n'eſt brave. La Comteſſe lui en fit excuſe, ſur ce qu'elle n'avoit pas été préſente au récit des Anecdotes que cette Dame nous avoit racontées , & la pria de lui en dire quelque choſe.

Ce que vous demandez , Madame , reprit la belle Hollandoiſe, feroit toute une Hiſtoire. *Steinfleiſch* eſt un homme de tout pays : il n'eſt ni Hollandois, ni Allemand , ni Européan , ni Aſiatique. Il eſt pourtant tout cela enſemble ; & comme vous voyez, il n'en eſt pas plus aimable homme, & n'a que les défauts de ces Nations. Son Père étoit un pauvre Hanovrien nommé *Hans*, qui vint il y a une trentaine d'années chercher fortune en Hollande. Le chemin qu'il prit pour y réuſſir, ne paroiſſoit pas le plus court : il ſervit en pluſieurs maiſons en qualité de Valet , & tâcha de s'élever par degrés juſqu'à la qualité de prémier Valet d'un Directeur de la Compagnie des Indes. *Hans* gagna la confiance de ſon Maitre , & comme il ſavoit écrire , il ſe fit employer à tranſcrire diverſes choſes relatives au Commerce des Indes. Cet emploi le mettant à portée de prendre une idée des richeſſes qui viennent de

ces.

ces pays-là , ne fit qu'irriter la passion qu'il avoit de s'enrichir. Il prit le parti de transplanter ses espèrances en Asie. Son Maitre approuva cette ambition , & lui fit avoir un petit Emploi sur un Vaisseau de la Compagnie. *Hans* partit de Hollande , & s'embarqua pour *Batavia* , en qualité de *Teneur-de-Livres* : sa pacotille étoit fort mince ; elle renfermoit peu d'argent, quelques recommandations , mais beaucoup d'espèrances. *Hans* étoit intriguant : il ne fut pas plutôt à *Batavia* , qu'il fit valoir ses recommandations. Celles d'un Directeur de la Compagnie sont rarement infructueuses. *Hans* sut en tirer parti à merveilles. Il fut placé sur un Comptoir presque en arrivant : il en apprit en peu de tems toutes les finesses , & y devint bientôt aussi habile que ses Maitres. A leur exemple, il sut y amasser du bien, sans montrer d'où il le tiroit. Ce savoir-faire l'éleva successivement à divers Emplois plus honorables, c'est-à-dire en style de ce pays-là, à des postes plus lucratifs. Dès qu'il se vit dans le chemin de la fortune, *Hans* changea son nom & prit celui de *VonSteinfleisch*, pour effacer apparemment le souvenir de sa prémière condition. Il prit si bien l'esprit des Négocians de ces Cantons, que de longtems on n'avoit vu un Etranger si-tôt au fait du manège des Indes.

Il faut, continua la belle Hollandoife, que fon avidité pour le gain ait été bien forte, pour lui en faire un mérite dans un pays où chacun fait gloire d'être infatiable. Son activité, fa vigilance, & fa févérité fur-tout à l'égard des pauvres Nègres, lui méritèrent la confiance d'une vieille Veuve: elle lui remit la direction de fes Plantations. Le produit en augmenta entre fes mains : mais les Efclaves ne s'en trouvèrent pas mieux. Ce n'étoit pas de quoi il s'embarraffoit. *Hans* avoit des vues plus hautes. Il tâcha de plaire à la Veuve, qui étoit auffi avare qu'elle étoit riche & vieille. Dans ces pays chauds, la tendreffe eft de tous les âges. La Vieille devint amoureufe de Mr. *Hans*. Il étoit jeune, & il eut le courage de l'époufer. Le prémier avantage qu'il en retira, fut la moitié du bien de la Veuve. Elle fit plus : la bonne Dame eut la générofité de mourir dans l'année, & de le faire héritier du refte. Au moyen de cette fucceffion, il ne refta pas longtems veuf. En ce pays-là, le mariage n'eft pas la moindre partie du Commerce: l'amour y fait des prodiges de fortune, en faveur des Etrangers. Ceux d'entre eux qui y deviennent fi-tôt riches, ne peuvent d'ordinaire compter leurs biens, que par le nombre de femmes qu'ils ont eu le bonheur d'époufer & d'enterrer fucceffivement. Mr. *Hans* n'avoit garde de négliger un moyen fi

facile

facile d'accroitre ſes nouvelles richeſſes.
La taille, la couleur, la naiſſance ne le
rebutoient point ; il n'étoit pas délicat:
il ne chercha que du bien. Il en trouva
chez une jeune *Mulâtre*, dont le viſage
& la couleur auroient effarouché le moins
dégoûté des humains. Il l'épouſa, parce qu'elle étoit riche, & même plus riche encore que ſa prémière Femme. C'eſt
de ce ſecond mariage qu'eſt ſorti l'aimable Mr. *Steinfleiſch* que vous avez vu ici.
Il ne dément point ſon origine.

Mr. *Hans* ſon Père, pourſuivit la Dame, vint il y a cinq ans en Hollande, où
il amena ſa Femme & ce cher Fils. Son
deſſein, ſelon les apparences, étoit de
s'y établir. Il y fit parade de ſes richeſſes, & fut en marché d'une maiſon magnifique dans une de nos meilleures Villes. Il prétendoit y vivre comme aux
Indes ; mais les Loix du pays l'incommo-
dèrent un peu. Je l'ai vu dans ce tems-
là, & j'ai ſu ces particularités par les
Enfans & la Veuve de ſon prémier Maitre. On n'a point tort de redouter tant
l'élévation des gens de néant. Je n'ai
rien vu de plus brutal, ni de plus ſuper-
be, que toute cette famille. Mr. *Hans*
vouloit aller de pair avec les prémiers
de la Ville. Mad. *Steinfleiſch*, preſque
auſſi noire qu'une Nègreſſe, prétendoit
que les Dames la prévinſſent. Cette femme, qui n'avoit aucune teinture des prémières civilités, ſe plaignoit à tous momens

mens que l'on en manquoit à fon égard. Quelques-unes de nos Dames, que la curiofité mena chez elle comme on va voir un Ours à la Foire, furent affez étonnées de la trouver couchée fur un Canapé, d'où elle ne daigna pas fe lever. Elle ne les entretint que de fes Efclaves, & de fes biens. Elle avoit à côté d'elle deux Nègreffes, occupées l'une à ouvrir & fermer à tous momens fa tabatière, & l'autre à lui préfenter fon mouchoir. Quelque accoutumé que l'on foit chez nous à ces fortunes rapides, & aux airs infolens des nouveaux Riches, perfonne ne put s'accommoder des airs de Mr. & Mad. *Steinfleifch*. Les Dames n'y retournèrent point, & refufèrent fa contre-vifite. Elle menoit toujours fon Fils avec elle, & dès-lors on le craignoit. Ce jeune - homme folâtroit auprès des Dames, avec autant d'impudence qu'un jeune Singe. Il n'avoit alors que quinze ou feize ans, & il étoit auffi libertin que vous l'avez vu ici. Comme fon libertinage l'expofoit continuellement à des affaires, le Père réfolut de le mettre fous la conduite de quelque Maitre. Il a couru toutes les Penfions, fans en devenir meilleur.

Cependant Mad. *Steinfleifch* ne s'accommodant ni de l'air ni des manières de Hollande, obligea fon Mari à fixer ailleurs fon établiffement. Les pauvres

Do-

Domeſtiques qu'ils avoient amenés avec eux, & qu'ils traitoient encore en Eſclaves, n'en eurent pas plutôt le vent, que craignant de retourner aux Indes, ils ſe ſauvèrent tous un matin, ſachant qu'ils étoient en pays de liberté. Leur condition étoit ſi miſérable, qu'à peine avoient-ils dequoi ſe nourrir. Ils étoient habillés de toile de cotton, comme s'ils euſſent encore été aux Indes ; & au milieu de l'Eté, ces pauvres gens mouroient de froid dans notre climat. Leur évaſion fut d'autant plus ſenſible à Mad. *Steinfleiſch*, qu'elle eut bien de la peine à trouver d'autres Domeſtiques. Elle partir avec ſon Mari pour *Hambourg*, où elle croyoit trouver plus de complaiſance. Le mépris qu'ils s'étoient attiré en Hollande, les y ſuivit de près. Enfin ce couple aimable prit le parti de repaſſer la Mer, & de retourner aux Indes. Ils laiſſèrent leur Fils en Europe, dans l'eſpérance qu'il y apprendroit quelque choſe ; mais comme ils avoient donné ordre à leurs Correſpondans de lui délivrer tout l'argent qu'il demanderoit, il n'a fait que joindre les vices de l'Europe à ceux qu'il avoit apportés d'Aſie. J'ai compris à ſes diſcours, qu'il compte s'embarquer l'Automne prochain pour aller retrouver ſon Père. À préſent, Madame, pourſuivit-elle, que vous ſavez ſa Généalogie, j'eſpère que vous ne vous étonnerez plus de ſes manières, & que

vous

vous ferez réparation à la Hollande qui
ne le reclame point.

La Comtesse, un peu honteuse de sa
méprise, en fit excuse à la Dame, & lui
promit pour l'honneur des deux Nations, de se souvenir toujours que Mr.
Hans Steinfleisch n'étoit qu'un Indien.
Nous ne pumes nous empêcher de rire
du soin que la Dame Hollandoise prenoit de purger sa Nation du soupçon d'a-
voir produit un pareil Sujet. La Frelle
lui fit pourtant un petit reproche, de n'a-
voir pas plutôt informé la compagnie du
caractère de ce jeune-homme. Elle lui
répondit, qu'elle nous en avoit dit assez pour nous mettre en garde ; & que
d'ailleurs, ces particularités étoient d'autant plus dangereuses à publier, qu'elle
étoit la seule à Aix qu'il en pouvoit soup-
çonner. Elle ajouta, qu'elle l'auroit é-
pargné s'il avoit été moins extravagant:
mais qu'après la conduite infame qu'il
avoit tenue, elle ne se croyoit obligée
à aucun ménagement. Suivant les apparences, ce jeune-homme étoit venu à
Aix, dans l'idée de n'y être connu de
personne. En ce cas-là, il s'est bien
trompé. En effet, il n'est presque pas
concevable combien il est difficile de
rester inconnu dans les lieux où l'on va
prendre des Eaux & des Bains. Outre
que l'on y trouve des gens de tout pays,
l'oisiveté dans laquelle on y vit réveillant la curiosité, fait qu'on y est tôt ou

tard

tard démafqué par des gens que l'on n'y attendoit pas. Il s'en trouve même toujours quelques-uns d'affez charitables pour mettre les autres au fait. Cette réflexion eft une leçon toute naturelle pour la conduite que l'on y doit tenir. Le moindre ridicule que l'on fe donne aux Eaux, devient la fable de tout un Pays, & quelquefois de l'Europe entière.

L'Hiftoire de Mr. *Steinfleifch* en fait la preuve. Elle réjouit extrèmement D. Nugnez, à qui ce jeune-homme avoit particulièrement déplu. Il fut charmé de favoir ces particularités, qui juftifioient le mépris qu'il avoit d'abord conçu contre lui. Nous aurions bien voulu en trouver de pareilles fur le compte des deux Parifiens: mais au défaut de ces Anecdotes qui n'auroient que médiocrement augmenté l'averfion que nous avions pour leurs manières, Sérigny fit à l'un d'eux une pièce qui mit le comble à leur extravagance.

Le lendemain de cette avanture, nous allames felon notre coutume à Borfet. Au-lieu de nous y baigner à l'ordinaire, nous vimes donner le Bain à un Cheval. Celui que Mylord montoit dans la petite courfe que nous fimes à *Stalberg*, avoit été forcé dans ce voyage. C'étoit un Cheval fin qu'il aimoit extrèmement, & qui valoit beaucoup. Soit que la courfe eût été trop fatigante, foit que par l'imprudence du Palefrenier on l'eût mené trop tôt à l'eau, le pauvre Cheval se trouva *fourbu*. Mylord en fut affligé, & craignant que cette maladie ne dégénérât en *courbature*, il s'avisa d'un remède vraiment Anglois. Il lui fit donner d'abord une espèce de *Douche*, en faisant jetter sur le corps de l'animal plusieurs seaux d'Eau *Thermale* chaude. On lui en fit même avaler, au moyen d'un grand cornet. Ce remède ranima la vigueur du Cheval. Cependant, il ne pouvoit recouvrer l'agilité de ses jambes; elles restoient toujours un peu roides. On conseilla à Mylord de faire mener son Cheval à Borset, pour le faire baigner dans un vieux Bain exposé à l'air, & à présent abandonné. Une médecine aussi extraordinaire (au moins par rapport à tous ceux qui composoient notre compagnie) nous attira tous à Borset. La Comtesse & la Frelle s'y étoient aussi rendues, pour être témoins de la cure. Peut-être entroit-il chez nous un peu de tendresse pour cet animal, qui avoit été le fidèle compagnon de nos voyages. Mylord y prenoit d'ailleurs un intérêt si vif, que nous ne pouvions sans incivilité marquer de l'indifférence pour un Domestique qui lui étoit si cher.

Notre curiosité fit plaisir à Mylord; il nous rangea tous autour du Bain, qui porte le nom de *Bain des Pauvres*, parce qu'il avoit autrefois été consacré à leur usage. On y fit descendre l'animal:

il

il y resta une demi-heure , & s'y agita beaucoup : l'eau lui procura de grandes évacuations : on le bouchonna ensuite par tout le corps, puis on le chargea de couvertures , & on le ramena dans une écurie de Borset. On lui réitéra ce Bain matin & soir pendant trois jours consécutifs ; le quatrième il étoit entièrement rétabli , & redevint aussi fringant qu'il l'avoit été avant cet accident. Nous en félicitames Mylord ; mais nos complimens rouloient moins sur la guérison de son Cheval, que sur l'invention d'un remède aussi extraordinaire , & dont le succès pouvoit être douteux. Il nous répondit, que cette cure étoit très commune en Angleterre ; & nous assura même qu'aux Eaux de *Bath*, il y a un Bain uniquement destiné pour les Chevaux malades. La Générale , qui savoit toute la routine de *Borset*, nous dit à ce sujet, que les Habitans de ce Lieu , & ceux des environs , étoient depuis longtems en possession d'amener dans ce Bain leurs Chevaux, Vaches, Bœufs, Moutons & autres bestiaux malades ; & qu'ils n'avoient point de remède plus éprouvé pour les incommodités qui venoient aux jambes de ces animaux. Cette pratique nous parut singulière : mais il sembla à la Frelle , que c'étoit profaner un remède qui ne paroiffoit destiné que pour l'Homme. En effet , il est étonnant qu'on ait laissé détruire un Bain destiné au soulagement

M 2

d'une

d'une infinité de misérables, qui ne peuvent faire la dépense d'aller prendre ceux qui font dans les maifons. Notre furprife augmenta, quand nous apprimes que la Source qui coule dans ce trifte Bain, n'eft pas la moins efficace, & qu'elle feroit même la meilleure à boire de toutes celles qui font à Borfet. On ne fauroit affurément trop louer, dit à ce fujet D. Nugnez, la piété de ceux qui avoient abandonné gratis cette Source à la guérifon des Pauvres malades: mais il femble auffi que la négligence que l'on a apportée à l'entretenir, a quelque chofe de dur, puifqu'il anéantit un établiffement fi digne d'un Peuple Chrétien. Le Comte lui répondit, que felon les apparences, les Pauvres n'y avoient jamais ni beaucoup gagné, ni beaucoup perdu. Ce Bain, dit-il, a toujonrs été à peu près dans l'état où il eft; & dès la prémière fois que je fuis venu ici, il étoit déja tel que vous le voyez. J'ai même ouï dire alors, que dans les commencemens de cette fondation, l'on n'y avoit fait d'autres dépenfes que de conduire la Source dans une efpèce de foffe bordée de groffes pierres. En ce cas, la perte n'eft pas grande pour les Pauvres; car cette foffe a plutôt l'air d'un Cloaque, que d'un Bain. Les eaux en font fort fales, & le fond plein d'ordure & de boue. La Générale ajouta, que ce

Bain

Bain ne pouvoit pas être d'un grand
secours aux Pauvres, parce qu'il n'a-
voit jamais été couvert; & que ces malheureux qui s'y plongeoient pêle-mêle
sans différence de sexe, y étoient ex-
posés à toutes les injures de l'air, qui
est si nuisible à ceux qui prennent les
Bains chauds. Leur unique ressource
étoit de pouvoir se réfugier au sortir
du Bain, sous quelques misérables Baraques que l'on avoit élevées aux environs. Ces pauvres gens, dit-elle, alloient y reprendre leurs haillons, & s'y
essuyer, avec moins de façons que Mylord n'en a fait pour son Cheval. La
Frelle, touchée de ce récit, n'y répondit que par un soupir, qui marquoit sa
compassion pour la misère des Pauvres.

Une conversation si charitable ne dura
pas longtems: les gens oisifs ne réfléchis-
sent d'ordinaire que sur les objets qui
les frappent, & à mesure qu'ils en sont
frappés. La vue d'un Hermitage, dont
on nous montra les débris, changea
le sujet de notre entretien. Il n'en fut
pas plus dévot. Cet Hermitage a été
longtems célèbre. Il n'étoit point permis de venir à Aix, sans rendre hom-
mage à l'Hermite; & il y avoit peu de
Malades qui négligeassent de lui aller
faire une visite au moins, pendant la
Saison des Bains. La situation riante
de ce Lieu, y attiroit tous ceux qui aiment les belles vues. Il est environné

M 3

de

de Bois , de Montagnes & d'Eaux cou-
rantes, qui forment un afpect charmant.
La liberté de cette folitude n'avoit pas
de moindres attraits pour une autre forte de perfonnes. L'Hermite, avec des
manières fimples, recevoit parfaitement
bien fes Pélerins : il offroit de bonne
grace de petites collations ruftiques,
dont la frugalité faifoit le mérite ; & l'on
ne manquoit guères de lui renvoyer par
reconnoiffance dequoi prévenir l'indi-
gence à laquelle la ftérilité du lieu l'expofoit. L'hofpitalité qu'il exerçoit, fondoit fon plus clair revenu. Il n'étoit riche qu'à proportion de ce qu'il donnoit,
parce que plus on lui caufoit de dépenfe , plus on fe croyoit obligé d'augmenter les préfens que fa générofité lui attiroit. Au milieu de cette abondance, il
confervoit un détachement fingulier des
chofes de ce monde, & des fiennes propres. Le bon Hermite y tenoit fi peu,
qu'il abandonnoit volontiers fa petite Cellule à ceux qui vouloient y amener compagnie. Il permettoit même que, pour
ne point tenter la Providence , on y fît
porter quelques provifions, dont les débris le faifoient vivre des femaines entières. En un mot, ce commode Hermite fe faifoit tout à tous. Je ne fai cependant quel Démon jaloux du bonheur
de ce lieu, vint troubler fon repos. Le
defir peut-être d'une vie plus parfaite,
lui infpira du dégoût pour une retraite

fi

ſi charmante. Il lui fut révélé, qu'il devoit quitter ſon Hermitage. Le bon Solitaire obéit, & quitta la place, fatigué, dit-on, du bruit de ſes mérites, & plus encore de l'éclat de certains miracles ordinaires aux Saints de ſa Robe. Comme ſa vertu étoit l'unique ſoutien de l'Hermitage, il eſt tombé en ruïne depuis ſa déſertion. Pour conſerver la mémoire de cette bénite Solitude, on a bâti ſur ſes débris une petite Chapelle, où les Amans vont ſouvent faire leurs dévotions ſecrettes. Il y a des malins, qui prétendent que cette aimable Solitude n'a jamais changé ni de Patron, ni de Culte. Il eſt aiſé de s'imaginer que la vue & la deſcription d'un lieu ſi fameux par les ſoupirs de tant de Malades, rendit la converſation un peu galante. Le Comte, qui nous apprit ces particularités, les preuva par le récit de quelques avantures, que je ne me ſuis point engagé d'écrire. Elles donnèrent lieu au Chevalier de faire *maintes* plaiſanteries, qui nous amuſèrent agréablement juſqu'à la Ville.

Nous apprimes en y rentrant, que les deux Pariſiens étoient partis après dincr, pour un voyage de deux jours. Nous ſoupçonnames qu'ils étoient allés conduire l'aimable *Steinfleiſch* juſqu'à Mastricht. C'étoit le moins qu'ils pouvoient faire pour un Compagnon ſi digne d'eux. Quoi qu'il en ſoit, Sérigny voulut mettre

M 4

leur

leur abſence à profit. Il vint dès le ſoir même prier les Comteſſes d'aſſiſter le lendemain à un Concert chez lui. Elles l'acceptèrent, à condition qu'il feroit ſon poſſible pour y attirer Mad. la Générale. Dès le matin la belle Hollandoiſe lui en écrivit un mot, au nom des Dames : Mylord ſe chargea d'en être le porteur en allant à Borſet, & elle eut la complaiſance de s'y trouver. Ce Concert eut quelque choſe de plus agréable & de plus diſtingué, que toute la Muſique que nous avions eue juſques-là. Sérigny avoit trouvé au Caffé deux Muſiciens célèbres, dont l'un étoit de la Chapelle de l'Electeur de Cologne. Ce dernier avoit une voix admirable: l'autre jouoit parfaitement de la Baſſe de viole. Ils ne faiſoient que paſſer à Aix, & alloient en Hollande s'embarquer pour l'Angleterre. Sérigny les avoit invités à diner, & ils ſe prêtèrent de bonne grace au divertiſſement qu'il nous préparoit. Il fit venir quelques autres Inſtrumens pour préluder, & pour leur donner le tems de prendre haleine. Ils nous donnèrent divers morceaux d'un goût exquis; & celui qui chantoit nous régala d'une Cantate Italienne, qu'il exécuta dans la dernière perfection. Mylord qui avoit, comme tous les Seigneurs de ſon pays, une paſſion ſingulière pour cette Muſique, & qui y étoit connoiſſeur, en fut auſſi ſatisfait que nous.

nous. Après qu'ils eurent fini, Sérigny auroit bien voulu engager les Dames à accepter le Bal : mais elles l'en remercièrent, dans la crainte qu'elles avoient du retour des Parisiens , que l'on n'auroit pu refuser sans s'exposer à un éclat. On se contenta du plaisir de la Symphonie, dont la continuation donna lieu au récit d'une maladie bien singulière.

Il y avoit un bon Chartreux logé dans la maison contiguë à celle où nous étions. Nous l'avions vu plusieurs fois à la Fontaine ; mais comme il étoit extrèmement retiré, & que nous ne cherchions pas beaucoup la compagnie des Moines, nous n'avions pas été à portée d'apprendre les raisons qui l'amenoient à Aix. Nous en fumes informés ce soir-là; & sa maladie a quelque chose de si bizarre, qu'elle mérite bien de trouver ici place. Cet honnête-homme, plein d'esprit d'ailleurs & d'une rare vertu , s'étoit livré peu à peu à la mélancolie, & par succession de tems il s'étoit mis en tête qu'il entendoit le mouvement des Cieux, dont l'harmonie prétendue le jettoit dans une espèce de folie. Lorsqu'il étoit dans ces accès , il s'imaginoit que les Corps célestes produisoient par leur cours ou leur choc, des sons admirables. C'étoit, disoit-il , une harmonie si douce & si charmante , qu'il n'y a point de Concert qui en approche. Le pauvre homme se livroit alors à une joie si folle;

M 5   qu'il

qu'il rioit tout feul , & invitoit les autres à prendre part à cette mélodie.
Quelquefois il en demeuroit en extafe,
fans que l'on pût le rappeller à lui-même. Sa rêverie n'étoit pas à la vérité
continuelle , mais la moindre Mufique
qui frappoit fes oreilles lui rappelloit
cette vifion , & tant qu'elle duroit, on
ne pouvoit le réfoudre à manger. Son
mérite , fa naiffance & fes talens l'a-
voient rendu cher à fon Ordre ; & par
une diftinction particulière , on l'avoit
envoyé à Aix , dans l'efpèrance que les
Eaux & les Bains pourroient évacuer
cette bizarre mélancolie. On l'avoit exprès logé dans un quartier peu fréquenté , & l'on efpèroit beaucoup de fa guérifon. Le Concert que Sérigny nous
donna , penfa déranger toutes les efpèrances que l'on en avoit conçues. Comme chacun eft libre chez foi , perfonne
n'avoit ofé nous en avertir. L'homme
qui accompagnoit ce bon Religieux ,
aiant vu entrer les Muficiens que Sérigny avoit mandés , avoit tâché de prévenir habilement le coup. Il avoit tiré
le Chartreux hors de chez lui, fous prétexte de promenade, perfuadé que la
Symphonie ne dureroit que quelques
heures. Mais il ne lui fut pas poffible
de retenir le Malade hors de fa maifon,
plus longtems que de coutume. Ce bon
Père obfervoit à Aix toute fa Règle, a-
vec la même exactitude que s'il avoit
été

été dans fa Cellule.   Il falut rentrer à
la maifon; mais avant d'y revenir, l'homme qui avoit foin de lui , fit prier le
Médecin de s'y rendre.   Notre Mufique
duroit encore , & on l'entendoit de la
maifon voifine auffi bien que fi l'on eût
été dans la Salle.   Elle n'eut pas plutôt
frappé l'oreille du Chartreux , que le
pauvre homme crut entendre l'harmonie des Cieux.   Il refta comme immobile de la joie que cette mélodie ima-
ginaire lui caufoit, & il auroit fans doute
demeuré longtems dans cette rêverie, fi
le Médecin n'étoit venu l'en tirer , en
nous priant d'en avoir compaffion.

Sérigny , à qui il s'étoit adreffé d'a-
bord en particulier, n'avoit point fait
cas de fa remontrance, ne croyant pas
devoir par complaifance pour un Vifion-
naire , interrompre un divertiffement
qu'il donnoit aux Dames.   Il s'étoit enfuite adreffé au Comte, qui plus humain
avoit prié Sérigny d'en informer au
moins les Dames. C'étoit auffi l'avis du
Chevalier ; mais Sérigny fe moquoit de
leur compaffion , & fe contentoit de rire.
Cette petite conteftation excita la curiofité des Dames , qui demandèrent de
quoi il s'agiffoit.   Le myftère que Sérigny affecta, & les prières réitérées qu'il
faifoit aux autres de fe taire, redoublè-
rent leur impatience. Enfin le Chevalier
leur dit , que Mr. le Médecin venoit
avertir que la Mufique incommodoit un

M 6

pau-

pauvre Malade qui étoit dans le voisinage. Il n'en falut point davantage ; elles firent aussi-tôt cesser la Symphonie, protestant toutes qu'elles seroient au desespoir de causer à qui que ce fût la moindre incommodité. Heureusement la Cantate Italienne étoit finie, & nous ne faisions pas un grand sacrifice du reste. Cependant Sérigny, un peu piqué d'une compassion qui dérangeoit ses plaisirs, dit aux Comtesses, que si elles savoient que le Malade dont il s'agissoit n'étoit qu'un Moine visionnaire, elles ne seroient peut être pas si compatissantes. Tout Catholique qu'étoit Sérigny, il raisonnoit en Mousquetaire, c'est à dire en gens qui sont le fleau des Prêtres. *Vous vous trompez*, lui repliqua brusquement la Frelle ; *il suffit que ce soit un Malade, fût-il le dernier des hommes, pour qu'on lui doive ces égards; & je suis charmée de vous marquer que la politesse & l'humanité sont de toutes les Religions.* Sérigny fut obligé de cèder. Dans une Ville en effet où l'on ne vient que pour se guérir, on ne sauroit sans inhumanité manquer à ces attentions: rarement aussi l'on s'en dispense.

Le Médecin, charmé de trouver tant de compassion chez les Dames, leur fit compliment sur leur générosité, & fit à Sérigny de très humbles excuses sur ce qu'il étoit venu troubler la fête. Il nous fit comprendre, qu'outre la charité générale que l'on doit aux infirmes , il

s'ins'intèreſſoit particulièrement à celui-ci qui étoit ſon Malade ; & tout de ſuite il nous expliqua ſa maladie. L'hiſtoire en parut ſingulière à toute la compagnie. La pitié que chacun marqua pour ſa triſte ſituation, répondoit à l'eſtime que nous avions conçue pour ſa perſonne, quoiqu'il ne nous fût connu que par ſa modeſtie. Elle ſied ſi bien aux gens de cette Robe, & l'on en trouve ſi peu qui ſachent la conſerver dans ces Lieux publics, que nous avions tous de la vénération pour lui. Nous exhortames le Médecin à employer tout ſon Art pour le rétablir, vu qu'il avoit ſi bien tiré d'affaires le jeune Moſcovite dont il nous avoit fait l'hiſtoire. Il n'y eut que Don Nugnez qui en deſeſpèra. Je conçois, dit-il au Médecin, que la guériſon d'un pareil Malade feroit autant d'honneur à vos Eaux, qu'à vos conſeils : mais je doute que vous y réuſſiſſiez autant que je le ſouhaite. Pardonnez-moi, lui dit le Médecin ; ces ſortes de mélancolics ne ſont pas incurables, & pourvu que l'on en connoiſſe la cauſe, on peut par des remèdes ſouvent ridicules en ſuſpendre au moins les effets. Cette cure cependant ne peut être l'ouvrage des Eaux toutes ſeules, ni des remèdes corporels : il faut travailler tout à la fois ſur la maſſe du ſang, & ſur l'imagination bleſſée. Le dérangement des Mélancoliques ne vient que de ce que

<table><tr><td>M 7</td><td>leurs</td></tr></table>

leurs réflexions demeurent fixées fur un feul & même objet qui les a frappés. L'unique moyen de les guérir promtement, c'eft de leur procurer des diftractions capables de fubftituer dans leur imagination de nouvelles idées, qui effacent la prémière. Il faut en même tems purifier la maffe du fang, & remédier aux vices des vifcères. C'eft ce que j'ai fait avec lui ; je lui ai fait boire notre Eau *Thermale*, j'y ai ajouté quelques vomitifs, & il en eft actuellement aux Bains. Depuis trois femaines, continua le Médecin, il n'avoit eu aucun retour, & je croyois fa guérifon fure ; mais la Mufique qu'il a entendue ce foir, lui a rendu fes rêveries.

La Générale lui demanda, s'il étoit permis de favoir de quel moyen il s'étoit fervi pour calmer fon imagination. Je n'ai employé, lui répondit-il, que les diftractions. Comme j'ai fu par le Mémoire qui m'a été envoyé, que ce bon Religieux ne s'eft précipité dans cette mélancolie que par des études outrées, que la folitude, le filence, le jeûne & les veilles lui ont rendu pernicieufes, je l'ai condamné à un travail très rude. Je lui fais porter de groffes pièces de bois, je le fais beaucoup promener à pied & à cheval, & je le fatigue comme un Forçat. On m'a mandé que l'Aftronomie avoit été fon étude favorite ; & pour le détourner de cette

con-

contemplation, je le fais harceler le plus que je peux par des exercices violens. Lorsque malgré ces précautions fa rêverie le reprend , je l'en fais diftraire par quelque éclat bruyant qui l'effraye ; fon Valet renverfe chaifes & tables dans fa chambre, quelquefois il lui jette de l'eau au vifage ;   & ces frayeurs fubites lui font oublier le mouvement des Cieux. Tantôt, ajouta-t-il, avant de venir ici, j'ai tiré moi-même un coup de piftolet dans fa cheminée , & ce bruit l'a emporté fur l'harmonie des Aftres. Enfin, dit-il, malgré cette rechute, j'en efpère beaucoup, fi je peux obtenir de fes Supérieurs la permiffion de le garder encore quelque tems. Le Médecin fondoit cette efpèrance fur ce que le Chartreux commençoit à connoitre fon état , & qu'il s'en affligeoit jufqu'aux larmes. Le peu de féjour que nous fimes à Aix , ne nous permit point de fuivre cette cure. Nous en félicitames cependant le Médecin par avance.

Cette converfation nous porta naturellement à parler des idées bizarres dont un Mélancolique peut fe laiffer frapper. On en cita des exemples finguliers : l'un nous parla d'un homme qui fe croyoit tout couvert de plumes, comme un oifeau : l'autre nous cita une femme qui s'imaginoit être de neige: enfin chacun conta fon hiftoriette.
Le

Le Médecin nous fit comprendre que s'il lui étoit permis de révéler toutes les fantaisies des Mélancoliques qu'il avoit vus à Aix depuis vingt ans, on ne croiroit jamais que l'esprit humain fût capable de donner dans ces travers. Il eut pourtant la franchise de nous avouer, qu'il en avoit plus vu qu'il n'en avoit guéri. Je le croi, lui dit la Frelle qui le railloit toujours; & je pense qu'il en est de même des autres maux, que vos Bains ne soulagent que lorsqu'ils se seroient guéris d'eux mêmes. Nous prenions plaisir à les entendre disputer, car le Médecin se défendoit poliment. C'est de quoi je ne conviendrai pas, s'il vous plait, lui répondit-il. Nos Eaux ont bien fait d'autres merveilles. Leur vertu s'étend jusques sur les maladies *diaboliques*; quand il n'y auroit, dit-il en souriant, que Mad. la Générale, ce seroit assez pour le prouver : mais nous avons une guérison bien plus fameuse encore. Dans le tems que Mr. *Blondel* exerçoit ici la Médecine, on lui adressa une fille du Village de *Saar* tout près de Spa. La maladie de cette fille avoit fait beaucoup de bruit dans le pays. Les symptomes en étoient si extraordinaires, qu'elle se crut ensorcelée ; ses parens le publièrent ainsi, & les Médecins aimèrent mieux le croire apparemment, que d'avouer, ou leur ignorance, ou l'impuissance de leurs

re-

remèdes. Comme je n'étois point de
ce tems-là, dit le Médecin, je ne déci-
derai point s'ils avoient raison, ou non.
Tout ce que j'en sai, c'est que dans
cette extrémité l'on eut recours aux Pélerinages. On mena la Malade ensorcelée à Trèves, & l'on prétend qu'en
regardant la *Ste. Tunique* que l'on y conserve, elle se trouva soulagée. On assure même que le Démon qui la tour-
mentoit, s'enfuit pour jamais d'auprès
d'elle. Quoi qu'il en soit, on dit qu'il
lui laissa en partant un monument fâcheux, ou de son dépit, ou de son
pouvoir. Elle perdit l'usage de son pied
droit, qui depuis le moment que le
Diable s'étoit sauvé, ne cessa de remuer avec une agitation & une douleur si insupportable, qu'elle ne pouvoit
ni marcher, ni se tenir debout. Ce fut
dans cet état qu'on l'amena à la fin de
Juillet de l'année 1660 (si je ne me trom-
pe) consulter Mr. *Blondel.* L'état in-
quiet & douloureux de son pied obligea
ses parens à l'amener ici dans une cha-
rette. Mr. *Blondel* l'entreprit, elle se
soumit à son régime, & après avoir
pris pendant quelques semaines les Bains
de *S. Corneille,* elle se trouva radicalement guérie, & en état de retourner
chez elle à pied, malgré les incommodités d'un chemin très rude. Mr. *Blondel,* * qui met cette cure au nombre
des

---

* *Blondel, Therm. Aquisgr. & Porcet.* Cap. XIV.
§. 1.

des prodiges opérés par nos Eaux, prétend que cette fille vivoit encore au
tems qu'il écrivoit.

Cela se peut, lui dit la Générale ;
mais je croi que la bonne fille n'étoit
pas plus ensorcelée que moi. Tant
mieux, Madame, repliqua le Médecin,
vous me donnez des armes contre l'incrédulité de la Frelle : moins la Malade
de *Saar* aura été ensorcelée, moins
j'aurai de peine à prouver la force de
nos Eaux sur l'imagination. Les Bains
de *S. Corneille*, en guérissant radicalement
la maladie du pied qui étoit réelle, ont
apparemment achevé d'effacer l'idée
qu'elle avoit d'être ensorcelée, & qui
faisoit la maladie de son imagination.
Voilà, dit Mylord, parler en Médecin ;
& il y a toute apparence que si *Blondel*
avoit commencé par-là, il auroit pu
épargner le voyage de Trèves à cette
fille, & laisser aux Eaux d'Aix tout
l'honneur du miracle. Vous m'avoüe-
rez qu'il y a quelque chose de louche
dans ce récit. Est-il probable qu'un
homme qui croit à la vertu de la *Ste.*
Tunique, pense qu'elle n'ait pu faire le
miracle qu'à demi ? Le prétendu Démon étoit hors de cette fille, ou il ne
l'étoit pas. S'il en étoit miraculeusement sorti, comment pouvoit - il encore
opérer sur elle en l'affligeant ? S'il y étoit
encore, il faut croire que les Eaux
d'Aix ont une vertu plus puissante que
celle

celle de la *Ste. Tunique* ; ou l'on doit avouer tout court, que le prétendu Démon étoit moins dans le corps que dans l'imagination de cette fille. Ce fait supposé , la cure n'en est pourtant pas moins glorieuse aux Bains d'Aix.

Le raisonnement de Mylord prouvoit malheureusement un peu plus qu'il ne convenoit à la Religion du Médecin , & le pauvre Docteur se trouvoit fort en peine de lui répondre pour conserver, comme on dit, *la chèvre & les choux*. Le retour des Parisiens que l'on vint nous annoncer, le tira heureusement d'embarras. Les Dames se levèrent aussi-tôt, & le Médecin s'éclipsa. Le Chevalier qui étoit allé un moment dans la Cour, eut beau assurer les Dames qu'il n'y avoit qu'un des Parisiens de retour, & qu'il étoit monté à sa chambre ; elles s'opiniàtrèrent à sortir. La soirée étoit charmante, nous en profitames pour aller conduire la Générale ; & la Comtesse rentra chez elle avec sa Sœur.

En revenant de cette promenade, Sérigny nous ramena chez lui, pour souper des débris de la collation qu'il avoit préparée aux Dames. Notre retour fut très à propos , pour délivrer la belle Hollandoise des persécutions de son sot Amant. Ce jeune-homme , pressé par son amour, avoit laissé son Frère à Maltricht avec l'aimable *Steinfleisch* , & étoit revenu soupirer auprès de sa Dame. Il
l'af-

l'assommoit de complimens & de fleurettes, lorsque nous entrames dans la Salle : mais notre préfence dérangea fes foupirs. L'air fec & froid de Mylord, & la gravité de D. Nugnez, le déconcertèrent. La Dame fe mit à table entre ces deux Meffieurs ; & Sérigny qui avoit un grand afcendant fur le Parifien, lui fit entendre qu'il feroit bien de diffimuler fa paffion devant la compagnie. Il fe contraignit : mais après avoir mangé un morceau, il nous délivra de fa préfence, fous prétexte qu'il étoit fatigué. Nous paffames une partie de la nuit à caufer tranquillement, & nous nous féparames incertains de ce que nous ferions le lendemain.

En allant le matin chercher les Comteffes, felon notre coutume, nous apprimes qu'elles s'habilloient pour aller diner chez la Générale, qui devoit garder la maifon ce jour-là, afin de prendre congé dans les formes du régime des Eaux. Cette éclipfe nous parut de mauvais augure, & nous la regardames comme un préfage de notre prochaine féparation. J'allai m'en confoler avec le Chevalier chez notre bon Echevin. Nous le trouvames occupé à jouer au Trictrac avec le Comte. Pour ne point les déranger, le Chevalier fit une partie d'Echecs avec moi, & l'Echevin nous retint à diner. Il fit felon, fa coutume,

tume, tout ce qu'il put pour nous réjouir.

La partie que les Comteſſes étoient
allé faire chez la Générale, amena naturellement la converſation ſur l'heureuſe expérience que Mylord avoit faite
des Bains de Borſet par rapport à ſon
Cheval. A cette occaſion nous communiquames à l'Echevin les réflexions que
nous avions faites ſur le peu de ſoin que
l'on avoit eu d'entretenir le Bain, qui a-
voit été autrefois conſacré aux Pauvres.
Il nous répondit, que la Police avoit été
forcée de l'abandonner, pour empêcher
un mal plus grand, que le bien que l'on
vouloit faire. On n'avoit point tardé
à s'appercevoir que la ſituation ſolitaire
de ce lieu l'avoit rendu beaucoup plus
propre au libertinage des Mendians de
profeſſion, qu'au ſoulagement des vrais
Pauvres. Comme perſonne n'avoit in-
ſpection ſur ce Bain, & qu'ils y étoient
libres d'y agir à leur gré, ces miſérables
en avoient fait un lieu de débauche.
Tout les Gueux paſſans, & ces Mendians
qui rodent ſous le nom de *Bohémiens*,
s'y donnoient rendez vous, & ſous prétexte d'y aller prendre les Bains, ils s'y
livroient ſous les Baraques que l'on y
avoit pratiquées, à tous les excès que
l'on peut attendre de cette canaille. Le
Chevalier lui répondit, qu'il faloit ré-
primer ces abus, & conſerver le Bain,
en y plaçant un Concierge qui veillât
au

au bon ordre, plutôt que de priver les vrais. Pauvres d'un secours si naturel. C'est ce qu'on a fait, reprit l'Echevin; mais parce qu'il auroit été difficile, même avec beaucoup de dépense, de l'entretenir avec la décence convenable dans une campagne, où l'insolence de cette canaille eût toujours été à craindre, on leur a donné dans la Ville un Bain qui ne sert que pour eux. C'est le *Comphuys-Badt*, maison proche des Bains de *la Rose*. Tous les Pauvres de la Ville & du dehors y ont un libre accès; ils peuvent y entrer *gratis* en tout tems, pour quelque infirmité que ce soit. L'Eau qui y coule vient de la même Source, & n'est pas moins efficace que celle des Bains de *S. Corneille*. Il est vrai qu'il n'y avoit originairement qu'un seul & même bassin, dans lequel les hommes & les femmes se baignoient pêle-mêle, comme à celui de Borset. Tant qu'il a été commun aux deux sexes, il étoit impossible que la modestie y fût bien observée, malgré les soins & la vigilance de l'Hôte. Ce Bain d'ailleurs n'étoit pas tellement consacré aux besoins des Pauvres, qu'il ne servît encore aux Foulons & aux Blanchisseuses, qui étoient en possession d'y venir laver leurs étoffes & leur linge. Ce double usage ne contribuoit assurément pas à la propreté des eaux, qui d'ailleurs n'avoient pas, comme dans les autres Bains, d'égoûts souterterrains. C'est pourquoi les Foulons étoient obligés de le nettoyer deux fois l'année, en l'épuisant par en-haut. Tous ces inconvéniens obligèrent les Propriétaires à bâtir un Bain particulièrement destiné aux femmes ; mais comme il étoit plus net que l'ancien, il redevint bien-tôt commun. Enfin la Chambre des *Werk-meesters* à qui cette maison appartient, fit un Règlement sévère pour empêcher l'indécence d'une pareille communication. Par cette Ordonnance il est enjoint à l'Hôte du *Comphuys-Badt* d'empêcher que les hommes & les femmes se baignent ensemble, & de n'ouvrir le Bain qu'à certaines heures destinées à chaque sexe : quand la foule est trop grande, comme il y a deux Bains, les prémiers venus choisissent.

C'est grand dommage, lui dit le Comte, que ces misérables n'aient point cette respectable innocence, qui s'est conservée si longtems chez les Suisses. L'aimable simplicité de ces peuples dans l'usage des Bains publics, faisoit l'admiration des Voyageurs. Les Etrangers qui passoient à Bade étoient étonnés de voir la sagesse & la modestie avec lesquelles ces bons Suisses, hommes & femmes, se baignoient ensemble, sans qu'il s'y passât rien contre l'honnêteté, ni même qu'il en rejaillît le moindre soupçon sur l'un ou l'autre des Baigneurs. Je crois, ajouta-t-il, que vos Pauvres s'en feroient mieux

mieux trouvés, s'ils fe fuſſent conduits de
même. C'eſt fans doute leur faute, a-
jouta-t-il ; mais à cela près, il me femble
que la charité que vous leur faites doit
avoir quelque choſe d'aſſez mal-propre.
L'Echevin ſe recria fur ce reproche, en
nous aſſurant qu'il règnoit dans le *Comp-
buys - Badt* autant de netteté qu'il eſt
poſſible d'y en conſerver avec ces fortes de gens. Il nous aſſura d'ailleurs,
que la plupart des Hôtes des autres Bains
ne refuſent guères l'uſage de leurs Eaux
à des Pauvres un peu connus. Tous les
Religieux de la Ville, par exemple, & les
Moines mendians, y entrent auſſi gratis ; enforte que le *Comphuys-Badt* ne
ſert presque qu'aux Pauvres étrangers,
& aux Pélerins *Hongrois* & *Bobémiens*.
Il nous apprit encore, qu'anciennement
les Peuples de la Friſe entroient gratuitement dans tous les Bains d'Aix, en vertu d'un Privilège du Comte *Guillaume*,
lequel, à ce qu'ils prétendoient, * avoît
accordé cette prérogative aux Friſons,
*en reconnoiſſance de la valeur qu'ils avoient
marquée au Siège de la Ville d'Aix-la-Chapelle.* Quoi qu'il en ſoit de ce Privilège,
il y a apparence qu'il a ſouffert prefcrip-
tion.

L'Echevin finit cet entretien en nous
invitant d'aller voir le Bain des Pauvres,
dont

---

* Voy. *Matth. Voſſ. Annal.* lib. 3. ad annum 1248.

dont nous avions tant parlé. Pour nous
y engager, il nous dit que rien ne ref-
sembloit mieux à la *Piscine probatique* de
Jérusalem. Ce n'étoit pas nous en donner une idée bien flatteuse; & nous ne
fumes pas curieux d'en vérifier le parallèle. La peinture qu'il nous en avoit
faite, ne nous laissoit rien entrevoir de
fort ragoûtant. Nous nous figurames
une troupe de Lépreux, d'Estropiés, d'Ul-
cérés autour de ce Bain, en un mot
l'abregé des misères humaines. Cette
perspective n'avoit rien de fort divertiffant pour gens qui ne cherchoient qu'à
se réjouir.

Nous le menames dans son voisinage
trouver une compagnie plus agreable.
C'étoit chez Sérigny, que nous trouvames en grande conférence avec un Anglois qui étoit à la suite de Mylord.
C'étoit cette espèce de Médecin, par
l'imprudence duquel notre pauvre Abbé avoit pensé perir dans l'Étuve. Dès
qu'il l'eut congédié, nous lui demandames le sujet de leur entretien, en l'a-
vertissant de ne se fier à cet Empirique
qu'avec beaucoup de précautions. Sérigny nous remercia de l'avis, & nous dit
en riant, qu'il étoit en consultation pour
raccommoder la cervelle du Parisien, &
en délivrer la belle Hollandoise. Il nous
raconta qu'il y avoit déja huit jours qu'il
y travailloit inutilement à l'insu de cette
Dame, & qu'ils alloient incessamment

appliquer le dernier remède. Mylord étoit du secret, & son Médecin devoit être l'ame de cette badinerie, parce que le nôtre étoit trop grave pour se prêter à une action si peu sérieuse. Le tour qu'ils imaginèrent nous divertit dans les deux derniers jours que nous passâmes à Aix.

Dans le tems qu'il nous expliquoit la pièce qu'ils avoient concertée, les Dames parurent. Nous leur proposâmes d'aller surprendre les Comtesses chez la Générale, pour voir ce qui s'y passoit. Cette partie fut de leur goût, & nous primes le chemin de Borset. En y entrant, l'Echevin nous montra la place & les ruïnes du Temple où les Réformés alloient autrefois faire leurs prières. Il a subsisté jusqu'en 1713. Sa démolition fut le fruit de la Paix, & de la cession que les Etats-Généraux firent à l'Empereur des Terres & Domaines qu'ils possèdoient dans le Duché de Limbourg. Le terrein où ce Temple étoit bâti, se trouva malheureusement du ressort de cette Province. Les Ecclésiastiques ne tardèrent point à réveiller sur ce point le zèle de la Cour de Vienne: ils obtinrent de l'Empereur trois Mandemens consécutifs, portant ordre de procéder à la démolition de cette Eglise. Quoiqu'elle fût extrèmement commode aux Protestans de la Ville, & à ceux qui y venoient pendant la Saison

des

des Bains, à cause de sa proximité, il falut obéir. Le même Arrêt éteignit encore deux autres Eglises des environs ; & c'est depuis ce tems, que les Protestans d'Aix & de Borset sont obligés d'aller faire leurs Exercices de Religion à Vaels, qui est sur le Territoire des Etats-Généraux.

Comme la Générale s'étoit mise dans les remèdes, nous primes la précaution de nous faire annoncer avant de paroitre à sa porte. Notre visite parut lui faire plaisir, & elle nous proposa un Quadrille, parce qu'elle n'osoit sortir, pour n'avoir rien à se reprocher. Dans le moment que nous allions nous mettre au Jeu, on vint annoncer Don Nugnez & Mylord, qui nous avoient suivi à la piste. Mylord, après avoir fait son compliment à la Générale, se plaignit de ce que nous avions furtivement fait cette promenade. Nous ne savions qu'en penser, Mesdames, leur dit-il galamment, & nous sommes accourus à votre secours: nous craignions quelque enlèvement. Il auroit bien pu en être quelque chose, lui répondit la Générale en riant: je suis même très persuadée que vous ne nous auriez plus trouvées ici, si vous aviez encore attendu quelques jours à y venir. Nous comprimes tous ce qu'elle vouloit nous dire, & elle nous avoua qu'elle venoit de fixer son départ avec ces Dames, & qu'elles

                    comp-

comptoient de partir enfemble à la fin de la femaine, au plus tard. Elle nous dit qu'elle prendroit fa route par Duffel-dorp, où elle avoit une Parente qu'elle avoit envie de voir; & que de là elle accompagneroit les Comteffes jufques à Hambourg, où fon Fils devoit la venir joindre. Une déclaration fi précife nous affligea véritablement. On ne fongea plus au Jeu, chacun laiffa fes cartes. Nous nous recriames tous fur la trahifon que ces Dames nous faifoient, & nous mimes tout en œuvre pour les engager à changer d'avis. Il fembloit que nous euffions regret qu'elles fuffent guéries; nous voulumes leur perfuader que leur rétabliffement étoit encore trop mal affuré, pour l'expofer aux fatigues d'un voyage auffi long. Enfin chacun allègua fes raifons, & nous inventames à l'envi des motifs de reculer leur départ. L'Echevin s'en mêla comme les autres, & les invita de refter encore au moins une huitaine de jours, pour voir la fameufe Proceffion des Pélerins de Bohème & de Hongrie, & la cérémonie des Reliques qui ne fe fait que de fept en fept ans par forme de *Jubilé*. On appelle auffi cette Fête *le Jubilé d'Aix*. Don Nugnez, qui étoit auffi avide d'Indulgences que nous l'étions de plaifirs, fit beaucoup valoir les motifs de l'Echevin. Quoiqu'ils nous touchaffent moins que lui, nous appuyames auffi

fur

fur cette Cérémonie, moins par le plaifir que nous pouvions en retirer, que
par celui de prolonger le féjour de ces
aimables Dames. Les Brabançonnes
ajoutèrent, que puisque nous étions fur
les lieux, & qu'il ne nous en coutoit
que quatre jours de plus, il étoit naturel de voir une Cérémonie qui attire
exprès des Etrangers de tous côtés. La
Frelle, qui n'en étoit peut-être pas plus
curieufe que nous, marqua pourtant par
des raifons femblables, quelque envie
de voir cette Cérémonie. Comme le
délai n'étoit pas confidèrable, la Comteffe fa Sœur & la Générale fe rendirent
à nos empreffemens; & nous fumes bon-
gré à l'Echevin d'avoir imaginé ce prétexte. Pour le juftifier, & foutenir la
curiofité des Dames, il nous vanta beaucoup la folennité de cette Fête.

Il nous dit que le concours y étoit
autrefois fi grand, que l'on a compté *
dans une année jufqu'à cent quarante-
deux mille perfonnes qui étoient venues
exprès à Aix pour affifter à cette Cérémonie; & qu'en l'an 1496 on compta
quatre-vingt mille florins d'or † des offrandes que les Pélerins avoient apportées. C'eft dommage affurément que
cette dévotion fe foit fi fort refroidie:
les

---

* **Voy.** le Livret des *Reliques d'Aix*, imprimé
chez Jean Houben, 1727, à Aix.
† *Petr. à Beck, Chronic. Aquisgr.*

les offrandes & le nombre des Pélerins
ont tellement diminué , qu'à juger du
paſſé par le préſent, ce récit paroit incroyable. Nous demandames à l'Echevin l'origine de cette Cérémonie , &
les raiſons de la dévotion particulière &
conſtante des Peuples de Bohème &
de Hongrie qui venoient de ſi loin à
Aix. Il nous dit que l'envie de gagner
une *Indulgence pléniere* accordée par le
Pape *Léon III* à ceux qui viſiteroient
ces Reliques, étoit la prémière cauſe de
ce concours. L'Epoque du Pelerinage
des Hongrois remonte, dit-on, jusqu'à
l'an 1357, qu'une Reine de Hongrie vint,
à ce que l'on prétend, à Aix avec un cortège de plus de 700 Cavaliers, mettre ſes
Etats ſous la protection de la Vierge Marie, &c. D'autres la mettent ſeulement,
à ce qu'il nous dit, en 1382 , & l'attribuent à un *Louis* Roi de Hongrie, qui vint
en grande pompe à Aix , & y fit bâtir
une Chapelle pour les Pélerins de ſon
Royaume, auxquels il fit accorder des
franchiſes dont ils jouiſſent encore ;
& depuis ce tems , leur dévotion n'a
point été interrompue. Une perſonne
qui entend ce détail ſans voir ce qui ſe
paſſe à préſent, s'attendroit ſurement à
tout autre choſe que ce que l'on y voit.
Nous ne tardames pourtant point à pouvoir apprécier au juſte tout le merveilleux de cette Cérémonie. Les Pélerins
de

de Hongrie arrivèrent le lendemain, &
leur entrée nous donna une mince idée
de la Solennité à laquelle l'Echevin nous
avoit préparés. Le feul plaifir que nous
en retirames, fut de reculer de quelques
jours le départ de nos Dames.

Après en avoir obtenu ce répit, Mylord les affura que nous tâcherions d'employer le mieux qu'il nous feroit poffible, le peu de tems qui nous reftoit à
paffer enfemble; & fans leur donner le
tems de répondre, il les pria d'accepter le Bal chez lui pour le lendemain.
Nous les priames de nous accorder à
tous la même grace, à la veille d'une féparation, qui vraifemblablement nous
mettroit hors d'état de leur en demander jamais d'autres. Ce plan étoit fort
du goût de la Frelle, & quoiqu'elle n'e-
fât accepter feule, il nous parut qu'elle
s'ennuyoit des excufes de fa Sœur. La
Générale accepta enfin, & pour ne point
déranger les plaifirs communs, elle chargea la Comteffe de lui affurer un lit à
Aix.

Avant de prendre le plaifir du Bal,
nous eumes celui de voir paffer la Proceffion tant vantée des Pélerins. Ils é-
toient environ cent cinquante en tout,
tant Hommes que Femmes & petits Enfans. Ils n'étoient remarquables que par
un grand extérieur de dévotion, & un air
fort craffeux & fatigué. La plupart couverts de fueur & de pouffière, pouvoient

à peine fe trainer. Ils arrivent ordinairement quelques jours avant la Fête,
pour avoir le tems de fe delaffer dans
les Bains, de la fatigue d'un fi long voyage. Ces bonnes gens (que l'on appelle communément les *Pauvres de Hongrie*), fe raffemblent aux environs de
la Ville pour y faire leur entree en Proceffion. Ils y entrent avec *Croix & Ban-
nière*, en chantant des Litanies, & vont
droit à la Grande Eglife, porter un très
grand & gros Cierge, dont ils font préfent à l'Image de la Vierge. Il y a eu
des tems où ils ont apporté, dit-on, plus
de cent cinquante Cierges de cette taille.
Suivant les apparences, l'Eglife d'Aix
pourra fe fournir de cire ailleurs ; car
on pretend que foit par pauvreté, foit
pour la commodité du voyage, ces bonnes gens diminuent chaque fois le volume du Cierge. Leurs offrandes ne
doivent pas auffi être fort confidèrables,
puifqu'ils vivent d'aumônes fur leur route. Le fpectacle qu'ils nous donnèrent
nous fit plus de compaffion que de plaifir ; mais enfin c'eft une des curiofités
d'Aix.

Nous en eumes davantage au Bal. Mylord s'y diftingua par une magnificence
vraiment Angloife. Rien n'y manquoit,
rafraichiffemens, collation, fymphonie,
tout y étoit exquis. Il y avoit invité
plufieurs perfonnes de la Ville, & comme nous n'étions plus bornés par le régime,

gime, ni par le retour de la Générale,
on dansa jusqu'à onze heures du foir.
Quand le Bal fut fini, & que ceux qui
n'étoient point de notre compagnie fe
furent retirés, il nous fit paffer dans
une Salle où nous trouvames un très joli fouper, qui ne finit presque qu'avec
la nuit. La complaifance que la Générale avoit eue pour la Frelle, fervit
merveilleufement à nos plaifirs : fa facilité fut mife à une nouvelle épreuve.
Nous la priames de quitter Borfet, & de
venir paffer à Aix le peu de tems qui
reftoit jusqu'à fon départ. Les Comteffes appuyèrent nos inftances, & elle
eut encore la bonté d'y confentir. Elle
retourna le lendemain à Borfet, pour
prendre congé de fes Hôtes & règler fes
comptes. Nous y fumes tous auffi prendre un dernier Bain, mais nous le fimes
en cérémonie. Nous nous rendimes au
fortir du Bain chez la Générale, qui
nous fit fervir une collation, que dans
un befoin on auroit pu appeller fouper.
Sérigny, qui avoit prévu que fon tour
pour le Bal pourroit bien lui manquer,
à caufe du peu de tems qui reftoit,
avoit ramaffé fur la Prairie tout ce qu'il
avoit pu trouver d'Inftrumens. Ils nous
attendoient, & dès qu'ils nous virent
paroitre, les fanfares commencèrent. Il
y avoit des Hauts-bois, des Trompettes,
& des Cors de chaffe, qui égayèrent notre promenade par leurs Airs. Cette

N 5

Muff-

Mufique bruyante nous mit dans le goût
de danfer. On envoya chercher un mauvais Violon à Borfet, on trouva encore
deux petits Allemands qui avoient des
Harpes, & nous nous mimes à danfer fur
l'herbe. Il eft aifé de croire que la cadence n'y fut pas des mieux obfervée :
une auffi miférable fymphonie, auffi-bien
que la fituation du lieu, ne le permettoient pas. Jamais cependant nous n'a-
vions danfé avec tant de plaifir. Ce petit defordre donnoit à ce divertiffement
un air plus champêtre, & nous y trouvames tant d'agrémens, qu'il ne finit
qu'avec la lumière. Nous rentrames dans
la Ville au bruit des Inftrumens, très fatisfaits de notre foirée.

D. Nugnez donna le Bal le jour fuivant, & il ne cèda en rien à celui de Mylord. La durée du prémier fervit d'éti-
quette pour les autres, enforte que toutes les nuits prefque s'y trouvoient employées. La vie que nous menames dans
ces derniers jours, avoit un petit air affez libertin. Nous nous levions cependant d'affez bonne heure, parce que les
Dames employoient les matinées à faire
des emplettes, ou à prendre congé des
perfonnes qu'elles avoient connues. Nous
les accompagnions fidèlement par-tout,
& nous nous rendions chez elles immédiatement après le diner, pour amufer
par la converfation l'intervalle de tems
qui reftoit jufqu'à l'heure du Bal. Leur

départ

départ étoit toujours la chofe dont nous parlions le moins: c'étoit une idée que chacun éloignoit foigneufement. Nous paffions le tems, felon notre coutume, à raifonner fur quelque trait de Galanterie, ou d'Hiftoire.

Un jour que nous étions fur celle de Charlemagne, dont l'Image eft à tous les coins de la Ville, la Frelle fe fouvint que la Vicomteffe nous avoit promis la jolie avanture de la Princeffe *Immia* ou *Emma*; & fe plaignit de ce que le Comte l'avoit empêchée de nous la raconter avant de partir. La Comteffe lui fit le même reproche, & pour les fatisfaire, il fut obligé de leur raconter le précis de cette vieille Fable. *Eginhard*, leur dit-il, Mefdames, eft le Héros de la Pièce. Il étoit un des prémiers Officiers de Charlemagne, & fon Favori. La faveur de ce Prince ouvrit les yeux de la Princeffe fa Fille fur le mérite de ce Courtifan. Il étoit beau, fans doute, & bien fait: du moins l'Hiftoire veut qu'Emma le trouva tel. Elle en devint amoureufe. Eginhard lui apprenoit les Langues, il étoit fon Maitre; la Princeffe ne tarda point à devenir fa Maitreffe. Dans la famille de Charlemagne, on s'en tenoit rarement aux fentimens en fait d'amour. Le tems deftiné-aux leçons ne fuffifoit pas aux deux Amans: Eginhard demanda à la Princeffe un entretien fecret. Il fouhaita même

que ce fût la nuit. Les Courtisans font
preffans, la Princeffe étoit foible, elle
lui accorda cette entrevue. On prétend
qu'elle fut des plus tendres, & fi charmante, que la nuit leur fuffit à peine
pour achever tout ce qu'ils avoient
à fe dire. La nuit cependant étoit très
longue, puifque c'étoit en Hiver. Mais
ce qui faifoit leur bonheur, penfa le traverfer. Il étoit tombé beaucoup de neige pendant qu'ils étoient enfemble, &
ils avoient été trop occupés pour s'en
appercevoir. Ils ne connurent le danger, que lorfqu'il falut fe quitter. Eginhard comprit que fi l'on appercevoit des
pas d'homme fur la neige auprès de l'apartement d'Emma, elle feroit infailible-
ment deshonorée. La bonne Emma fentit auffi que ces veftiges trahiroient fon
Amant, & qu'il avoit tout à craindre.
L'amour toujours ingénieux lui infpira
un ftratagème nouveau. L'amoureufe
Princeffe fe chargea de fon Amant, & le
porta fur fes épaules à travers la neige,
jufqu'à l'endroit le moins fufpect. Rien
n'étoit mieux imaginé: mais, autre malheur. Charlemagne, dit-on, ne dormoit
pas, & le bon Empereur vit tout fort
diftinctement de fa fenêtre. L'Empereur
étoit humain fur l'article; il aimoit Eginhard: il fe contenta de lui faire peur, &
conclufion du Roman, il lui fit époufer
la tendre Princeffe. . . . Voilà, Mesdames, toute l'Hiftoire que vous me re-
pro-

prochez de vous avoir enlevée : mais pour la décharge de ma confcience, ajouta le Comte, je dois vous avertir que c'eſt un vrai Roman * & une pure fable, démontrée telle par tous les Savans. Les Dames en eurent du regret , & avouèrent qu'elles la trouvoient trop jolie pour n'être pas vraie.

Quelques viſites qui ſurvinrent, troublèrent les réflexions badines que l'on alloit faire ſur cette galanterie du vieux tems ; & peu après nous allames profiter de celle que le Comte préparoit aux Dames dans le Bal qu'il leur donnoit. Nous en ſortimes encore un peu plus tard que des autres. Cependant nous nous levames de bonne heure, pour pouvoir prendre encore une fois les Bains d'Aix ; & de là nous allames faire une viſite d'adieu à Mad. la Comteſſe de Golſtein. Nous lui fimes un million de remercimens pour les politeſſes que nous en avions reçues pendant notre ſéjour. Cette Dame fit juſques au bout les honneurs de la Ville, & nous retint à diner. C'eſt tout dire, que ſes manières polies & ſes honnêtetés nous firent regretter la néceſſité de quitter Aix. L'Echevin vint auſſi nous prier d'engager nos Dames à accepter un ſouper chez lui. Mais comme nous craignions de l'incommoder par une
com-

* *Schmincke in Eginhard. Diſſert. Hiſtoric.*

N 7

compagnie auſſi nombreuſe, nous nous excuſames ſur notre tournée de Bals. Cependant, pour ne point le mortifier, nous allames tous enſemble un matin lui demander du chocolat. Sérigny, Mylord & le Chevalier n'y vinrent que tard, parce qu'ils exécutoient enfin ce jour-là la malice qu'ils faiſoient au pauvre Pariſien.

J'ai déja remarqué, que ce jeune-homme avoit laiſſé ſon Frère à Maſtricht, & qu'il étoit revenu à Aix pour les intèrêts de ſa paſſion. La belle Hollandoiſe ne s'en étoit que médiocrement inquiétée dans les commencemens, & s'étoit contentée de le railler, ſuppoſant que cette paſſion n'étoit qu'un jeu, & qu'il vouloit ſe donner un faux air de galanterie. Elle s'étoit divertie des douceurs qu'il lui contoit à tous momens, dans l'idée que l'humeur volage de ce jeune-homme l'en délivreroit bientôt. Elle trouvoit même quelque choſe de comique à voir que les deux Frères fuſſent de moitié dans cette galanterie. A la fin cependant, ce jeu l'ennuya. C'étoit bien aſſez, à la vérité, d'un Amant de cette trempe ; la paire auroit rebuté la femme la plus galante. La Dame Hollandoiſe, qui ne l'étoit point, s'apperçut avec chagrin que ſes charmes avoient fait le miracle de fixer un Etourdi. Elle n'en fut point flattée ; & malheureuſement encore, c'étoit

toit de l'ainé qu'elle avoit fait la conquête. Il étoit, comme sa conduite l'a fait voir, d'un caractère Pédant, & par conséquent ennuyeux au possible. La galanterie de ce jeune-homme n'avoit rien de réjouissant. Il ne lui parloit qu'en vers. Il lui récitoit incessamment des morceaux de Poësie, qu'il pilloit de tous côtés. Si elle avoit voulu l'en croire, c'étoit d'elle que tous les Poëtes du monde avoient parlé : tout ce qu'ils avoient jamais chanté des *Iris*, des *Climènes*, des *Sylvies*, n'étoient que des descriptions prophétiques de ses charmes. Enfin la pauvre Dame se voyoit éternellement assommée de Science & de douceurs insipides. Elle avoit beau l'éviter, il faloit se trouver à table avec lui, & il la persécutoit bon-gré-malgré, par de ridicules empressemens à la servir. En un mot, il l'avoit réduite au point de regarder l'heure du repas comme un supplice.

L'arrivée de Sérigny lui avoit valu quelque trève. Tout éveillé qu'il étoit, il savoit rendre aux Dames tous les égards qui leur sont dûs. Il avoit hautement improuvé dès les commencemens la conduite de ces jeunes-gens, & il leur avoit plus d'une fois reproché leur grossiereté. Dès qu'il eut connu leur caractère & le mérite de la belle Hollandoise, il la prit en quelque sorte sous sa protection. Il déclara même un soir,

& fort férieufement, en préfence des deux Parifiens, qu'il ne fouffriroit pas tranquillement que l'on manquât de refpect à cette Dame, & que ceux qui l'inquiéteroient en répondroient à lui-même.

La Dame s'allarma de cette déclaration; & en femme fage, elle diffimula les perfécutions de ces jeunes-gens, dans la crainte de commettre Sérigny avec eux, & de faire un éclat auffi ridicule que celui de la Baronne. Les Parifiens de leur côté crurent devoir agir avec plus de réferve. Comme ils n'étoient braves que quand ils n'avoient perfonne en tête, ils n'ofèrent fe mefurer avec Sérigny: ils favoient qu'un Moufquetaire ne tire guères l'épée à demi, & que s'ils lui échappoient à Aix, il les retrouveroit infailliblement à Paris. Au-lieu de s'offenfer d'une menace qui les regardoit fi directement, ils tâchèrent de le mettre dans leurs intèrêts. Sérigny qui n'étoit point ferrailleur, fe fervit de cette confidence pour tâcher de procurer quelque repos à la Dame. Il repréfenta en particulier au plus amoureux des deux Frères, qu'il n'étoit point féant de lutiner par des galanteries déplacées une femme qui étoit dans les remèdes. Le Galant lui promit d'agir avec plus de ménagement, & tint parole. Sa menace, plus que fes avis, produifit ce bon effet. La liaifon que cette Dame & les Brabançonnes

nes avoient faite avec les nôtres, l'aiant tranſportée dans un cercle continuel de Bals & de promenades, l'expoſoit d'ailleurs beaucoup moins qu'auparavant aux aſſiduités du Pariſien.

Il n'en étoit cependant pas moins amoureux, parce qu'il ſe croyoit toujours également aimable. Les railleries qu'il avoit eſſuyées de tout ce qu'il y avoit de beau monde à Aix, tant ſur l'avanture du *Bouc*, que ſur la déroute de *Steinfleiſch* qu'il avoit partagée, n'avoit pu diminuer la bonne idée que ce jeune-homme avoit de ſon mérite. Il revint à la charge, & fatigua par de nouvelles aſſiduités la belle Hollandoiſe, qui ne répondit à toutes ſes galanteries que par un invincible mépris. Le pauvre Pariſien, déconcerté des froideurs de la Dame, eut recours à Sérigny, qui lui paroiſſoit fort bien avec elle. Il lui fit confidence de ſa paſſion, & le pria de vouloir l'aider de ſes conſeils, & même de le ſervir auprès de cette Dame. Un trait auſſi étourdi mit Sérigny parfaitement au fait du caractère de ce jeune-homme; & comme il ne cherchoit qu'à rire, il en prit occaſion de nous donner une ſcène réjouiſſante. Il feignit d'entrer dans la confidence, & lui déclara en ſecret, qu'il croyoit avoir pénétré les raiſons du dégoût de cette Dame. ,, Je l'ai enten-
,, due, lui dit-il avec une bonté affec-
,, tée, louer votre eſprit & vos bonnes
,, ma

,, manières ; mais deux chofes dont vous
,, pouvez vous corriger , lui déplaifent
,, fouverainement en vous. Il faut, a-
,, jouta-t-il, que je fois autant votre ami
,, que je le fuis, pour ofer vous le dire
,, en face ''.   Ce début mortifiant ne fit
qu'augmenter le defir que le Parifien a-
voit de plaire : il ne balança point fur le
facrifice de fa vanité ; l'amour l'emporta.
Il preffa Sérigny de l'inftruire de ces défauts.   ,, Eh bien donc , reprit Sérigny,
,, puifque vous le voulez , je vous dirai
,, que les Dames Hollandoifes qui font
,, naturellement phlegmatiques, ne s'ac-
,, commodent point de notre vivacité
,, Françoife ; nos complimens les fati-
,, guent. Elles veulent des foupirs, mais
,, peu de paroles. Voilà le prémier point.
,, Le fecond eft plus confidèrable. El'e
,, a remarqué dans vos yeux certaines
,, rougeurs qui lui déplaifent, & elle eft
,, fur-tout rebutée de quelques boutons
,, que vous avez fur le front. Un peu
,, de filence , & un petit régime, pour-
,, roient vous réconcilier avec elle ; &
,, je vous confeille en ami d'en effayer.
,, Le remède eft facile ''. Le Parifien
eut quelque peine à digèrer un aveu fi
mortifiant pour fa vanité , lui qui fe
croyoit un *Adonis* en beauté, & un *Cicé-
ron* en éloquence.   Il tâcha d'excufer
ces défauts, & de tous les remèdes qu'on
lui propofoit, il n'y avoit que le filence
auquel il ne pouvoit fe foumettre. Sérigny

rigny l'y exhorta cependant , en l'affurant que fa tendreffe n'avoit à redouter
que ces deux obftacles. Sa vue en cela
étoit de procurer d'abord quelque repos
à la Dame , & de nous apprêter à rire.
Le Parifien s'engagea à devenir moins
preffant, & à confulter un Médecin pour
faire difparoitre l'inflammation de fes
yeux & les boutons qu'il avoit au vifage.

Sérigny lui vanta la fcience du Médecin de Mylord , parce qu'il en pouvoit
difpofer plus facilement, & il fe chargea
de le lui amener. Il eut foin de le préparer auparavant , & dès le lendemain
il le fit venir à l'Auberge. Ce Médecin
écouta gravement la propofition du jeune-homme , qui ne manqua point de lui
dire que l'amour entroit pour quelque
chofe dans l'envie qu'il avoit de guérir
au-plutôt. L'Anglois , après avoir, felon la méthode de ces Charlatans, fait
un long difcours fur la méchanique de
l'œil & fes maladies , conclut fa haran-
gue par confeiller au jeune-homme de fe
faire faigner au-plutôt ; & de fe faire
appliquer le lendemain des Sangfues,
pour tirer les mauvaifes humeurs qui
caufoient fes boutons. L'exécution fuivit de près l'ordonnance ; la faignée fut
faite dans le moment , & cette opération l'obligea à garder la chambre ce
jour-là. C'étoit autant de gagné pour
la Dame. On procéda le lendemain à
l'ap-

l’application des Sangſues, & le docile Pariſien s’en laiſſa mettre quatre ſur le front, qui le ſucèrent à merveilles. Ce remède, qui n’avoit rien de dangèreux en lui-même, ne pouvoit que ſoulager une tête ſi vive.

Il ne fit pas grand miracle : ſes yeux ne s’en trouvèrent pas mieux, & ſes charmes n’en furent pas plus touchans pour la belle Hollandoiſe. Tout ceci étoit un myſtère pour elle, comme pour nous tous, excepté pour Mylord. Cependant, quand le Pariſien parut à table le lendemain, Sérigny fit malicieuſement obſerver à la Dame les piquûres des Sangſues. Elle ne put s’empêcher de l’en railler, en lui demandant quelle Bête l’avoit ſi bien piqué. Cette raillerie l’obligea d’y mettre des mouches pour les cacher ; & cet air de coquetterie, toujours déplacé ſur le viſage d’un homme, augmenta ſon ridicule. Ses civilités empreſſées pour ſa Dame lui attiroient de nouvelles railleries ; elle lui demandoit raiſon de tant d’emplâtres, & lui conſeilloit de prendre plutôt un maſque. Enfin le pauvre Amant, toujours entêté de plaire, n’avoit jamais paru plus inſupportable ; & par une fatalité deſeſpèrante, tout nuiſoit à ſes charmes. Les Sangſues & les mouches leur étoient contraires, le remède étoit pire que le mal ; & quand il vint à lever les mouches, il trouva qu’il s’y étoit formé

des

des espèces de pustules qui n'avoient
point bonne grace.

Les choses étoient en cet état, lorsque l'affaire de son Ami *Steinfleisch* arriva.   Il interrompit sa cure, pour aller le
conduire à Mastricht.   Ses pustules disparurent dans ce petit voyage, & il revint promtement à Aix, sûr de son
triomphe. Malheureusement il avoit fait
la débauche, & le vin autant que la fatigue avoit augmenté l'inflammation de
ses yeux, qu'il avoit naturellement fort
échauffés.   Sérigny lui en fit peur : on
rappella le Médecin, qui proposa de
réitérer les Sangsues.   Le Parisien s'y
opposa ; il falut en venir à d'autres remèdes.   C'est ce qui fit le sujet de la
conférence dans laquelle nous surprimes
le Médecin avec Sérigny.   Le résultat
fut, qu'il faloit employer les ventouses,
dont l'usage est très commun à Aix. C'est
le remède banal de ceux qui ont quelque maladie sur la peau, ou qui se plai-
gnent de fluxions.   On les applique ordinairement dans le Bain même, après
que la peau s'est attendrie par l'eau
chaude.   Le Médecin Anglois en releva
beaucoup l'efficace : Sérigny appuya ses
conseils, & pour encourager le Parisien,
il lui promit d'y être présent.   L'opération fut résolue ; l'Anglois se chargea
de la faire, & on la fixa justement au
jour que l'Échevin nous donnoit à déjeûner.

My-

Mylord, qui étoit du complot, n'avoit pu croire que ce jeune-homme fût affez Badaud pour fe foumettre à une pareille opération, ni que l'amour eût affez d'empire fur lui pour l'y réfoudre. Il voulut être à portée de s'en convaincre par fes yeux. On choifit exprès pour cette opération le Bain de *la Rofe*, où il logeoit. Il s'informa de l'heure & du moment; & Sérigny qui devoit affifter à cette fcène, laiffa comme par hazard la porte entr'ouverte.

A l'heure marquée, le Parifien defcendit dans le Bain. Un quart - d'heure après, le Médecin s'y rendit avec Sérigny, & fe mit en devoir de procéder à l'application des ventoufes. Il fe contenta de lui en placer une demi-douzaine entre les épaules. Un Valet de Mylord qui étoit aux aguets, vint à point nommé dans la Gallerie, appeller de toute fa force le Médecin, comme fi Mylord en avoit eu befoin. Le Médecin répond qu'il y va dans le moment. Point de trève : le Valet revient à la charge, & force le Médecin de quitter l'opération. Cependant, à la prière de Sérigny qui fe chargea de tout, il commença les fcarifications. Auffi-tôt on entend quelqu'un qui juroit dans la Gallerie. Sérigny court pour fermer la porte du Bain. Il y trouve Mylord, qui d'un ton de colère demande fi fon Médecin n'eft pas là ? Il étoit fuivi du Chevalier, à qui il avoit

voulu

etten in de Baden
N.° XXII.

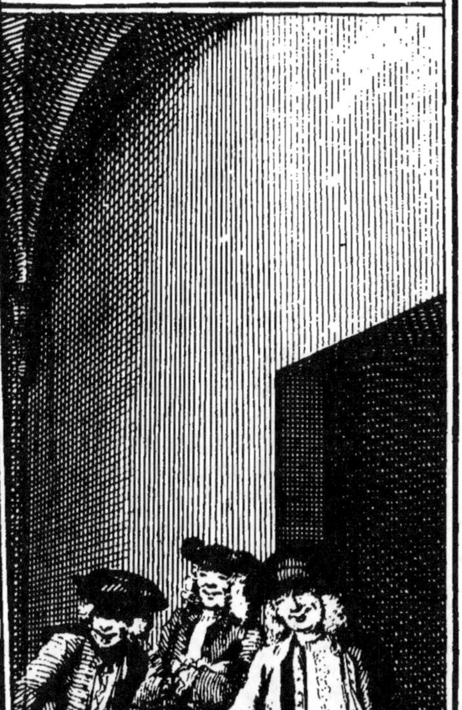

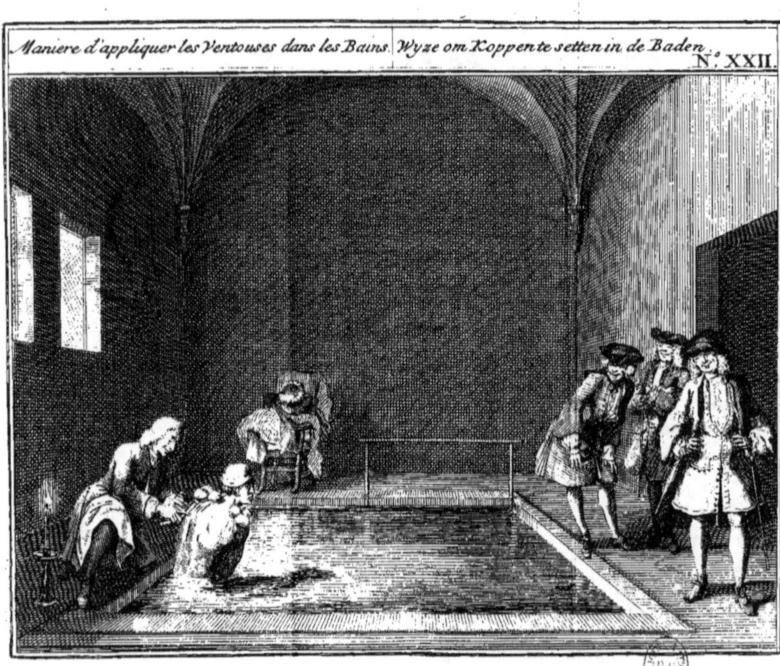

Maniere d'appliquer les Ventouses dans les Bains. Wyze om Koppen te setten in de Baden.
N.º XXII.

voulu donner part de cette comédie. Mylord entre, & voit fon Médecin occupé à
travailler fur le dos du bénin Parifien. Il
affecte de gronder & tempêter, difant
qu'il y a une heure qu'il l'appelle. Le
Médecin remet les ventoufes, & veut
fuivre fon Maitre. Le pauvre Parifien
demande grace, & Mylord feignant de
ne le reconnoitre qu'en ce moment, s'a-
doucit, fe fit conter par lui-même la
raifon de cette opération, & fe retira
avec le Chevalier & Sérigny, pour venir nous joindre & en réjouir les Dames.

Les éclats de rire qu'ils firent en entrant, nous annoncèrent l'efpièglerie
qu'ils avoient faite. Nous en rimes tous,
excepté la belle Hollandoife qui y étoit
la plus intèreffée. Elle trouva la pièce trop *fanglante*, & craignit que cet
Etourdi ne lui fît quelque infulte,
dans l'idée qu'elle y auroit eu part. Elle
en rit à la fin comme les autres, fur les
affurances que Sérigny lui donna qu'il
n'y étoit aucunement queftion d'elle. On
lui fit compliment fur le pouvoir de fes
charmes, qui avoient fu faire un Martyr
d'amour. Elle fe défendit d'une conquête fi peu glorieufe, & dit qu'elle
n'attribuoit la paffion de ce jeune-homme qu'à un trait de folie. Eh bien donc,
lui dit l'Echevin, puifque Madame ne
veut point avouer fa victoire, il faut
l'attribuer à la vertu de nos Eaux. Elles font depuis longtems en réputation
d'avoir

d'avoir une vertu galante; & un ancien Poëte a prétendu que cette vertu, comme leur chaleur, vient de ce que *l'Amour y trempa un jour ses flèches.* Il nous récita une Epigramme Latine très jolie, que voici.

Unde hic fervor aquis terra erumpentibus uda?
   Tela illis ludens ignea tinxit Amor:
Et gaudens stridore novo, Fervete perennes,
   Inquit, & hæc pharetræ sint monumenta meæ.
Ex illo fervent; rarusque bis mergitur hospes,
   Cui non titillet pectora blandus amor.

Le Chevalier, comme *Poëte & Lecteur des Dames*, fut obligé de la mettre en Vers François. Il ne s'attacha point absolument à rendre le sens du Poëte Latin, & il me parut que le tour qu'il prit n'étoit pas moins galant. Voici sa traduction, ou plutôt une imitation de ces Vers.

Dans les Chroniques de Cythère
On lit que Cupidon un jour,
Echappé des bras de sa Mère
Vint voltiger en ce séjour.
Il y poursuivoit une Belle:
C'étoit la Nymphe de ces lieux.
Cette Nymphe à ses traits rebelle,
Dessous ses froides eaux se dérobe à ses yeux.

Mais

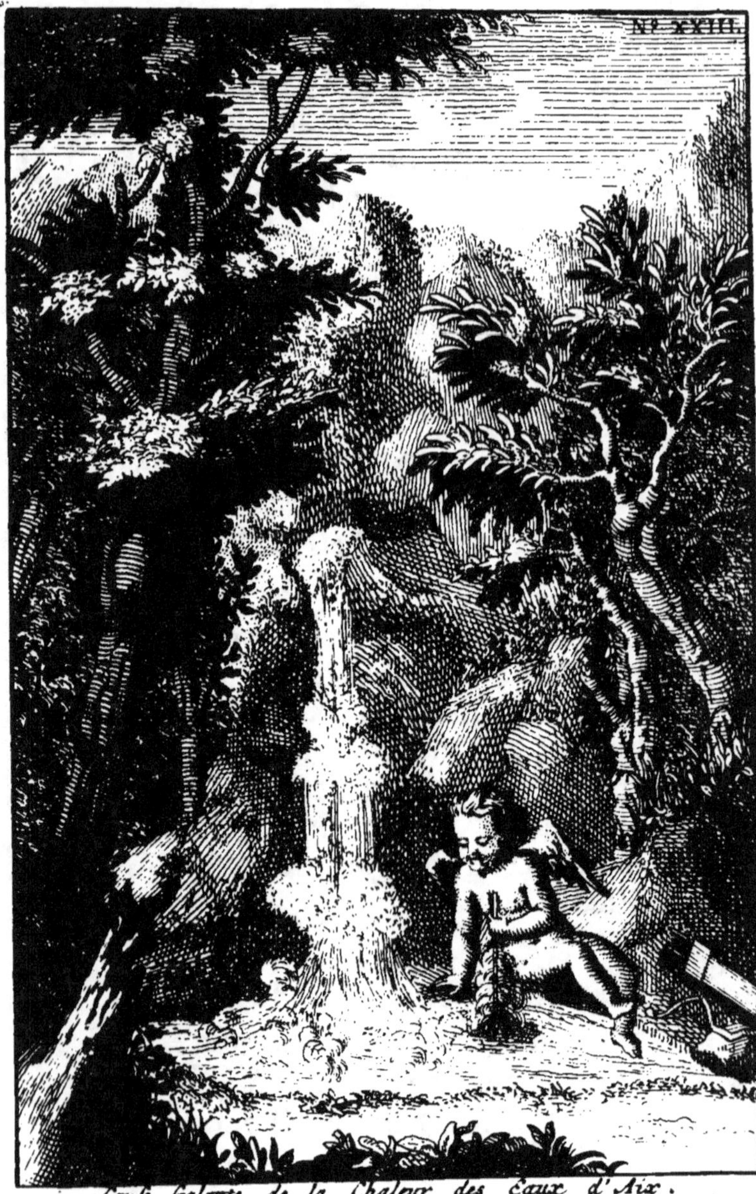

Caufe Galante de la Chaleur des Eaux d'Aix.
Minnelyke Oorsaak van de Warmte der Wateren te Aken.

Mais malheur à cette Fontaine !
L'Amour y plonge un trait ardent :
Et d'un œil dépité ce Dieu la regardant,
Tu bruleras, dit-il , *ma vengeance est certaine.*
La Fontaine aussi-tôt se couvre de vapeurs,
 A gros bouillons elle s'agite ;
 Et l'Amour qui voit ses ardeurs,
 Eclate de rire, & la quitte.....
Sa constante chaleur dure depuis ce jour ;
 Et quiconque encore ose faire
 De ses eaux l'essai téméraire,
Eprouve en s'y lavant le pouvoir de l'A-
 mour.

 Cette traduction plut extrèmement à
la compagnie, & la Frelle à ce sujet dit
à l'Echevin, que s'il nous avoit plutôt
communiqué cette Epigrame , il nous
auroit épargné bien des raisonnemens
sur la cause de la chaleur des Eaux. Si
celle que le Poëte allègue n'est pas la
mieux prouvée, elle n'en est pas moins
ingénieuse. La passion du Parisien tenoit lieu d'expérience physique, & l'on
sut bon gré à l'Echevin de cette pensée.
Elle entretint la gaieté des Dames, &
le reste de la matinée se passa à badiner
sur l'avanture qui y avoit donné lieu.
Après en avoir blâmé l'invention, chacun auroit voulu pouvoir être présent à
la scène.
 Elle étoit à peine passée, que nous
Tome III.   O   en

en eumes une autre. Ce jeune-homme ajouta l'extravagance à fa prémière fottife. La douleur que le pauvre garçon avoit foufferte, n'avoit point éteint fa paffion. Comme elle étoit purement méchanique, fes fenfations fe trouvèrent réveillées par les fcarifications. Les vapeurs du Bain retracèrent à fon imagination les charmes de la Belle à laquelle il avoit fait ce facrifice: il voulut s'en faire honneur, & mettre à profit le fang qu'il venoit de verfer pour elle. Il fit apporter du papier, ramaffa le fang qui étoit autour des ventoufes, & s'en fervit au-lieu d'encre pour faire à cette Dame le détail de cette opération.

Ce Billet, qui mettoit le fceau à fes folies, fut porté fur le champ à l'Auberge de la Dame, & de là renvoyé chez l'Echevin où nous étions. La belle Hollandoife voulut le rendre au porteur, fans l'ouvrir. Cepeṙ ınt, la curiofité de la compagnie l'emporta fur fa difcrétion. On l'ouvrit, & la couleur de l'encre fit le prémier fujet de nos railleries. Le contenu ne nous fournit pas moins de quoi plaifanter. On agita fi elle ne devoit pas y répondre. Chacun allègua fes raifons, les voix furent partagées, & la Dame fur-tout demeura ferme à diffimuler cette folie. Mylord ne fut pas de cet avis; il crut devoir paroitre enfin dans cette affaire, pour mettre la
Da-

Dame à couvert de toute insulte. Il se
fit apporter une plume, & écrivit ces
trois lignes sur le revers du Billet.

*Puisque les Sangsues & les ventouses
n'ont pas guéri votre cerveau, une prise
d'Ellébore, mon petit ami, vous seroit infiniment salutaire. Mon Chirurgien vous
la donnera gratis ; & je vous la ferai
prendre de force, si vous ne devenez plus
sage. C'est Mylord qui vous le dit.*

Malgré la Dame, Mylord envoya ce
Billet par deux de ses gens. Il est facile d'imaginer la révolution que ce message opéra dans l'esprit du Parisien. Il
sentit le ridicule dont il s'étoit couvert,
& comprit que la partie étoit trop forte
pour lui. La plainte ne lui étoit ni utile,
ni honorante. Il eut assez d'esprit cette
fois pour se dérober à la confusion qu'il
s'étoit attirée ; nous ne le revimes pas.
Il alla apparemment s'en consoler avec
son Frère. Ainsi finit la comédie que
Sérigny nous avoit préparée. Ce fut
dommage qu'il ne s'en fût pas avisé
plutôt, il nous auroit délivré d'une
compagnie bien desagréable. Son absence rendit à nos Dames la liberté
d'aller au Bal public. Elles y furent un
moment ce jour-là, pour prendre congé
de tous les joyeux Malades.

Enfin le 10 de Juillet nous nous rendimes avec les Comtesses dans une mai-
                    son

fon que l'Echevin nous avoit retenue pour voir la fameufe Cérémonie des *grandes Reliques*, que l'on montre publiquement du haut d'une Tribune qui eft au deffus du Portail de l'Eglife. Le Clergé & le Magiftrat y affiftent. Les Pélerins de Bohème & de Hongrie, après avoir fait dès le grand matin leurs dévotions, s'étoient raffemblés fur le petit Cimetière, où ils ont une place privilégiée. Leur Foi fupplée certainement à leurs fens : je doute qu'aucun d'eux en ait vu plus que nous, & nous vimes tous affez diftinctement que nous ne voyions rien. La diftance qui fe trouve entre la place où font ces Pélerins, & la Tribune d'où l'on montre ces précieux objets, eft fi grande, qu'à moins qu'on ne leur fuppofe des yeux de Lynx, ou que la vertu des Reliques ne leur éclairciffe la vue, il eft impoffible qu'ils les diftinguent. Cependant la dévotion de ces bonnes gens eft étonnante. La plupart avoient les yeux baignés de larmes, les uns fe profternoient en fe frappant la poitrine, d'autres paroiffoient en extafe chaque fois que l'on annonçoit une Relique. Il eft vrai que la proclamation s'en fait avec beaucoup de prières & de bénédictions : c'eft tout le fruit que les Pélerins retirent d'un fi pénible voyage. La Régence les régale pendant trois jours fur le *Mattheys-Hof* (ou Place de S. Matthieu). Les Bourguemeftres

en

en charge fe font même honneur de les
fervir à table. Telle eft la Fête que l'on
nous avoit tant vantée, & à laquelle fe
trouvent tous les Dévots des Villes voi-
fines. Nous ne nous ferions pas confo-
lés d'être reftés huit jours de plus à Aix,
fi ce motif n'avoit fervi de prétexte
pour y retenir nos Dames. Don Nugnez fut celui de toute la compagnie
qui fut le plus charmé de ce dévot
fpectacle. Si nous l'en avions cru, nous
aurions été courir encore avec les Pélerins à *S. Cornelis-Munfter*. C'eft une
Abbaye Impériale à deux lieues d'Aix,
où l'on va voir auffi des Reliques fa-
meufes, que l'on y montre en même
tems que celles de la Ville. Mais nous
en avions affez vu; & le départ des
Dames demeura fixé au lendemain.

Nous nous raffemblames tous l'après-
midi chez elles, où nous convinmes
d'aller les accompagner le lendemain
jufqu'à *Juliers*. Ces mefures n'eurent
rien de fort réjouiffant; il eft impoffible de quitter fans regret des perfonnes auffi aimables. Quoique ces liai-
fons ne foient que paffagères, il en
coûte toujours pour les rompre. La vie
que l'on mène dans ces fortes d'endroits
étant dégagée de toute inquiétude &
uniquement confacrée au plaifir, forme
une efpèce d'enchantement, que l'eftime
& l'amitié rendroient prefque indiffolu-
ble. Un charme fi doux ne fe rompt

qu'a-

qu'avec trifteſſe au moment de la ſéparation. Tout contribue même à la rendre amère : outre l'éloignement des
perſonnes avec qui l'on a vécu ſi agréablement, chacun ſe rapproche de chez
ſoi, où l'on enviſage ſouvent plus d'affaires que de plaiſirs. Perſonne de nous
n'échappa à ces réflexions, & malgré
le ſoin que chacun prit à ſe les diſſimuler, un certain air ſombre nous trahit tous. Lorſque nous partimes d'Aix
pour eſcorter les Dames, nous ſentions
une trifteſſe toute différente de celle
que nous avions éprouvée en conduiſant le Prince & la Vicomteſſe. La
raiſon en eſt claire : c'eſt que nous ne
perdions qu'une partie de nos connoiſſances, & qu'il nous reſtoit dequoi les
remplacer. Nous parlames fort peu ſur
la route, & nous ne ſavions preſque
que nous dire quand nous fumes à Juliers. Chacun avoit d'air morne : Sérigny fut le ſeul dont la gaieté ne s'altèra
point. Nous lui en fimes des reproches,
parce qu'elle nous paroiſſoit impolie. Il
nous répondit, que la ſéparation des Dames lui devoit être naturellement moins
ſenſible qu'à nous, parce qu'il ſe flattoit
d'avoir l'honneur de les revoir dans les
voyages qu'il alloit commencer. Le Chevalier, qui en connoiſſoit les motifs ſecrets, nous dit que Sérigny n'avouoit
pas la vraie raiſon, & que quand on eſt
auſſi ſûr qu'il l'étoit du cœur d'une jolie

Mai-

Maitreffe, on ne fauroit s'affliger de rien. Nous étions deja arrivés à Juliers, lorsque nous entamames cette converfation ; & le Chevalier fit figne aux Dames de le preffer de leur raconter fes amours. Sérigny ne s'en défendit pas, & on remit à l'entendre après fouper , tant pour prévenir les idées chagrines du départ, que pour profiter du refte du jour à vifiter la Ville & fes curiofités. Le fouper ne fit point oublier la promeffe de Sérigny : dès que le deffert fut fur table, on le fomma de fa parole , & il s'en acquitta ainfi.

HISTOIRE

DE MR. DE SERIGNY.

UN Moufquetaire, dit-il en s'adreffant aux Dames , n'eft point en réputation de faire beaucoup de fraix en tendreffe, & l'on ne nous accufe point ordinairement de perdre bien du tems à *filer le parfait Amour*. Des parties bruyantes, un peu de tapage, quelques intrigues dérobées, & une forte paffion pour le Jeu, font prefque toujours les plaifirs des Moufquetaires. Je vous avouerai même , puifqu'il faut ici faire ma confeffion , que tel a été mon goût pendant quelque tems. Le Jeu a fait

ma

ma paffion dominante jufqu'à ce que l'A-
mour eût pris fa place. Ce ne fut pourtant que par degrés que je m'y livrai, & je fus tout étonné de me trouver amoureux.

Un jour que j'avois fait une perte con-fidèrable au Jeu, j'allai me promener feul aux Thuilleries, pour rêver à mon aife aux moyens de tirer quelques nou-velles remifes. Comme je n'étois oc-cupé que de la trifte penfée de rétablir mes finances, j'évitois la foule, & je cherchois les Allées les plus folitaires. J'en trouvai une que j'y arpentai long-tems, jufqu'à me fatiguer. Au fort de ma rêverie, j'apperçus deux Dames af-fifes à l'écart fur un banc. Je m'avifai d'aller m'y mettre auffi, fans autre def-fein que d'égayer ma mélancolie. Je les aborde, je les falue, & prens place au-près d'elles. Ces prémières civilités fe pafsèrent en filence; j'avois l'air chagrin, & probablement ces Dames, pour ne pas troubler mes penfées, m'auroient cèdé le banc entier. Cependant, foit politeffe, foit inftinct, ou peut-être pour charmer mes ennnis, je parle; on me répond, la converfation s'engage; je trouve de l'efprit & de la modeftie, fur-tout dans la plus jeune des deux, qui me parut très jolie. La douceur de fon entretien me fit oublier mes cha-grins. Tant il eft vrai qu'un Objet ai-
ma-

mable eft le vrai antidote de la mélancolie!

Cependant, l'heure de fe retirer arrive. Ces Dames fe lèvent; je les accompagne, & je m'offre à les conduire chez elles. La plus âgée me refufe poliment; j'infifte, & moitié gré, moitié force, je les mène jufqu'à leur logis. Il n'étoit pas loin de là. Quand je fus à la porte, je préfentai la main jufqu'à l'apartement. Les deux Dames s'en excufent fur l'heure qu'il étoit. Enfin je prens congé d'elles, en les affurant que je viendrois le lendemain les faluer à une heure plus décente. J'y fus en effet. Les Dames fe firent celer. J'y retournai jufqu'à trois fois, fans les voir. Ma perfévérance les embarraffa ; & à la quatrieme fois on me reçut. La jeune perfonne qui m'avoit charmé aux Thuilleries, me parut bien plus aimable encore. Elle s'appelloit Mlle. *Angélique.* Son efprit, fes manières, fa converfation, tout me plut en elle. Enfin je réfolus de pouffer l'avanture auffi loin qu'elle pourroit aller. Je la vis affiduement tout le refte de l'Eté, fans autre deffein que de paffer agréablement le tems. J'étois toujours bien reçu chez elle; je ne la voyois cependant que fous les yeux de fa Tante, qui ne la quittoit jamais. C'étoit la même avec qui je l'avois trouvée aux Thuilleries. Ces deux perfonnes vivoient dans une affez grande re-

traite,

traite, & ne voyoient qu'un petit nombre d'Amis. Cependant je ne m'y ennuyois point, & pourvu que je visse Angélique, j'étois content. Je ne savois point alors quels étoient ses sentimens pour moi; j'ignorois même les miens à son égard. Je souhaitois qu'elle m'aimât un peu, & je croyois l'aimer beaucoup, c'est à dire pourtant, jusqu'à nouvel ordre.

Les choses en étoient là, lorsqu'un matin mon Valet vint me dire qu'un homme assez bien mis demandoit à me parler. Qu'il entre, lui dis-je, sans savoir qui c'étoit. Le message étoit curieux. Cet homme, après beaucoup de révérences qui sentoient parfaitement le *Commis*, me dit qu'il venoit de la part du vieux Mr. S... B... m'offrir 50 louis, pour cesser de voir la belle Angélique. Il ajouta, que son Maitre l'avoit chargé de m'assurer que si je lui faisois ce sacrifice, je trouverois toujours sa bourse ouverte dans mes besoins. La proposition étoit flatteuse pour un Mousquetaire, & c'étoit parler en homme qui connoissoit le monde. Cependant, comme j'en avois aussi quelque usage, je compris que le vieux S...B...étoit vivement amoureux d'Angélique, & qu'il avoit découvert mes assiduités chez elle. Sa proposition me fit entrevoir encore, que ses soupirs étoient rebutés, & qu'il me soupçonnoit d'en être la cause, puisqu'il

qu'il vouloit acheter mon éloignement
fi cher. Dans cette idée, je mefurai
ma réponfe, pour tâcher de mettre fa
jaloufie & fa propofition à profit pour
le bien d'Angélique. Je répondis à fon
Meffager, que pour quitter Angélique,
c'étoit une chofe à laquelle je ne pouvois encore me réfoudre fi-tôt. Qu'à
l'égard des 500 louis, je l'en remer-
ciois, parce que je n'avois pas befoin
d'argent; mais qu'au cas que S... B...
voulût en gratifier celle qu'il aimoit, je
voulois bien lui promettre, parole d'honneur, de me pourvoir inceffamment ailleurs, & de lui laiffer le champ libre
dans fix mois au plus tard. Le Meffager
fe retira, & je n'en entendis plus parler: je fuppofai qu'il avoit fuivi mon
confeil. Je continuai cependant à voir
Angélique comme à l'ordinaire, fans
lui laiffer entrevoir que je fuffe rien de
la paffion que S... B... avoit pour elle. J'évitai même de le nommer jamais;
& à vous parler franchement, Mesdames,
j'avois intérieurement quelque honte
d'avoir eu la foibleffe de prendre un
pareil engagement avec un homme, qui
avoit ofé me propofer d'acheter les
droits que j'avois fur un cœur. Je craignois d'ailleurs d'offenfer Angélique par
le détail d'un marché auffi bas. Je fa-
vois à la vérité qu'elle n'étoit pas riche,
& que fon ... s'étoit ruïné dans les
fureurs du *Miffiffipi*. Mais malgré la mé-

 dio-

diocrité de fa fortune , elle confervoit
des fentimens généréux. Mes affiduités
chez elle me decouvroient de plus en
plus fon mérite. Je commençois même
à refpecter fa vertu , quoiqu'elle mepa-
rût incommode. En un mot, il me fembloit qu'Angélique n'avoit point affez
de bien pour devenir ma Femme , & je
lui trouvois trop de vertu pour en faire
une Maitreffe. Cet empire naturel que
la vertu prend fur tous les cœurs, m'attachoit infenfiblement à elle. Je m'apperçus que ma tendreffe étoit fondée fur u-
ne eftime véritable. Ce fentiment, qui
augmentoit tous les jours , me fit naitre
la curiofité de pénétrer ceux qu'Angélique avoit pour moi. Sa modeftie rendit inutiles tous les moyens que j'employai.

J'eus recours à la rufe : elle me réuffit,
& l'artifice dont je me fervis acheva de
me 'a rendre chère à jamais, en me dé-
voilant fa tendreffe pour moi. Un jour
que je foupois chez elle avec quelques
Amis & Amies de fa Tante , on fit la
partie d'aller au Bal de l'Opéra. On me
propofa d'en être. Je feignis de ne pouvoir m'y trouver , fous prétexte que
mon devoir me rappelloit néceffairement à l'Hôtel. J'affectai même de vouloir me retirer avant la fin du fouper, &
ce ne fut que par une efpèce de complaifance que j'affiftai au déguifement
de la compagnie. Quand j'eus vu celui
qu'An-

qu'Angélique prenoit, je me retirai, en
marquant beaucoup de regret de ne pouvoir prendre part à ce divertiſſement.
La compagnie ſortit presque en même
tems que moi , & au-lieu de me retirer
à l'Hôtel des Mouſquetaires , j'allai me
maſquer à l'inſu de tous, dans une boutique de la rue S. Honoré. Comme j'é-
tois dans le quartier de l'Opéra , je ne
tardai point à me rendre au Bal. J'eus
quelque peine à retrouver la compagnie
dans la foule des Masques ; je reconnus cependant Angélique à ſon déguiſe-
ment. Je la joignis , je contrefis ma
voix , & je liai converſation avec elle ſous le maſque. J'étois déguiſé en
Vieillard ; j'avois d'ailleurs une boſſe
ſur le dos qui me donnoit un air courbé,
qui empêchoit qu'elle ne reconnût ma
taille. Angélique avoit pris une perru-
que & un plumet, qui lui donnoit un air
cavalier.

J'en pris occaſion de l'aborder, comme pour lui donner quelques conſeils
d'un ton de *bon-homme*. Je lui dis pour
la divertir, qu'un jeune Cavalier comme
lui s'expoſoit infiniment à courir les ſoirs,
que les rues n'étoient pas ſures ; & je lui
racontai tout de ſuite, que cette même
nuit en me rendant au Bal , j'avois vu
aſſaſſiner un jeune-homme. Soit curioſité , ſoit envie de cauſer, Angélique qui
tenoit ſa Tante ſous le bras , me de-

                      man-

manda en quel endroit cet accident étoit arrivé. Je lui répons que c'est en telle rue, à tel coin, (qui n'étoit pas loin de la maison de sa Tante.) Angélique d'un air ému me demande l'heure de cet assassinat. Je lui marque précisément celle à laquelle je m'étois retiré, & j'ajoute, que tout ce que j'en savois c'est que ce pouvoit être un Mousquetaire, parce que j'avois entendu crier, *A moi, la Maison du Roi!* La tendre Angélique ne douta point un moment que ce ne fût moi-même, que S... B... auroit fait massacrer. Elle en frémit, & ne put me dire que ces mots: *Ah! beau Masque, dites-vous vrai?* En les finissant, elle tombe évanouie entre les bras de sa Tante. Sa compagnie se rassemble autour d'elle. La Tante qui n'avoit entendu qu'à demi notre conversation, ne pénétra point les causes de cet évanouissement : elle crut que l'air, ou le tumulte du Bal, avoient incommodé sa Nièce. Elle prit le parti de la faire transporter chez elle, dans le carosse qui l'avoit amenée.

Cet accident , continua Sérigny en soupirant, me jetta dans de mortelles inquiétudes. Je me reprochai la funeste curiosité que j'avois eue. Le regret que j'en eus me fit connoitre à quel point Angélique m'étoit chère , au moment que j'apprenois que je ne lui étois pas indifférent. Son évanouissement me décou-

couvrit le fecret de fon cœur, & du mien.
Je me fentis pénétré de la plus vive tendreffe.   J'accours auprès d'elle, j'écarte
la foule des Masques, pour faire place à
ceux qui la portoient.   Je me démafque
moi-même, pour me faire reconnoitre.
Mais dans l'émotion où étoient la
Tante & les Amis de ma chère Angélique, perfonne ne reconnut ni mon vifage ni ma voix.   On la mit dans le caroffe, fans que je puffe apprendre fi elle
vivoit ou non.

Dans cette inquiétude je fuis de près
fa voiture, & j'arrive au moment que
l'on en tiroit Angélique.   Elle avoit repris fes fens: cependant elle étoit encore
émue, & je l'entendis demander s'il é-
toit vrai que l'on eût affaffiné quelqu'un
dans la rue.   Non non, lui dis-je, ma
chère Angélique, c'eft un conte que l'on
vous a débité.   Je lui racontai auffi-tôt
la fupercherie que je lui avois faite, &
lui en fis les plus tendres excufes.   Je
m'apperçus qu'elle rougit en fe voyant
trahie, & fa Tante me gronda du danger
auquel j'avois expofé fa chère Angélique.
J'en fus quitte pour cette leçon : mais
mon cœur n'en devint que plus amoureux. Il fentit enfin que fa légèreté fe
fixoit.

En réfléchiffant fur la tendreffe que
cette aimable perfonne avoit pour moi,
je me repentis d'avoir promis de l'aban-
don-

donner. Je méditai sur les moyens d'expier cette lâcheté.   Je n'en imaginai
point de meilleur ni de plus honnête
pour dégager ma parole, que de rendre
à S... B... l'argent que je croyois qu'il
avoit envoyé à Angélique. La chose ne
m'étoit pourtant pas facile. La somme
étoit un peu forte pour moi. Mon Père
ne me faisoit pas ordinairement de si gros-
fes remises. Je risquai au Jeu ce que j'a-
vois dans ma caffette. L'Amour guida mon
bonheur , & deux ou trois féances me
mirent en état de remplir mon projet.

J'allai dès le lendemain trouver S...
B... Il parut allarmé de ma visite. Je
le rassurai en lui préfentant les 500 louis
qu'il avoit dû donner à Angélique. Je lui
dis , qu'en les lui remettant je venois
dégager ma parole , & reprendre tous
mes droits fur cette vertueufe Fille. S...
B... les refufa, en m'affurant que je ne
lui devois rien ; mais comme il n'avoit
point encore renoncé à fa paffion pour
elle , il m'offrit de nouveau la même
fomme , aux prémières conditions. Cette propofition m'offenfa : *Gardez* , lui
dis-je avec indignation, *gardez votre argent, Monfieur , & prenez le mien : mais
je vous avertis*, ajouta-je en portant la
main fur mon épée, *que fi vous me difpu-
tez Angélique, ce fer en décidera*. Le pauvre S... B... qui ne s'attendoit point
à cette déclaration, tâcha de m'adoucir.

Je

„ Je ne vous cache point , Monſieur,
„ me dit-il , que j'ai aimé Angélique ;
„ je vous dirai plus , c'eſt que je l'aime
„ encore. Vous n'avez pourtant rien à
„ redouter de ma part, mon âge & ſa
„ vertu doivent vous raſſurer. J'ai tâ-
„ ché , continua-t-il , de toucher ſon
„ cœur par mes préſens ; je lui ai offert
„ les 500 louis ; & loin d'accepter
„ cette ſomme , elle en a refuſé d'au-
„ tres bien plus conſidèrables. Ainſi,
„ reſtons Amis, & ſoyez ſon Amant.“
Après une ceſſion ſi authentique , je
repris mon argent , & je fis à S . . .
B . . . . . quelques excuſes ſur ma vivacité.

Ce dernier trait , joint aux autres cir-
conſtances , acheva de me pénétrer de
la plus tendre eſtime pour cette aimable
perſonne. Angélique belle , vertueuſe,
fidèle & diſcrette , me paroiſſoit ſi différente de toutes celles que j'avois juſqu'alors rencontrées, que je ſongeai ſé-
rieuſement à l'épouſer.   J'en écrivis à
mon Père ; il ſe moqua d'un pareil atta-
chement. Mes prières réitérées l'obligèrent de s'informer de la qualité
d'Angélique.   Ses Amis lui mandèrent
qu'elle avoit de la naiſſance & de la
vertu , mais qu'elle étoit ſans biens.
C'en fut aſſez pour que mon Père me
défendît de la voir. Mon amour étoit
trop violent , pour pouvoir lui faire ce
ſacri-

ſacrifice; je perſiſtai dans mes ſentimens pour Angélique. Mon Père, allarmé de ma conſtance, accourut à Paris pour tâcher de rompre cet engagement. J'appris par ſon Valet de chambre, qu'il ſollicitoit une Lettre de cachet pour faire enfermer ma chère Angélique. Cette nouvelle me glaça le cœur. Je cours auſſi-tôt en avertir la Tante ; & pour prévenir le coup, elle engage ſa Nièce à ſe retirer ſecrettement dans un Couvent. Angélique approuve cet expédient, malgré ce qu'il a de rude, & part dès le même jour avec ſa Tante. Dans cette cruelle ſéparation, nous nous ſommes jurés un amour éternel, & la belle Angélique avec le conſentement de ſa Tante a reçu mes ſermens. J'ignore, continua Sérigny, ſi mon Père a obtenu la Lettre de cachet ; mais pour le tranquilliſer ſur mon amour, je lui ai demandé la permiſſion de voyager. Il me l'a accordée, dans l'eſpèrance que j'oublierai bientôt ma chère Angélique; & je ſuis parti dans la ferme réſolution de ne l'abandonner jamais. Je fais agir tous les Amis de mon Père pour obtenir ſon conſentement ; c'eſt pourquoi je ne m'éloigne qu'avec peine. J'ai commencé mes voyages par celui-ci, & je les continuerai par l'Allemagne, ſi mon Père perſiſte dans ſon oppoſition. Angélique eſt régulièrement informée de ma route, &

nous

nous fommes convenus de nous écrire
toutes les femaines. J'ai encore eu,
dit-il, une de fes Lettres par le dernier
Ordinaire. Voilà, Mesdames, ajouta
Sérigny, l'Hiftoire de mes amours. Je
doute qu'elle réponde à l'idée que Mr.
le Chevalier vous en avoit donnée.

Les Dames le remercièrent de fa complaifance, & chacun le félicita d'avoir
trouvé une perfonne fi digne de fes foupirs. Nous l'exhortames à la perfévérance, & l'on but au bon fuccès de fes
amours. La Générale l'affura qu'elle le
verroit avec beaucoup de plaifir, s'il
paffoit à..... où elle demeure ordinai-
remènt. Le Comte lui fit promettre
auffi de venir le voir fur fes Terres, &
il promit de commencer par-là à voir
l'Allemagne. D. Nugnez devoit être
auffi du voyage. Enfin nous allames
prendre congé des Dames, & nous les
vimes monter en caroffe. Elles partirent
fous la garde de Mr. le Comte, qui les
conduifit jufqu'à Duffeldorp, où il avoit
quelques affaires à règler. Pour nous,
nous revinmes à Aix, où nous paffames
encore quelques jours avec la belle Hollandoife, & les autres perfonnes de notre connoiffance. Mais, comme la prémière Saifon des Bains étoit expirée,
& que la Ville n'étoit remplie que de
Pélerins, je fongeai enfin à en partir.
Nous laiffames la belle Hollandoife fous

la

la protection de Sérigny & de Don Nugnez qui attendoient le retour du Comte.
J'eus le plaisir de faire encore une partie
de ma route avec Mylord & le Chevalier,
que je quittai à Bruxelles ; & j'arrivai
chez moi , fort satisfait de mon Voyage.

RECUEIL AVERÉ

DE GUERISONS

Operées fur diverfes Efpèces de Maladies, par la vertu des Eaux

D'AIX-LA-CHAPELLE.

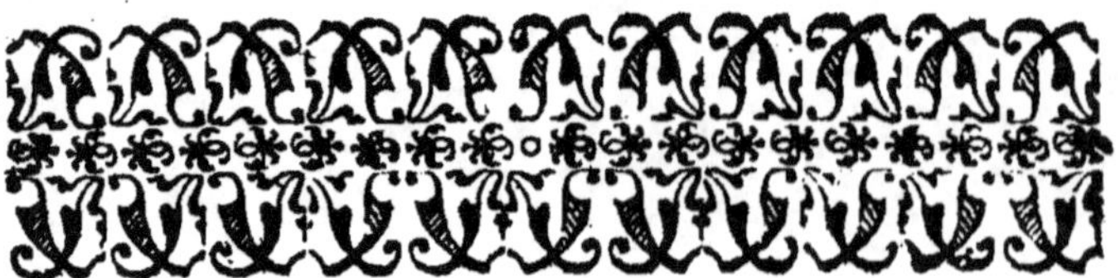

AVIS DU LIBRAIRE
SUR CETTE ADDITION.

UNe Personne de mérite, intèressée à la réputation des Eaux d'Aix-la-Chapelle, aiant su que j'imprimois un Ouvrage relatif aux Bains de cette Ville, m'a communiqué le Mémoire suivant. C'est un Recueil de Maladies de toute espèce, qui ont été ou soulagées, *ou guéries* radicalement, tant par les Bains, que par la boisson des Eaux chaudes d'Aix. Le Sr. Blondel, si célèbre par son Traité sur les Eaux, a pris la peine de recueillir ces diverses Cures, dont la plupart ont été faites sous ses yeux. Son savoir & sa probité ne laissent aucun doute sur la sincérité des faits énoncés. Le nom, la qualité & la demeure des personnes qu'il cite comme guéries, dont la plupart vivoient lorsqu'il a écrit, doivent encore rassurer le Lecteur sur la bonne-foi de l'Auteur. La Personne qui m'a envoyé ce Mémoire, n'a fait que le traduire ou l'extraire du Chap. XIV. du Livre de Blondel, dans la vue de consoler ceux qui pourroient être attaqués des mêmes maux, & de rendre aux Bains d'Aix un service aussi signalé,

que

que celui que l'Auteur des Amusemens a rendu aux Habitans de Spa, qui depuis l'impression de cet Ouvrage ont vu augmenter le concours des Malades. Je n'ai pu me refuser à un sentiment si généreux, d'autant plus que cette partie du Livre de Blondel n'a jamais paru en François, & que peu de personnes se donneroient la peine de l'aller chercher dans un Livre de Médecine. Je me flatte même que l'Auteur des Amusemens approuvera ma complaisance pour le service du Public.

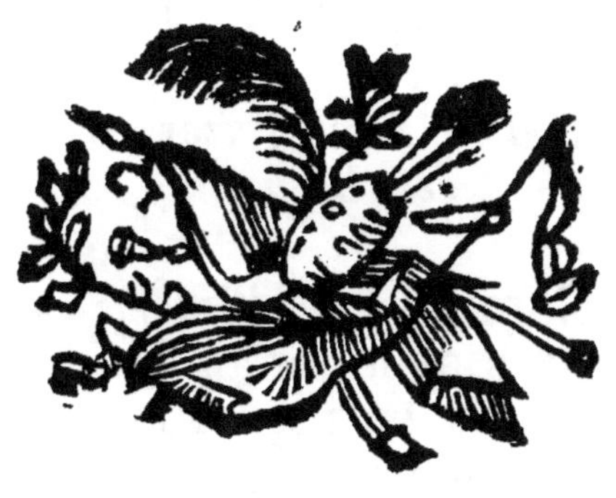

R E.

RECUEIL

DE

GUERISONS,

Opérées fur diverfes Efpèces de Maladies, par l'ufage des Eaux chaudes d'Aix.

✶✶✶✶✶✶✶✶✶✶✶✶✶✶✶✶✶✶✶✶

ARTICLE PREMIER,

Contenant les Cures faites par l'ufage des Bains.

UNe Comteffe de *Flodorff*, affligée d'une longue Paralyfie, fut amenée à Aix en 1656 pour recouvrer l'ufage de fes membres. Sa Paralyfie étoit fi univerfelle, qu'elle ne pouvoit fe remuer ni fe foutenir. On lui ordonna les Bains: elle les prit dans la Maifon de *S. Quirin.* On fut obligé pour lui en faciliter l'ufage, de la mettre dans un fauteil de bois, fur lequel on la defcendoit dans le Bain au moyen d'une poulie attachée à la voûte, & on l'en retiroit de même. Chaque Bain qu'elle

Tome III.   P   pre-

prenoit, la foulageoit à vue d'œil. Elle ne tarda point à pouvoir fe foutenir fur fes jambes ; & avant même la fin de la prémière Saifon , elle put marcher & fe promener dans les rues. Les Bains de *S. Corneille*, qu'elle reprit au mois de Septembre fuivant, la guérirent parfaitement.

Les Bains d'Aix eurent un effet auffi heureux à l'égard de la Dame *d'Aubergez,* femme d'un Capitaine de Cavalerie au fervice de la République de Hollande, & pour-lors en garnifon à Maftricht. Cette Dame étoit devenue Paralytique, à la fuite d'une Fièvre quarte. Elle vint à Aix pendant l'Automne de l'an 1656, & y prit les Bains de *Borfet* avec fuccès. Elle y revint le Printems fuivant, & effaya les Bains de *S. Corneille*, qui lui firent tant de bien, que fa Fièvre la quitta, & qu'elle put fe promener dans la maifon & le jardin , fans autre fecours que celui d'un bâton.

Dans le même tems, un Payfan du Pays de Clèves éprouva l'efficace de ces Eaux. Il avoit les pieds & les mains fi foibles, qu'il ne pouvoit ni faire un pas, ni rien tenir dans la main. Il prit les Bains de *la Rofe* , & s'en retourna chez lui parfaitement rétabli.

La même année , le Procureur des
Pré-

Prémontrés de l'Abbaye de. . . . . y vint aussi avec un de ses Confrères. Le P. Procureur étoit attaqué d'une Goute volante qui se répandoit sur toutes ses jointures, & qui avoit tellement énervé la force de ses pieds & de ses mains, qu'il pouvoit à peine en faire usage. Son Collègue étoit à peu près dans le même état : une attaque d'Apoplexie lui avoit causé une sorte d'engourdissement ou de relâchement dans les nerfs. Tous deux prirent les Bains de *S. Corneille*, & furent guéris.

Un Marchand de Bourdeaux, âgé de 50 ans, trouva dans l'usage des Bains de *Borset* un soulagement sensible à ses maux. Il souffroit des douleurs de tête si continuelles & si insupportables, qu'après avoir essayé tous les remèdes connus, comme les *fomentations*, les *sudorifiques*, les *fumigations*, & les *cautères* dont il avoit tout le corps percé, il avoit été prêt à se faire *trépaner*. La violence des fluxions dont il avoit la tête chargée avoit encore attaqué ses nerfs, & lui avoit rendu le cou si roide, qu'il ne pouvoit ni se tourner, ni se baisser. Cependant il se trouva soulagé par les Bains de *Borset*.

Mr. le Baron de *Groosbeck* prit avec un égal succès ceux de *l'Empereur*, & y laissa des humeurs froides qui avoient

tellement attaqué les muſcles du dos & des reins, qu'il marchoit auparavant tout courbé, ſans pouvoir ni ſe tenir droit, ni ſe tourner.

L'uſage des Eaux du même Bain fut très ſalutaire à un Colonel au ſervice d'Eſpagne, nommé Don *Zuniga*. Il avoit eu l'épaule démiſe au Siège d'Arras, & quoiqu'elle eût été aſſez bien raccommodée, il lui en étoit reſté une roideur dans le bras, dont il ne pouvoit ſe ſervir. La *Douche* ranima ſes nerfs, diſſipa l'humeur qui cauſoit leur engourdiſſement, & il s'en retourna pleinement rétabli.

Le Colonel *Druot*, qui dans la même Expédition avoit été bleſſé d'un éclat de bombe qui lui avoit fracaſſé la main, vint la même année chercher dans les Bains d'Aix l'uſage de ſon poignet & de ſes doigts. Son eſpoir ne fut pas fruſtré : il recouvra ſi bien la liberté de ſa main (qui avant ce tems-là étoit immobile) qu'il pouvoit ôter & mettre ſon chapeau, & faire divers autres mouvemens.

Le Sr. *d'Aguilaire*, Officier, reſta pendant quatre mois à Cambray pour ſe faire guérir d'une bleſſure qu'il avoit reçue au même Siège, tant au deſſus qu'au-deſſous du genou. Des tumeurs & divers abſcès qui s'étoient jettés ſur ſa plaie, en avoient retardé la guériſon,

&

& l'avoient rendue plus difficile : fa jam-
be & fon genou étoient reftés immobiles, & même inflexibles, après la guérifon, quoiqu'à force de Cautères on eût
effayé de diffiper la tumeur du genou.
Elle étoit fi incommode, qu'il ne pouvoit marcher qu'avec des bequilles. Il
vint à Aix en cet état. L'ufage des
Bains amollit la tumeur, rendit la fou-
pleffe à fes nerfs, il y laiffa fes bequilles, & s'en retourna avec la liberté de
pouvoir marcher à l'aide d'une canne
feulement.

Le R. P. Prieur des *Auguftins* d'Huy
recouvra au mois de Mai fuivant, l'ufage de la voix qu'il avoit perdue par une
Paralyfie fur le gozier, qui ne lui permettoit de parler que très haut, enforte
qu'il ne pouvoit prendre un ton de converfation, ni parler bas.

En 1645, un Gentilhomme de Bruxel-
le nommé Mr. *Vander Haagen*, qui pouvoit à peine fe faire entendre, & qui
étoit réduit à parler la plume à la main,
reprit dans les Bains d'Aix l'ufage de la
parole.

Le Sr. de *Pontilage*, demeurant à Namur, fe guérit d'une foibleffe totale de
nerfs, par l'ufage des mêmes Bains.

La Demoifelle de *S. Martin*, de la Ville
                    de

de Tournay, vint à Aix dans un état pitoyable. Elle avoit une toux sèche, elle étoit d'une maigreur extrème, elle pouvoit à peine se trainer; elle portoit encore une tumeur si considèrable **au** côté droit, que sa taille en étoit contrefaite. Sa maladie avoit paru incurable aux plus habiles Médecins. Elle prit les Bains, par le conseil de Mr. *Blondel*; elle se baigna successivement dans ceux de *l'Empereur* & de *la Rose*. Ils lui furent si salutaires, que la tumeur perça intérieurement & l'abscès se vuida par les urines. Enfin elle se trouva si bien guérie, que l'année suivante elle se maria.

La même chose arriva au R. P. *Deschamps* de l'Ordre des Fr. Prêcheurs, natif de Limbourg, & âgé de près de 70 ans. Ce Religieux avoit été incommodé pendant cinq ou six ans d'une grosse tumeur au côté gauche, qui lui causoit de fréquentes Coliques. Il avoit inutilement consulté les Médecins de Liège & de Maftricht, qui l'avoient abandonné. Mr. *Blondel*, contre leur avis, lui ordonna les Bains, & l'envoya à ceux de *Borset*, qui étant plus tempérés, convenoient mieux à son grand âge. Il s'en trouva bien: la tumeur creva en dedans, & se vuida si heureusement, que ce Religieux vécut encore plusieurs années après.

Une

Une Dame de Namur, qui n'avoit jamais eu que des Couches malheureu-ses sans pouvoir arriver à son terme, & qui étoit d'ailleurs épuisée par des Pertes considèrables, retrouva sa prémière santé dans l'usage des Bains de *Borset*, & la prouva l'année suivante par des effets plus heureux.

(L'Auteur rapporte ici plusieurs Guéri-sons des maladies du Sexe, sur le détail desquelles le Lecteur est renvoyé à l'Ouvrage Latin, pour ne pas blesser la bienséance.)

Mr. *Blondel*, Conseiller d'Etat & Privé du Roi d'Espagne, prit pendant quinze jours les Bains de *l'Empereur*, pour guérir une Goute Sciatique dont il étoit fort incommodé. Son Epouse, qui étoit sujette à de fréquentes Convulsions, s'y baigna aussi ; & ils furent guéris.

Une Paysanne des environs de Breda, qui étoit Paralytique, fut considèrable-ment soulagée dans les Bains de *Borset*.

Le Sr. *Ramol*, Ministre du S. Evangile à Amsterdam, vint prendre les Bains pour une tumeur fort dure qu'il avoit vers le bas-ventre, & il s'en retourna soulagé.

La Dame *Vander Loos*, Femme d'un Maitre des Comptes de Bruxelles, sujet-te

te à des douleurs fort aiguës dans toutes les jointures, depuis une Couche
malheureuſe, fut conſidèrablement ſou-
lagée par l'uſage des Bains de *Borſet*.

Une Demoiſelle de Cologne fut délivrée dans les mêmes Bains, d'une Dé-
mangeaiſon générale par tout le corps.
L'Auteur, je ne ſai pourquoi, dit que c'é-
toit une *Fille dévote*.

L'Intendant de la Maiſon du Prince
de *Chimay*, qui au retour d'une violente attaque d'Apoplexie avoit eu la moitié du corps comme mortifiée, & qui
étoit d'ailleurs ſujet à des Convulſions
continuelles, éprouva la vertu des Bains
de *la Roſe*. Sa Sœur qui l'accompagnoit,
y fut guérie d'une Sciatique dont elle
étoit incommodée.

Le Baron de *Hollinkhoven* prit les Bains
de Borſet pour adoucir des douleurs qu'il
ſentoit dans les épaules, & il en fut délivré.

Le Comte *d'Ozemont*, Liègeois, ſujet
à des Catarrhes fréquens, les diſſipa pour
toujours par l'uſage des Bains d'Aix.

Le Comte *d'Egmont* ſe guérit de la
Goute, & raccommoda ſon eſtomac,
dans les Bains de *Borſet*.

Le

Le Comte de *Mérode d'Oignies* vint à bout de diffiper par des Bains réitérés une tumeur qu'il avoit au genou, & de ranimer la vigueur de fon pied, dont il ne pouvoit presque faire aucun ufage.

La Dame de *Lamboy*, Religieufe de *Milin*, qui étoit Paralytique des deux côtés, trouva beaucoup de foulagement à fes maux dans les Bains de *S. Quirin*.

La Dlle. *Alexandrine l'Abbaye*, attaquée de Convulfions dans tous les membres, principalement du côté droit, après avoir fans fuccès effayé tous les remèdes, vint à Aix en l'an 1657, & commença l'ufage des Bains le 16 Avril : elle fut guérie quinze jours après.

Un *Carme Déchauffé*, qui ne pouvoit parler diftinctement, ni fe faire entendre, depuis une attaque de Paralyfie qu'il avoit eue fur la gorge, recouvra dans les Bains d'Aix l'ufage de la parole.

Un *Cordelier* de Namur, dont toutes les extrémités des pieds & des mains étoient affoiblies par le froid qu'il avoit fouffert, & qui lui avoit ôté presque l'ufage de fes membres, fut fi bien guéri dans les Bains de *S. Corneille*, qu'il retourna à pied dans fon Couvent.

P 5

Un

Un pauvre Garçon de Cologne, tourmenté d'une cruelle Sciatique, & d'une grosse tumeur à la cuisse, s'en retourna guéri : le Bain amollit la tumeur & la fit percer.

La Fille d'un Médecin de *Fontaine-l'Evêque* près de Namur, qui par un reste de Petite-Vérole étoit demeurée presque Paralytique d'un côté, & sujette à quantité d'abscès & d'ulcères, avoit usé tous les remèdes, sans pouvoir ranimer son bras droit qui étoit sans mouvement. Les Bains d'Aix qu'elle vint prendre la soulagèrent, & la mirent en état de pouvoir entrer dans un Cloitre peu de tems après.

La Comtesse de *Cueva*, Flamande, femme d'un Lieutenant-Général au service d'Espagne, Dame très délicate, étoit attaquée d'une Paralysie sur les pieds, accompagnée d'enflure : cet accident lui avoit été causé par le froid qu'elle avoit souffert, en passant les Alpes à la suite de la Reine de Suède. Elle quitta Rome, au mépris de tous les Bains d'Italie, pour venir prendre à Aix ceux de *l'Empereur*, en 1658 ; & elle s'y trouva guérie.

Un Jeune-homme incommodé depuis son enfance d'un écoulement d'urine involontaire, en fut guéri par l'usage des Bains.

Trois

Trois PP. *Capucins*, dont l'un étoit Paralytique de tout le corps, l'autre cruellement tourmenté d'une Goute Sciatique, & le troisième accablé de Catarrhes, s'en retournèrent guéris, après avoir pris les Bains d'Aix.

Un Gentilhomme de Namur, affligé de Rhumatismes, de Fluxions & de Catarrhes, qui lui causoient des douleurs cruelles dans les reins, laissa tous ses maux dans les Bains de *la Rose*.

Un Seigneur Anglois, épuisé par des sueurs violentes, & par des frictions de *Mercure* indiscrettement ordonnées, & plus dangèreuses peut-être que le mal dont on l'avoit voulu guérir, vint chercher dans les Bains d'Aix les forces qu'il avoit perdues. Il y recouvra sa vigueur.

La Dlle. *Stokard*, de Mons en Hainaut, vint à Aix avec son Beau-père. Ils étoient tous deux malades. La Dame étoit attaquée de douleurs dans les Intestins, de Fluxions, de Catarrhes, & d'un Asthme violent ; son Beau-père, après une Fièvre quarte qui avoit duré longtems, étoit tombé dans une langueur mortelle, étoit menacé d'Hydropisie, & avoit les pieds enflés. L'un & l'autre avoient pris pendant deux ans les Eaux de Spa; & n'en avoient été que médiocrement soulagés. Ils vinrent à Aix, prirent les Bains de *S. Quirin,*

rin, & y retrouvèrent la santé.

Le Baron de *Silly*, qui avoit le corps chargé de boutons nommés *Herpes*, & la peau couverte d'une espèce de Galle fort incommode, trouva du soulagement dans les Bains de *l'Empereur* qu'il prit à la hâte, & retourna chez lui, charmé de cette cure.

Le Sr. *Speys*, Doyen de S. Pierre de Louvain, qui après avoir essuyé diverses maladies & des Coliques violentes, étoit tombé dans une langueur continuelle, & dans une foiblesse générale de tous ses membres, recouvra dans les Bains d'Aix ses forces & sa santé.

Le Sr. *Losane*, Intendant de la Maison du Prince de *Condé*, se guérit par l'usage des Bains de *l'Empereur*, des douleurs de Rhumatisme qu'il sentoit dans les bras & dans les épaules.

La Demoiselle *Coterelle*, affligée d'une cruelle Sciatique, en fut guérie par les Eaux du même Bain. Il lui arriva quelque chose d'étonnant, qui prouve l'action des Eaux. Dès le prémier Bain qu'elle prit, elle sentit une démangeaison insupportable dans la partie malade : il y parut même une grande rougeur, avec nombre de pustules, qui dispadifparurent enfuite avec fon mal, par la réitération du Bain.

Le Sr. *de Koing*, Gentilhomme âgé de 50 ans, d'un tempérament fort replet, Paralytique du côté gauche depuis huit mois, trouva beaucoup de foulagement dans les Bains de S. *Corneille*.

Le P. *Grimberg*, Moine Bénédictin, attaqué d'une Galle qui reffembloit fort à la Lèpre, s'en délivra dans les Bains de S. *Quirin*, & en rapporta une peau nouvelle & nette.

Un *Capucin*, qui dix ans auparavant avoit été délivré dans les Bains d'Aix de mouvemens convulfifs qu'il avoit continuellement aux mains, y revint en 1658, pour chercher quelque foulagement aux douleurs néphrétiques dont il étoit tourmenté. Il prit les Bains de S. *Corneille*, & en éprouva encore l'efficace.

Un Religieux *Céleftin* d'auprès de Louvain, qui avoit un bras paralytique, en recouvra l'ufage dans le même Bain.

Le P. Provincial des *Capucins*, qui ne pouvoit faire aucun mouvement d'un bras qui avoit été attaqué de la Gangrène, fe rétablit par l'ufage des Bains.

Une Dame Angloife qui étoit toute

Pa-

Paralytique d'un côté, & qui avoit perdu l'ufage de la langue, fe guérit dans les Eaux du *Petit Bain*, dans lequel elle fe baigna pendant deux ou trois Saifons.

Le Sr. *Obert*, Commandant de Limbourg, qui avoit de grandes douleurs dans toutes les jointures, en fut délivré dans les Bains de *S. Quirin*.

Le Colonel *La Beaume*, Officier du Prince de *Condé*, y trouva beaucoup de foulagement pour les douleurs de Goute dont il avoit les pieds attaqués.

Le Chevalier de *Sury*, qui avoit été mal panfé d'un coup d'épée qu'il avoit reçu dans le bras qu'il ne pouvoit plier, fe trouva bien de l'ufage des Bains.

Le Baron de *Poulegaife*, qui par un refte d'Eréfipèle avoit les pieds enflés, y fut pareillement guéri.

La Dlle. *d'Argenteau*, perfonne âgée, qui avoit une enflure fort incommode au pied, caufée par les incifions que l'on avoit été obligé de lui faire à la cuiffe qui avoit été gangrènée, fe rétablit entièrement dans les Bains.

Un homme du Pays de Juliers s'y guérit auffi d'un refte d'Hydropifie, que les
Eaux

Eaux de Spa n'avoient pu diffiper.

Le Marquis de *Perfan*, Colonel au fervice de France, accablé de douleurs invétérées, caufées par le reffentiment d'un grand nombre de bleffures dont il avoit eu le corps criblé, trouva beaucoup de foulagement à Aix.

Le Comte de *Colligny*, Lieutenant-Général, qui n'avoit trouvé aucun foulagement dans les Eaux de Bourbon, fut guéri à Aix des douleurs de Néphrétique & de Goute.

Le Sr. *Dixmude*, de Valenciennes, y fut auffi guéri de fâcheux reftes d'Apoplexie & de Paralyfie.

Un *Jéfuite*, qui avoit un tremblement fi général dans toutes les parties du corps, qu'il ne pouvoit fe foutenir, reprit toutes fes forces & raffermit fes nerfs dans l'ufage des Bains d'Aix.

Le P. *De Witte*, Auguftin, qui avoit tout le côté droit engourdi ; le P. *De Vos*, & le P. *Metermans*, tous deux de l'Oratoire, dont l'un étoit tourmenté de la Goute Sciatique, & l'autre d'un tremblement dans les genoux, prirent les Bains, & furent parfaitement guéris.

Un homme de Montmédy en Luxembourg, qui avoit une efpèce d'Hydropifie,

fie, & les pieds chargés d'inflammations douloureuſes, en fut délivré dans les Bains de *Borſet*.

La Baronne de *Trambler*, affligée de Catarrhes, d'enflures aux pieds, & ſujette à des Convulſions, fut guérie par la vertu des Bains d'Aix.

La Dame *d'Enguefort*, Prieure de Ste. Agathe de Liège, ſujette aux mêmes maux, en fut pareillement guérie.

Une Femme de Montenacq, à qui il étoit reſté une groſſe tumeur ſur le ventre après une Couche, la diſſipa dans les Bains.

Un Gentilhomme de Marchienne-au-Pont, ſur Sambre, ſouffroit d'extrèmes douleurs dans toutes les jointures : elles avoient été occaſionnées par l'uſage du Mercure mal préparé. Les Bains d'Aix les diſſipèrent.

Le Sr. *de Viole*, Officier du Prince de *Condé*, ſujet à des Fluxions continuelles, s'y baigna avec le même ſuccès.

La Comteſſe *de Steenhauſen* prit les Bains de *l'Empereur*, pour fortifier l'épine du dos & les muſcles des reins, qui s'étoient relâchés. Elle fut guérie.

Le Sr. *de Heyden*, Conſeiller du Comte de *Salm*, prit les Bains pour guérir
des

des Fluxions auxquelles il étoit sujet, &
pour dissiper une enflure au pied. Il en
fut délivré.

Deux *Jésuites* Missionnaires en Amé-
rique, en revinrent pour prendre les
Bains d'Aix. Le prémier nommé le P.
Brion, natif de Verdun, étoit devenu Paralytique par l'imprudence qu'il avoit eue
de se baigner dans une Fontaine froide,
pour se rafraichir dans un tems où il
étoit couvert de sueur, & accablé de la
chaleur de ces climats brulans. L'autre
nommé le P. *Le Clercq*, natif de Lille
en Flandre, avoit éprouvé un pareil accident. On les renvoya en Europe, &
on les apporta à Aix. Ils y furent tous
deux guéris. Le prémier repartit l'année suivante pour continuer sa Mission
dans le Nouveau Monde ; & le second
l'y auroit suivi, s'il n'étoit mort en 1668
d'un échauffement qu'il prit dans les
fonctions des Fêtes de Pâques.

Le Sr. *Vander Wreken*, Fils du Maitre des Postes de Mastricht, étant devenu Paralytique de tout un côté du
corps pendant qu'il faisoit ses Etudes à
Louvain, perdit encore l'usage de la
langue. Tous les remèdes lui furent
inutiles ; il n'y eut que les Bains d'Aix
qui purent le soulager. Il s'y baigna à
diverses reprises, & en sortit dispos &
gaillard comme auparavant.

Le

Le Sr. *de Battines*, Gouverneur d'Orchies près de Douay, s'étant laissé leurrer par un Charlatan qui lui avoit promis de le guérir de la Goute, pensa périr par des purgations trop violentes. Ce prétendu Spécifique lui causa des Coliques affreuses, & le rendit Paralytique. Les Bains qu'il réitéra diverses fois, le rétablirent.

Le Sr. *Chasse*, Grand-Prieur de *S. Waast* d'Arras, étoit tombé dans le même accident, pour avoir trop bu de vin à la glace. Il ne pouvoit même porter la main à la bouche. Il prit les Bains d'Aix, & fut guéri. L'Abbé de *S. Bertin* à S. Omer les prit en pareil cas, avec un égal succès.

Un Jeune-homme d'Huy, qui étoit si sourd qu'il ne pouvoit entendre le son des cloches ni le bruit d'un mousquet, recouvra l'ouïe après s'être baigné quelquefois & avoir pris la *Douche* sur les oreilles, dans les Bains de *S. Corneille*.

Les *Bains des Pauvres* ne founiroient pas un moindre nombre d'exemples, si l'on avoit eu soin de recueillir toutes les Cures qui se sont faites sur toutes les espèces de Maladies que ces misérables y apportent. On peut regarder ce lieu comme le Théatre des infirmités humaines, & tout à la fois comme celui des prodiges de la Nature.   A R-

ARTICLE SECOND,

*Contenant le Recueil de quantité de Cures
singulières, opérées par les Eaux
d'Aix prises en boisson.*

LE Marquis *de Persan* , le Comte *de
Colligny*, le Colonel *La Beaume*, les
Sr. *de Losqne* & de *la Savetat*, tous Officiers François, sont les prémiers qui osè-
rent prendre en boisson. les Eaux *Thermales* d'Aix-la-Chapelle en 1658, à l'imitation de la pratique des Médecins de
Bourbon ; & ils eurent tout lieu de s'en
louer. Leur exemple , & le bon effet
qu'ils en ressentirent, mirent cette boisson à la .mode ; & depuis ce tems , le
concours des Malades est augmenté con-
sidèrablement.

Une Comtesse de *Flodorff* , Sœur de
celle qui étoit venue prendre les Bains
en 1656, étoit attaquée d'Obstructions,
de foiblesse d'Estomac , de la Jaunisse,
& de diverses autres infirmités. Elle
prit courageusement les Eaux , avec les
précautions accoutumées ; & quoiqu'elle
ne les rendît ordinairement que la nuit
suivante , elle fut guérie de toutes ses
infirmités à la fin du Régime , & recouvra une santé parfaite.

Dom

Dom *Jaques* Abbé de *Cambrone*, avoit pris fans fuccès les Eaux de Spa, deux fois pendant le même Eté, pour fe délivrer d'une Fièvre lente qui le minoit, & qui lui caufoit une maigreur extrème, des inquiétudes, des infomnies, un dégoût de tout aliment, & une foiblesfe générale. Il vint à Aix pour effayer l'ufage de l'Eau *Thermale*. Il la prit pendant dix-huit jours, & fe trouva fi parfaitement quitte de fa Fièvre, & de fes autres incommodités, qu'il s'en retourna totalement guéri, mangeant, dormant, fe promenant, comme un homme qui n'auroit jamais été malade.

Le Sr. *de Wagnies*, Officier de Cavalerie, vint auffi boire les Eaux d'Aix. Il s'en trouva fi fenfiblement foulagé dès le prémier jour, que dès le lendemain il pouvoit tenir fon gobelet d'une feule main. Sa maladie étoit une langueur continuelle, accompagnée de douleurs de Rhumatifme qui lui permettoient à peine de porter les mains à fa bouche. Il avoit un dégoût général, & fon vifage étoit d'une couleur de plomb : l'ufage de l'Eau d'Aix en boiffon lui rendit la fanté, l'appétit, la couleur vermeille. Il paroiffoit renaitre tous les jours.

Une Dame attaquée des Pâles couleurs

leurs, éprouva l'effet des Eaux dès le quatrième jour.

Le R. P. *Isembeeck*, Prédicateur fameux de Bruxelles, fut attaqué d'une Jauniſſe ſi univerſelle, que toutes les parties de ſon corps depuis la tête juſqu'aux pieds paroiſſoient peintes de Saffran. On lui fit prendre les Eaux d'Aix; mais par le défaut des préparations convenables, il les but la prémière fois ſans ſuccès. Il ſuivit un meilleur Régime, reprit la boiſſon des Eaux, & s'en retourna guéri. Trois ans après, cette maladie le reprit; il revint à Aix, & s'y guérit encore par la boiſſon des Eaux.

La Cure la plus célèbre eſt celle de la Comteſſe de *Manderſcheyd-Blanckenbeym*, Abbeſſe & Princeſſe de *Thoor*. Cette Dame, âgée de 36 ans, portoit depuis longtems une Fièvre lente qui l'avoit tellement épuiſée, & ſi cruellement amaigrie, que ſa peau paroiſſoit collée ſur les os. Elle étoit ſujette à de fréquens vomiſſemens, à des douleurs d'entrailles, à des palpitations de cœur, à des défaillances, à des Paſſions Hyſtériques & à l'Aſthme. On avoit employé tous les remèdes, & conſulté inutilement tous les Médecins. Elle prit le parti de venir boire les Eaux d'Aix, malgré ſon propre Médecin. Elle les
prit

prit régulièrement felon la méthode du Sr. *Blondel*, & les continua jufqu'à ce qu'elle fut guérie. En moins de fix mois, elle reprit de l'embonpoint, oublia jufqu'au fouvenir de fes maux, & a vécu longtems depuis, fans en avoir le moindre reffentiment.

Le R. P. *Abel Hubreck*, Cordelier Flamand, eft encore un exemple notable de la vertu des Eaux. Il vint les boire en 1684, pour fe guérir d'une langueur infupportable, d'une Jauniffe prefque univerfelle, & d'un commencement d'Hydropifie. Dès qu'il eut commencé de boire les Eaux, il eut des atteintes de Colique Néphrétique, qu'il n'avoit jamais fenties : il s'apperçut même qu'une petite Pierre ou *Calcul* échappée des reins, s'étoit placée dans le conduit de l'urine. Cet accident, dont il n'avoit pas le moindre foupçon, lui caufa de grandes douleurs, qu'aucun remède ne put calmer. On lui confeilla de continuer la boiffon des Eaux; il s'y foumit, & la vertu des Eaux fit fendre cette petite Pierre en deux parties, qu'il rendit enfuite par la voie des urines; & il fut auffi-tôt délivré de toutes fes infirmités.

Le Sr. *Jacquet*, fameux Chirurgien de Mons en Hainaut, étant venu à Aix en 1687 avec le Baron *de Quincy*, prit les
Eaux

Eaux par compagnie, fans favoir qu'il en eût befoin. Après les avoir bues pendant quelques jours, il fut faifi dans une nuit d'une Colique Néphrétique très douloureufe. Il tâcha de la calmer par les remèdes ordinaires, & le lendemain il rendit avec fes urines une petite Pierre. Cet heureux accident l'étonna d'autant plus, qu'il ignoroit parfaitement qu'il fût attaqué de ce mal.

Au Printems de la même année, le R. P. *Alket*, Cordelier de Cologne, vint boire les Eaux d'Aix, pour effayer fi elles ne feroient pas plus efficaces que tous les remèdes qu'il avoit pris jufques-là. Sa maladie étoit une complication de prefque tous les maux. Il avoit la Jauniffe, une Fièvre lente, des naufées continuelles, des vomiffemens fréquens, une altèration infupportable, & des indigeftions prefque journalières. Ces maux l'avoient jetté dans une langueur & une maigreur extrèmes; & avec tout cela, il étoit menacé d'Hydropifie. Il but les Eaux, & à l'aide d'un bon Régime, il fe vit délivré de cette multitude de maux. Ceux qui l'avoient connu malade, croyoient voir un autre homme pendant fa convalefcence. Il fut fi bien guéri, qu'il reprit toutes fes fonctions, & prêcha le Carême fuivant à Andernach.

La

La boisson des Eaux d'Aix fit encore un Prosélyte fameux, en la personne du Sr. *de Covetz*, Avocat & Echevin de Limbourg, entêté au possible du mérite des Eaux de Spa, dont il s'étoit fait le Chevalier, ou le *Bobelin*, comme on parle en ce pays-là. Il alloit tous les ans à Spa pour se délivrer des obstructions auxquelles il étoit sujet, & particulièrement pour remédier au dérangement de son estomac, aux enflures du bas-ventre, à une soif insupportable, à un dégoût général, & à quelques atteintes de Gravelle. Il ne s'en trouvoit pourtant que médiocrement soulagé. Il but les Eaux d'Aix, sous la direction du Médecin *Blondel*; & il s'en trouva si bien, qu'il vint s'établir à Aix-la-Chapelle, pour être toujours à portée d'un remède qui lui étoit si salutaire.

Un Garçon Imprimeur de la Ville de Gand, nommé *Charles le Fèvre*, étoit attaqué d'une Hydropisie totale. Il vint à Aix sur la réputation des prodiges, que la boisson des Eaux y faisoit. Il les but au mois d'Août, & retourna à Gand plein de vie & de santé, chez son Maitre qui l'avoit cru mort.

Thomas Collart, âgé d'environ 40 ans, avoit demeuré quatre mois dans l'Hôpital de Liège, où les Médecins, rebutés par l'opiniâtreté de ses maux, l'avoient aban-

abandonné. Il avoit le ventre & les jambes enflées, une extrème difficulté de respirer, l'estomac dérangé; & il étoit dans une foiblesse qui ne permettoit presque plus de lui donner de remèdes. On l'apporta à Aix, & il en but les Eaux pour dernière ressource. Elles lui firent rendre de longs & gros Vers tout rouges. Aussi-tôt les fâcheux symptomes de sa maladie cessèrent, sa santé se rétablit par la continuation des Eaux prises en boisson;& il fut si bien guéri,qu'il s'en retourna chez lui à pied.

Claude Schaneau de Limbourg les vint boire aussi, & fut guéri d'une enflure de ventre & d'une espèce d'Hydropisie venteuse. Il avoit inutilement cherché sa guérison pendant deux ans dans les Eaux de Spa : elle étoit réservée à la vertu de celles d'Aix.

Le R. P. *Engelbert*, Capucin de Bruxelles, attaqué d'une sorte d'Hydropisie qui lui rendoit le ventre, les jambes, les pieds, les mains & les bras extrèmement gonflés, & la peau presque transparente, fut envoyé à Aix pour boire les Eaux. Quoique son état ne lui permît que de les prendre au lit, elles lui furent si salutaires, qu'il les rendoit souvent au double par les urines. Cette évacuation qui dura trente jours, vuida peu à peu les humeurs âcres qui causoient fon mal. Ses enflures diminuèrent in-fenfiblement, & il s'en retourna guéri.

La même chofe arriva au Sr. *Lucq*, Chirurgien de Nieuport en Flandre, qui fut délivré de fon Hydropifie contre fon efpèrance, en buvant les Eaux d'Aix.

Le Prieur de l'Abbaye de *S. Hubert*, homme fexagénaire & fujet à diverfes maladies, fut délivré d'un Afthme par la boiffon de l'Eau *Thermale*. Le Sr. *Daubles* qui l'acccompagnoit, y fut auffi guéri d'une efpèce d'Hydropifie caufée par une humeur bilieufe. Sa cure fut d'autant plus honorante aux Eaux d'Aix, qu'il avoit inutiiement épuifé auparavant toute la fcience des Médecins de Philippeville, de Namur, & de Liège.

Une Dame de Louvain, nommée Mad. *d'Eutighem*, en fit une épreuve auffi heureufe : elle étoit épuifée par des vomiffemens continuels, elle avoit les Pâles-couleurs, & une grande difficulté de refpirer. Les Eaux d'Aix la foulagèrent. Elle prit celles de Spa l'année fuivante, & s'en trouva mal : elle revint à Aix, & y trouva une parfaite guérifon.

La boiffon des Eaux d'Aix eft un Spécifique fouverain contre les maladies du Poûmon & de la Poitrine, & prefque l'unique reffource des *Afthmatiques*. Un
Cor-

Cordelier de Tongres fe guérit de fon Afthme en les buvant , auffi-bien que le Sr. *Fabri* Confeiller Privé de l'Electeur de Cologne , le Sr. *Fromont* Doyen de Tournay , & un *Carme* de Cologne.

La Cure la plus célèbre en ce genre, eft celle du Sr. *Pillegrum* , ancien Chanoine de *S. Géréon* de Cologne. Cet Eccléfiaftique étoit tourmenté d'un Afthme fi violent, que tous les jours en fe levant, il en étoit cruellement oppreffé, & réduit à demeurer fur fon fauteuil fans ofer remuer. La boiffon des Eaux d'Aix lui fut fi falutaire , que pendant le tems même qu'il les prenoit, il fe vit en état d'aller fe promener à *Borfet* , & aux Villages voifins , & de monter même fur la Montagne de S. Sauveur.

Un Jeune-homme d'Orchies , âgé de 23 ans , étoit fi incommodé de fon Afthme , qu'il ne pouvoit prefque parler ni faire un pas. Il vint boire les Eaux d'Aix , & les reprit l'année fuivante , avec un fuccès fi merveilleux , qu'il fe trouva parfaitement guéri , & fe maria peu après.

Le R. P. *de Lauw* , Religieux Minime, s'y guérit d'un enrouement ; & un *Cordelier* , fatigué d'une toux qu'il avoit confervée longtems , s'en défit en bu-

vant

vant les Eaux d'Aix, & s'en trouva ſi bien qu'il s'en retourna à pied.

Un Religieux *Héronimite*, du Couvent de Liège, vint boire les Eaux d'Aix, pour remédier à une groſſe tumeur qu'il avoit dans la région de l'eſtomac ; & il en fut conſidèrablement ſoulagé.

Par le même moyen, le Provincial des *Dominicains* de *Bohème* & de *Moravie* diſſipa une tumeur plus groſſe que le poing, qu'il portoit au-deſſous de l'eſtomac. Les Eaux d'Aix, qu'il but pour ce ſujet, le délivrèrent encore des Coliques auxquelles il avoit été ſujet auparavant.

Le Sr. *Kolff* étoit ſujet à des Coliques ſi douloureuſes, que quand il en étoit pris il ſe jettoit par terre, & ſe rouloit miſérablement, ſans qu'aucun remède eût pu le ſoulager pendant des années entières. Les Eaux d'Aix qu'il vint boire l'en délivrèrent abſolument. Dans le même tems un Seigneur Friſon, ſujet aux mêmes maux, s'en guérit auſſi, par la boiſſon des Eaux *Thermales* d'Aix.

Le Sr. *de Staindt*, demeurant à Maſtricht, fut ſaiſi d'une Colique Néphrétibue, dont les douleurs étoient accompagnées de vomiſſemens. Il accourut à
Aix.

Aix. La prémière fois qu'il en but les Eaux , elles lui causèrent un vomissement abondant: il continua cependant de les boire , & le cinquième jour il rendit une Pierre par les urines, & s'en retourna totalement guéri.

La même chose arriva à un Avocat d'Aix-la-Chapelle, âgé de 80 ans. Il fut pris d'une effroyable difficulté d'uriner. Il but les Eaux ; elles le délivrèrent de neuf petites Pierres , & il recouvra la santé.

Le Fils d'un Chirurgien de Mastricht vint boire les Eaux d'Aix, & le neuvième jour , il rendit une Pierre aussi grosse qu'un noyau de cerise , & s'en retourna gaiement chez son Père.

Un autre , dans le tems même qu'il buvoit les Eaux à la Fontaine, rendit publiquement par les urines une Pierre qui se brisa contre le mur , & il en montra les parcelles à tous les assistans.

Une Religieuse de l'Hôpital d'Aix éprouva le même effet , en buvant les Eaux.

La Femme d'un Boulanger qui les prenoit assez cavalièrement , fut prise d'une atteinte de Colique Néphrétique,

    qui

qui ne se termina qu'après qu'elle eut rendu 'a nuit suivante deux petites Pierres.

Jacques Buret, Bourgeois d'Aix & Marchand dans cette même Vilie, aiant bu les Eaux Thermales pour la même raison, rendit onze petites Pierres en un même jour, par la voie des urines; il en jetta encore plusieurs deux jours après. Ces Pierres s'étoient détachées avec tant de violence & de précipitation, qu'elles avoient déchiré ses reins: on en jugea ainsi par la grande quantité de sang qu'il rendit avec ses urines. Cependant il fut guéri, & se porta bien ensuite.

Le P. *Joseph*, Carme Déchauslé d'Anvers, vint boire les Eaux pour la même maladie. Pendant le cours de la Cure, il rendit une quarantaine de petites Pierres rondes comme des grains de plomb. Il les conservoit dans une boîte, & les montroit à tout le monde comme des Pierres précieuses.

Le Sr. *Katzen*, Chapelain de l'Eglise de N. D. avoit porté pendant près d'un an avec des douleurs extrèmes une assez grosse Pierre, qui s'étoit glissée dans le Conduit de l'urine : il en fut délivré par la boisson de l'Eau *Thermale*. Cette Pierre étoit grosse comme un noyau de Datte.

Une jeune Demoiselle de 12 ans, Fille d'un Officier de la Garnison de Mastricht,
fut

fût amenée à Aix pour la même maladie. Le corps de cette pauvre Enfant étoit comme une Carrière. Elle avoit plufieurs fois pris les Eaux de Spa, fans en tirer un gand foulagement. Les Eaux d'Aix, que fon Père & fa Mère lui firent boire, furent plus puiffantes. Elle rendoit quelquefois en un feul jour, des poignées de gravier femblable à des éclats de briques écrafées. On joignit le Bain à la boiffon des Eaux : on fufpendit enfuite l'ufage du Bain, fans difcontinuer la boiffon, quoiqu'elle fût quelques jours fans rendre les Eaux qu'elle avoit bues. Elle reprit encore le Bain, & un jour qu'elle étoit dans celui de *S. Quirin*, elle rendit une Pierre de la figure & de la groffeur d'une Olive. Pendant tout ce jour, elle évacua par les urines une quantité d'eaux fi prodigieufe, qu'elle furpaffoit la mefure de celle qu'elle auroit pu boire en plufieurs jours. Depuis cette Crife, elle n'eut plus aucun reffentiment de la Gravelle; & elle fe rétablit fi parfaitement, qu'elle fe maria quelques années après.

Un Gentilhomme Italien, nommé le Signor *Cilly*, étoit incommodé d'une petite Pierre qui après s'être détachée des reins, s'étoit coulée dans la Veffie. Cet accident lui caufoit de cruelles douleurs, parce que cette Pierre qui rouloit continuellement dans la Veffie, empê-

choit

choit le paſſage de l'eau , & le jettoit ſouvent dans d'étranges difficultés d'uriner. Les Médecins de Bruxelles où il demeuroit , l'avoient condamné à la cruelle opération , & il étoit prêt de partir pour ſe faire tailler , parce qu'il avoit pris pluſieurs fois ſans ſuccès les Eaux de Spa, & même celles d'Aix, qu'il s'étoit fait apporter en bouteilles. Un Médecin lui conſeilla dans cette extrémité, d'eſſayer encore auparavant d'aller boire l'Eau *Thermale* à la Fontaine même. Il vint à Aix , & après en avoir bu les Eaux pendant dix ou douze jours, la Pierre qui l'incommodoit ſe briſa d'elle-même, & il la rendit en ſix ou ſept morceaux par la vertu de l'Eau *Thermale*. Il ſe mit dans l'habitude de faire venir tous les ans des bouteilles de cette Eau bienfaiſante, qu'il buvoit chez lui, où il s'en retourna guéri; & par ce moyen , il prévint le retour d'un accident ſi douloureux.

Ces Eaux priſes en boiſſon ſont ſouveraines dans toutes les maladies du Sexe, ſans en excepter aucune. La petite Fille d'un célèbre Médecin de Liège en fit l'épreuve. Elle n'avoit que huit ans, & cependant elle étoit affligée d'une incommodité d'autant plus fâcheuſe , que ſuivant le cours ordinaire de laNature elle n'étoit point encore en âge d'éprouver une ſi triſte maladie. Cette infirmité, d'ail-

d'ailleurs très douloureufe , étoit à l'é-
preuve des remèdes de fon Père, qui rebuté de l'avoir infructueufement *médica-
mentée* pendant fix mois, l'envoya boire
les Eaux d'Aix. Mr. *Blondel* , à qui elle
fut adreffée, les lui fit prendre felon fa
méthode , & eut l'honneur de guérir en
peu de femaines une maladie fi extraordinaire, au grand étonnement, & presque contre l'efpèrance même du Père
de la Malade.

Il n'y a point d'années qui ne four-
niffent quelques preuves de l'efficace
de ces Eaux, bues avec les précautions ordinaires, pour remédier à la ftérilité des Femmes. L'Auteur dit qu'il
a connu des Dames qui n'ont jamais
manqué d'éprouver ce bon effet : elles
font devenus Mères , toutes les fois
qu'elles font venu boire les Eaux d'Aix.
Des Femmes même hors d'âge d'efpèrer des Enfans , ont été furprifes de fe
trouver enceintes. Mr. *Blondel* crain-
droit, dit-il , d'ennuyer le Lecteur par
la Lifte qu'il en pourroit faire. NB. Il y
a pourtant lieu de croire que la difcrétion feule l'a empêché de nommer les
perfonnes qu'il a connues dans ce cas.
Comme la matière eft délicate , un Auteur auffi grave que lui , dépofitaire
d'ailleurs du fecret de quantité de Malades illuftres , n'a point voulu expofer
des Dames vertueufes , aux railleries
que l'on a coutume de faire fur ces fortes d'évènemens. Le monde eft plein de
Q 5   gens

gens malins, qui attribuent la vertu des Eaux pour rendre la fécondité aux Dames, à la feule galanterie qui règne dans ces Lieux d'Affemblées. Il peut en être quelque chofe , on ne fait même que trop d'avantures en ce genre ; mais la dépravation du cœur humain n'ôte rien aux bienfaits de la Nature : il fera toujours vrai de dire que les Eaux d'Aix ont fouvent opéré des prodiges de cette efpèce. On en pourroit citer des exemples récens ; mais en imitant la difcrétion du Sr. *Blondel* , on en appelle au Public fur ce point.

La boiffon de l'Eau *Thermale* d'Aix eft encore très propre pour arrêter toutes fortes d'Hémorragies & de Pertes de fang, dans les deux Sexes.

Le Baron de *Licques* , Gentilhomme près de Gand , étoit fi fujet aux faignemens de nez, qu'il rempliffoit quelquefois un baffin entier de fon fang , fans qu'aucun remède pût l'arrêter. Il vint boire les Eaux d'Aix pendant une quinzaine , & fut délivré pour toujours de cette incommodité.

Le nommé *Jean Prévôt* , Habitant du Bourg de Spa , attaqué de la même infirmité, ne s'en guérit que par l'ufage des Eaux d'Aix.

La Fille du Médecin *Hanfoul*, incommodée d'un flux extraordinaire d'Hémorrhoides, fut pareillement délivrée par la boiſſon de l'Eau *Thermale*.

La Femme d'un Marchand, épuiſée par une Perte de ſang qui avoit duré pendant ſept années, étoit dans un état pitoyable, languiſſante, ſans appétit, & d'une foibleſſe extrème. Elle but les Eaux d'Aix en petite quantité, & elle ſe rétablit peu à peu dans un état naturel.

Une Religieuſe d'Anvers, dans le même état, fut pareillement guérie.

L'Epouſe d'un Bourguemeſtre d'Aix-la-Chapelle, qui étoit préciſément dans le cas de la Femme *Hémorrhoïſſe* de l'Evangile, & hors d'état par conſéquent de pouvoir eſpèrer d'avoir des Enfans, ſe rétablit auſſi peu à peu par la boiſſon de l'Eau *Thermale*. Sa ſanté ſe trouva ſi bien affermie, qu'elle eut trois Enfans conſécutivement, & qu'elle a paſſé le reſte de ſa vie ſans aucun retour de cette fâcheuſe incommodité.

Un Jeune-homme de Breda, âgé de 30 ans, fut encore un exemple mémorable de la vertu des Eaux. Il avoit une tumeur fort douloureuſe au côté gauche du bas-ventre. Il vint à Aix,

&

& se logea exprès tout contre la Fontaine, pour pouvoir plus commodément en boire les Eaux, qu'il prenoit dans son lit, à cause de sa maladie. La tumeur qu'il portoit depuis longtems suppura tout d'un coup, & se perça d'elle-même dès le treizième jour de son régime. La suppuration fut si abondante, que se croyant prêt à mourir, il fit écrire à Breda, & manda à sa Sœur de se rendre en toute diligence auprès de lui. Cette Dame fut fort étonnée en arrivant, de le trouver plein de vie, & presque rétabli.

La même chose arriva à une Dame Frisonne, Sœur d'un Seigneur de cette Province, qui fut guérie de ses Coliques en prenant les Bains d'Aix. Cette Dame vint boire les Eaux pour appaiser de cruelles douleurs dans les intestins; & au milieu de la cure, elle vuida plusieurs abscès qui s'étoient percés intérieurement dans le *Mésentère*, & qui firent sa guérison.

La Comtesse de *N.* . . sujette à des vomissemens continuels d'une bile noire & âcre, s'en guérit aussi par la boisson de l'Eau *Thermale*.

Jean Mol, Enfant de sept ans, Fils d'un riche Négociant de la Ville d'Ath, fut amené à Aix par un de ses Oncles,

sous

sous la direction du Docteur *Muret* Médecin habile. Cet Enfant, qui avoit toujours été fort valétudinaire, & sujet à de fâcheuses maladies, étoit actuellement dans une langueur & une foiblesse extrême. Il pouvoit à peine se soutenir, & il avoit les jambes si foibles, qu'on étoit obligé de le porter. Il avoit aussi les bras, les jambes, les genoux & les pieds chargés d'ulcères, de tumeurs & de duretés *calleuses* & grosses comme des œufs de pigeon. On le fit baigner en même tems qu'il buvoit les Eaux, & à la fin de la Saison il se trouva si bien guéri, qu'il jouoit & couroit avec les autres jeunes-gens de son âge.

Le Sr. *de Grosselier*, de Valencienes, avoit un *Acide* si violent dans l'estomac, qu'il tomboit souvent en défaillance, même pendant la nuit. Il étoit d'ailleurs tourmenté d'une faim canine, si cruelle, que rien ne pouvoit le rassasier. Il étoit obligé de manger à toute heure, & de faire porter des alimens partout où il alloit. La boisson des Eaux d'Aix détrempa peu à peu cet *Acide* corrosif, & rétablit son estomac, en purgeant les humeurs qui en avoient irrité les fibres. En un mot, il fut radicalement guéri. Plusieurs personnes qui étoient dans le même cas, & tourmentées d'humeurs âcres, bilieuses, ou

sa-

falines, ou fatiguées par des amertumes continuelles, s'en font délivrés par le même remède.

Un Gentilhomme du même pays, nommé le Sr. *de l'Epine de S. Remy*, âgé de 22 ans, étoit tourmenté de Coliques venteufes très incommodes, qui lui caufoient un dégoût général, & le jettoient dans une fâcheufe mélancolie. Toutes les fois qu'il touchoit à fon ventre, ou qu'il fe remuoit, il étoit comme étouffé par des vents & des flatuofités, qui après avoir longtems grondé dans fes inteftins comme un tonnerre intérieur, lui fortoient par la bouche avec tant de furie, qu'elles pouvoient éteindre une chandelle. Ces vents qui partoient de l'eftomac, étoient d'ailleurs infectés d'une odeur de corruption qui lui caufoit un dégoût continuel. Il but les Eaux d'Aix avec fuccès, quoiqu'il les prît fort cavalièrement. Elles lui caufèrent des évacuations fi abondantes & fi longues, qu'il en abrègea beaucoup l'ufage, dans la crainte de trop s'affoiblir, & partit fans avoir achevé la cure ordinaire. La vertu des Eaux fe fit fentir à fon retour, & il s'eft trouvé dans la fuite parfaitement guéri.

Un Père de *l'Oratoire* d'Anvers, incommodé des mêmes accidens, quoique

que moins violens, s'en délivra aussi par le même moyen.

Les Eaux d'Aix prises en boisson, font également utiles dans la guérison de toutes les espèces de Fièvres intermittentes. Rien de plus ordinaire ni de plus certain, que les cures qui s'en font faites. Fièvres-tierces invétérées ou récentes, Fièvres-quartes, doubles-quartes, & même triples-quartes, ne sauroient tenir contre la vertu de l'Eau *Thermale* bue avec les précautions accoutumées. Un célèbre Médecin d'Utrecht se guérit, en les buvant, d'une Fièvre-quarte qui avoit duré un an entier.

Mr. *Dalencourt*, Gentilhomme Lorrain, qui étoit tourmenté depuis long-tems d'une Fièvre triple-quarte, qui l'avoit si prodigieusement amaigri qu'il ressembloit à un squélette, s'en délivra pareillement en buvant les Eaux. Elles changèrent d'abord l'ordre des accès, la Fièvre se dénatura diverses fois, & disparut enfin absolument, en persévérant dans l'usage de la boisson *Thermale*. Il y a nombre d'exemples de pareilles cures.

L'usage des Eaux prises intérieurement, est encore fort salutaire dans tou-

toutes les efpèces de Goute, dans les Rhumatifmes, & le Scorbut.

Le Prince *N...* Fils du Duc de *Cour-lande*, Colonel d'Infanterie au Service des États-Généraux, en fit l'épreuve. Ce Prince étoit attaqué d'un Rhumatisme fi violent & fi douloureux, qu'il ne pouvoit ni marcher, ni fe tenir debout, incapable même de toutes fonctions. Les Médecins Hollandois l'envoyèrent aux Eaux de Spa, & on l'y porta dans une litière. Il n'en reçut que peu de foulagement, & il revint par Aix. Son Médecin ordinaire qui l'accompagnoit dans ce voyage s'adreffa à Mr. *Blondel*, & le confulta. *Blondel* fut d'avis que le Malade effayât la boiffon des Eaux *Thermales*. Le Prince s'y foumit, de l'avis de fon Médecin, & s'en trouva admirablement bien dès les prémiers jours; il perfévéra, & ne tarda point à recouvrer le fommeil, l'appétit, & fes forces. Sa fanté fut fi bien raffermie, qu'il s'amufa à faire des Recrues à Aix, & reprit à cheval le chemin de la Hollande, à la tête de tout fon monde. Il retourna peu après dans fes États, qu'il a gouvernés longtems après la mort du Duc fon Père.

Le Sr. *le Trucq*, Capitaine François, éprouva un fuccès auffi heureux. Cet Officier ayant effuyé du froid, fut pris
d'un

d'un Rhumatifme univerfel qui lui ôta l'ufage de tous fes membres. On l'apporta à Aix couché dans un brancard. Le moindre mouvement lui caufoit des douleurs infupportables: elles étoient fi vives, que lorfqu'on le defcendit du brancard pour le porter dans la chambre où il devoit loger, il conjuroit ceux qui le portoient de le laiffer plutôt mourir en paix, que de lui faire fouffrir un martyre auffi douloureux. Les Médecins d'Aix s'empreffèrent à le fecourir, à la recommandation de Mr. *Colbert* qui étoit alors Plénipotentiaire de la part de la France au Congrès pour la Paix avec l'Efpagne. On lui fit boire les Eaux, avec un régime très exact, & il s'en retourna à Paris en parfaite fanté. Cet Officier repaffant quelques années après dans le voifinage d'Aix, voulut y entrer pour faire encore, difoit-il, fes actions de graces à la Nymphe du Lieu, qu'il appelloit fa Bienfaitrice.

Le Sr. *Robe*, Echevin d'Aix-la-Chapelle, étant pareillement attaqué d'un violent Rhumatifme, but les Eaux du Puits de *l'Empereur*, par le confeil de Mr. *Blondel*, & il fut guéri. Cependant, il a de tems en tems quelque reffentiment d'une Goute héréditaire dans fa famille ; mais à cela près, il eft en parfaite fanté.

Le.

Le Sr. *Egbert Paaw*, d'Amſterdam, vint boire les Eaux d'Aix pour ſe guérir du Scorbut dont il étoit attaqué , & s'en retourna parfaitement rétabli.

Le Sr. *Bernarts*, auſſi Hollandois, vint à Aix pour la même maladie. Le Scorbut avoit tellement gâté ſon tempérament, qu'il étoit maigre, pâle, mélancolique, ſans appétit, dans des inquiétudes continuelles, ſoupirant à tous momens, aiant les yeux gonflés, rouges & enflâmés. Il avoit dépenſé des ſommes conſidèrables à ſe faire traiter chez lui par je ne ſai quel Chymiſte, qui lui avoit fait avaler bon nombre de bouteilles d'un prétendu Elixir, dont chaque phiole contenant moins d'une once de liqueur lui coutoit 25 écus. On le guérit à moins de fraix à Aix : on lui en fit boire ſucceſſivement les Eaux, & on lui en donna de toutes les Sources. Il buvoit tièdes celles du Puits de *S. Corneille* : on lui fit avaler celles de la Source de *l'Empereur*, tantôt froides, tantôt chaudes: & il ſe rétablit totalement en très peu de tems, au grand étonnement & ſous les yeux du Docteur *Lignowius*, Médecin d'Amſterdam, qui ſe trouvoit alors à Aix - la - Chapelle.

Un pauvre *Cordelier* étoit affligé d'une maladie de la peau nommée *Eſſeræ*, qui reſ-

reſſemble beaucoup à la Galle, excepté que les puſtules ſont plus chargées d'é-cailles, qui renaiſſent continuellement les unes ſous les autres. Cette maladie, qui eſt extrèmement incommode, eſt fort commune aux Ouvriers qui travail-lent aux Mines, & preſque à l'épreuve des remèdes. Le Cordelier eſſaya la boiſſon de l'Eau *Thermale:* elle corrigea l'âcreté de ſon ſang, diſſipa les hu-meurs vicieuſes, & rétablit ſa peau dans ſon état naturel.

Un riche Marchand vint boire les Eaux, pour ſe délivrer des boutons & des puſtules invétérées dont il avoit le viſage couvert. Cette incommodité é-toit jointe à une langueur continuelle, un défaut d'appétit, & une grande foi-bleſſe. La boiſſon de l'Eau *Thermale* rec-tifia pareillement les qualités de ſon ſang, & il s'en trouva ſi bien, qu'il ne con-noiſſoit rien de plus précieux que les Eaux d'Aix.

Un Seigneur Friſon très qualifié, & bien connu, dit Mr. *Blondel*, dans tou-tes les Cours d'Europe, même à cel-le du Grand-Seigneur, vint prendre les Eaux pour une Maladie bien ſingu-lière. Il étoit tout couvert d'une eſpèce de vilaine Vermine, que l'on oſe à peine nommer. Il en étoit comme enveloppé depuis la tête juſqu'aux pieds; & ces animaux

maux qui fembloient renaitre fur fa peau, le rongeoient tout vif. L'Auteur affure qu'il ne dit rien qu'il n'ait vu de près, & cite encore pour témoin de ce fait, le Chirurgien *Henry*. Cette infame Vermine étoit fi bien naturalifée chez ce Seigneur, qu'aucun remède n'avoit pu l'en délivrer. Pour tout fecours, il étoit réduit à mener par-tout avec lui un homme qu'il avoit loué pour en faire la chaffe prefque tout le long du jour. Ce Chaffeur en prenoit par millions chaque jour, fans pouvoir en exterminer la race. Auffi ce Seigneur avoit la foibleffe de croire qu'il y avoit quelque chofe de furnaturel dans cette infirmité : il l'attribuoit à des Juifs avec qui il avoit repaffé la Mer, & foupçonnoit que ces malheureux l'avoient infecté de cette maladie *pédiculaire*, devenue fi fameufe dans l'Hiftoire par la mort d'*Hérode*, & de *Philippe II.* Roi d'Efpagne. Il vint à Aix, pour éprouver fi les Bains ne pourroient pas le délivrer de cette infupportable compagnie. Il les prit alternativement pendant deux mois, buvant les Eaux par intervalle. Elles furent mortelles à cette fourmiliere d'animaux. Non-feulement elles les firent crever extérieurement, mais elles purifièrent fon fang, & chafsèrent les humeurs qui entretenoient leur multiplication en leur fervant d'aliment. Au bout de deux mois il alla parfaitement guéri paffer quelque tems à

Franc-

Francfort, & revint encore à Aix boire les Eaux pour aſſurer ſa convaleſcence. Il en partit enfin libre, ſain, & ſans la compagnie qu'il avoit amenée.

La vertu des Eaux d'Aix ne ſe borne point aux guériſons des infirmités humaines, elles étendent leur pouvoir juſques ſur les maladies des Brutes. Nous en rapporterons ſeulement deux exemples.

Uu Meûnier des environs d'Aix-la-Chapelle avoit un Cheval *pouſſif*, & même *pouſſif-outré*. Le Maitre s'aviſa de lui faire avaler de l'Eau *Thermale*, il en fit même la boiſſon ordinaire de cet animal. Toutes les fois qu'il venoit en Ville, il le faiſoit abbreuver aux Egoûts des Bains ; & quelquefois même chez lui, il lui en faiſoit avaler de froide. Au moyen de ce régime, il conſerva ſon Cheval pendant pluſieurs années.

Ces Eaux ſont encore très efficaces pour guérir les *Gourmes*, auxquelles les jeunes Chevaux ſont ſujets ; parce que, lorſqu'ils ſont attaqués de cette maladie, toute boiſſon froide leur eſt pernicieuſe. Le Sr. *Bogart* demeurant à Aix-la-Chapelle, & ancien Capitaine, en riſqua l'épreuve. Il avoit un Poulain attaqué de cette maladie, & cet animal étoit en danger. Mr. *Bogard* le fit conduire à la

Fon-

Fontaine, & voulut l'abbreuver de l'Eau *Thermale* : mais l'animal ne voulut pas en goûter. On le laiſſa trois jours ſans le mener à l'Abbreuvoir, afin de l'obliger par la ſoif à prendre l'eau qu'on lui donneroit. Le troiſième jour on lui préſenta de nouveau l'Eau *Thermale*, & le Cheval en avala un ſeau entier. Les effets que ce remède produiſit furent auſſi promts qu'heureux. Il procura des évacuations ſubites, qui mirent le Cheval hors de danger ; & comme ſi cet animal eût ſenti l'utilité qu'il retiroit de cette boiſſon, ſon inſtinct le portoit à retourner de lui-même à la Fontaine chaude.

Mr. *Blondel* termine ici le Recueil des Cures opérées par la vertu des Eaux d'Aix, qu'il a tant illuſtrées par la ſageſſe de ſa pratique, & par la juſteſſe de ſes lumières à pénétrer leurs qualités les plus obſcures. Cette Liſte de Cures admirables, & publiquement avérées, fait la matière du XIV. & dernier Chapitre de ſon ſavant Traité. Ce Chapitre eſt intitulé *Thaumaturgiæ*, ou *Miracles des Eaux d'Aix & de Borſet*. Ce nombre presque infini de Guériſons de toute eſpèce, opérées ſur des perſonnes de tout pays, de tout âge, de tout ſexe, de toute condition, *depuis le Sceptre pour ainſi dire jusqu'à la Houlette*, ne renferme cependant qu'un très court eſpace

de

de tems. L'Auteur a commencé cette Collection à l'an 1656, & la termine au plus tard en l'année 1688, en laquelle on fit une troisième Edition de son Ouvrage. C'est celle que l'on a suivie. Quand il plaira aux Médecins qui lui ont succèdé, de rendre publiques les Observations qu'ils ont faites depuis, il est à présumer qu'il y aura dequoi remplir des Volumes. En attendant que quelqu'un d'eux rende ce service à l'Europe, & à leur Patrie, je croi qu'il me sera permis d'ajouter à ces Guérisons celle d'une personne qui vint à Aix en 1710, avec une infirmité qui passoit pour incurable. C'étoit la jeune Marquise *de Lille-du-Guast*, Sœur de l'Evêque de *Limoges* actuellement vivant, retirée en Hollande avec Mad. sa Mère pour cause de Religion. Cette jeune personne avoit eu dès son enfance une sorte de Paralysie sur un bras, qu'elle ne pouvoit étendre. Ce bras même paroissoit mort, & ne tiroit presque point de nourriture: il étoit beaucoup plus maigre que l'autre. On amena la Demoiselle à Aix: elle y prit les Bains, en but les Eaux, & repartit parfaitement guérie. La Hollande fourmille d'exemples récens, & aussi avérés, dont on abandonne sans crainte la recherche & les preuves aux soins du Lecteur le moins crédule. Il n'est point étonnant que les Hollandois aient une si grande confiance dans les
Eaux

Eaux d'Aix, après les preuves annuelles qu'ils ont de leurs vertus. Aussi, il n'est point de Pays où l'on envoye une plus grande quantité de bouteilles d'*Eau Thermale*, pour le soulagement de ceux qui ne peuvent commodément faire le voyage. Il n'y a point aussi de Nation dans l'Europe, qui puisse garantir par une pratique plus soutenue, l'antique réputation des Eaux d'Aix. Les Médecins Hollandois, dont les lumières sont si connues, n'ont presque point d'autre remède pour achever la cure du *Scorbut*.

Une preuve de la constante efficace de ces Eaux, se tire du concours annuel des Malades qui y accourent de tous côtés, & qui s'en retournent satisfaits, lorsqu'ils ont la patience de se soumettre au régime que les Médecins du Lieu (que l'on doit consulter préférablement aux autres) leur prescrivent. Le voyage que *Frédéric IV* Roi de Dannemarc fit à Aix en 1724, dans la vue d'y trouver quelque soulagement à ses maux, est pour le moins aussi honorant aux Fontaines d'Aix, que celui du *Czar* en 1717 le fut aux Eaux de Spa. Il y a même quelque chose de plus: on sait que le Roi de Dannemarc quitta son Trône & le séjour de ses Etats, dans l'unique motif d'y recouvrer la santé; au-lieu que le Czar ne vint à Spa que dans le cours de ses Voyages. On ne pré-

prétend pourtant point par ce parallèle diminuer le mérite & la réputation des Eaux de Spa: elles font fouveraines en certaines maladies, auxquelles celles d'Aix feroient peut-être contraires. Mais celles d'Aix ont une vertu plus univerfelle, à caufe du double ufage que l'on en fait par les Bains, & la boiffon. Les Habitans de Spa ne peuvent s'offenfer d'une comparaifon avouée de toute l'Europe. Ils conviendront du moins, que les Malades trouvent plus de commodités & de reffources dans une grande Ville, que dans un petit Bourg, tant pour la fanté, que pour le plaifir. Il eft vrai que cette différence eft encore un de ces ménagemens de la fage Providence en faveur des Malades: ceux que l'on amène à Aix, font pour l'ordinaire dans un état beaucoup plus trifte que ceux qui vont à Spa, & ont par conféquent un plus grand befoin de fecours.

C'eft un point qu'on ne touche cependant qu'en paffant; l'Auteur des *Amufemens* ne laiffe rien d'équivoque fur cet article. On a cru feulement, que fans s'écarter beaucoup de fon plan, on pourroit ajouter ce Supplément à fon Ouvrage. Il fervira de preuve naturelle au concours des Malades, qu'il dépeint fi agréablement. Ceux qui n'ont point été à Aix, & qui ne liront cet Ouvrage que pour s'amufer, trouveront dans cette Lifte de Guérifons, l'explication des motifs qui raffemblent tous les Etés dans cette Ville un fi grand nombre de perfonnes de toutes Nations. Ceux qui malheureufement feroient attaqués des Maladies que l'on y a décrites, trouveront dans les Guérifons que Mr. *Blondel* rapporte, un motif de confolation. Il eft doux, lorfque l'on fouffre, de favoir qu'il y a des remèdes ; & comme les infirmités humaines fe multiplient tous les jours, & que d'une autre part, on voit évidemment que la vertu des Eaux d'Aix n'a fouffert aucune altération depuis plufieurs fiècles, on a lieu d'efpèrer quelque part à leurs bienfaits. C'eft dans cette vue que l'on offre au Lecteur François cette partie de l'Ouvrage de Mr. *Blondel*, qui n'a jamais paru dans cette Langue. On ne pouvoit la placer dans un Ouvrage plus propre à fe faire lire, des perfonnes même qui ont le plus d'averfion pour les Livres qui traitent de Médecine. On a lieu de préfumer que le Public, & l'Auteur des *Amufemens*, ne desapprouveront point la facilité avec laquelle l'obligeant Libraire a confenti à l'impreffion de ce Supplément.

TABLE

B.

Si

Sui-

Fa-

D.

D.

E.

 En

F.

Con-

Géans

H

Au-

M.

W.

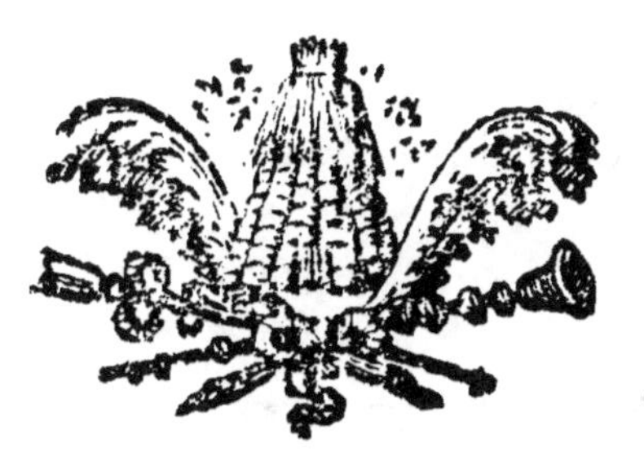

O R.

ORDRE DES PLANCHES.

TOME I.

Le Titre - Planche, *vis à vis* le *Titre*.

TOME II.

TOME III.

20. Les

FIN DU TOME III.

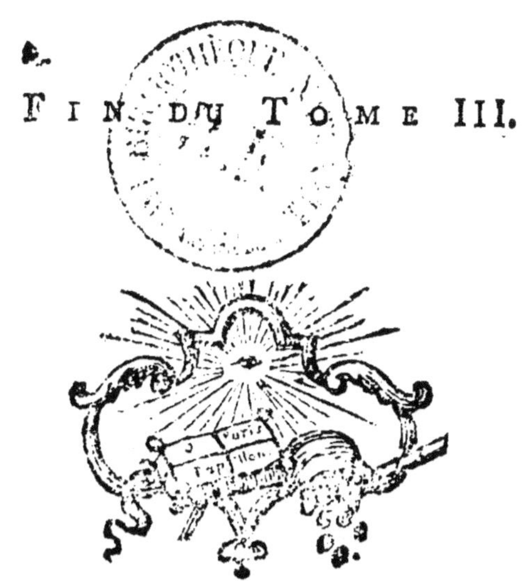